职业教育药学专业系列教材

药物分析与检验

第三版

赵 毅　王笃学　主编

化学工业出版社

·北京·

内容简介

《药物分析与检验》（第三版）根据《中国药典》编写完成。本书较全面地介绍了药物分析与检验的基本程序和常用方法，较系统地介绍了各类药物的基本结构、理化性质、鉴别试验、杂质检查及含量测定等，并提供了常见典型药物的分析检验实训指导。全书紧密围绕药品生产企业中药物分析与检验工作所必须掌握的理论、方法，注重培养学生的实际动手能力，以充分体现职业教育特色，并将职业素养内容融入教材中。本书配有电子课件，可从www.cipedu.com.cn下载使用；视频、动画等数字资源可扫描二维码学习参考。

本书除作为高职高专院校药学专业、药品生产技术专业、中药专业、药品生物技术专业、药品经营与管理专业及其他相关专业教学用书外，也可作为企业员工的培训教材，亦可供有关从事药品分析人员参考。

图书在版编目（CIP）数据

药物分析与检验/赵毅，王笃学主编. —3 版. —北京：
化学工业出版社，2023.3
职业教育药学专业系列教材
ISBN 978-7-122-42859-2

Ⅰ. ①药… Ⅱ. ①赵…②王… Ⅲ. ①药物分析-高等职业教育-教材②药物-检验-高等职业教育-教材 Ⅳ. ①R917②R927.1

中国国家版本馆 CIP 数据核字（2024）第 035620 号

责任编辑：迟　蕾　李植峰
责任校对：田睿涵　　　　　　　　　　　装帧设计：王晓宇

出版发行：化学工业出版社
　　　　　（北京市东城区青年湖南街 13 号　邮政编码 100011）
印　　装：三河市双峰印刷装订有限公司
787mm×1092mm　1/16　印张 16¾　字数 442 千字
2024 年 6 月北京第 3 版第 1 次印刷

购书咨询：010-64518888　　　　　售后服务：010-64518899
网　　址：http://www.cip.com.cn

《药物分析与检验》（第三版）编写人员

主　　编　赵　毅　王笃学

副 主 编　林　锐　王伟青

编写人员　（按姓名汉语拼音排序）

董悦涵（浙江经贸职业技术学院）

林　锐（江苏医药职业学院）

王笃学（河南牧业经济学院）

王伟青（北京农业职业学院）

徐亚杰（长春职业技术学院）

张　晶（三门峡职业技术学院）

赵　毅（长春职业技术学院）

前　言

　　药品质量的内涵包括三个方面：真伪、纯度、品质优良度。药品质量的优劣，既直接影响到预防与治疗的效果，又密切关系到消费者的健康和生命安危，因此必须严格控制药品的质量。药物分析与检验是药品的研究、生产、流通及临床使用中监控药品质量的"眼睛"，对药品的质量控制起着至关重要的作用。

　　药物分析与检验是一门采用化学、物理化学或生物化学的方法和技术，研究、探索和解决药物质量控制及相关问题的综合性应用学科。本教材是根据《职业教育专业目录（2021年）》中，药品生产技术等药品与医疗器械类专业课程设置中的主干课程标准的基本要求编写完成。教材内容的组织与编写紧密围绕高等职业教育目标，结合高职高专学生的文化基础，在注重突出学生实践技能的培养及职业特色的同时，力求通俗易懂，更具实用性。

　　本教材于2012年出版第一版、2017年出版第二版。教材中的相关内容依据现行版《中华人民共和国药典》进行修订；并将职业素养内容融入其中；将视频、动画等数字资源以二维码的形式呈现，电子课件可从 www. cipedu. com. cn 下载参考。

　　本教材由赵毅、王笃学担任主编，林锐、王伟青担任副主编，徐亚杰、董悦涵、张晶参与编写。全书包括药物分析与检验基础、典型药物分析、实践操作三篇，涵盖了药物分析与检验的基本理论与技术、各类典型药物的分析及实践指导，各院校在使用时可根据实际需要进行增减使用。

　　药物分析与检验的内容和方法在不断发展变化，由于编者水平有限，加之时间仓促，书中难免存在不妥之处，真诚希望使用本书的老师和学生批评指正，以期使本书更加完善。

编　者

2024 年 1 月

目 录

第三章　药物的鉴别 / 26

第四章　药物的杂质检查 / 29

第五章　药物的含量测定 / 58

第六章　药物制剂及工艺用水分析 / 75

第二篇　典型药物分析 / 113

第七章　芳酸类药物的分析 / 113

第八章　芳香胺类药物的分析 / 121

第九章　巴比妥类药物的分析 / 131

第十章 杂环类药物的分析 / 140

第十一章 生物碱类药物的分析 / 152

第十二章 维生素类药物的分析 / 170

第十三章 甾体激素类药物的分析 / 178

第十四章　抗生素类药物的分析 / 192

第十五章　生化药物的分析 / 208

第三篇　实践操作 / 226

附　常用试剂的配制　/ 249

参考文献　/ 257

第一篇 药物分析与检验基础

绪　论

【学习与素养目标】

1. 了解药品的定义。
2. 熟悉药物分析与检验工作的性质和任务。
3. 掌握药品质量标准的分类及《中华人民共和国药典》(简称《中国药典》) 的结构。

一、药物分析的性质、任务

1. 药品的定义

药品是指用于预防、治疗、诊断人的疾病，有目的地调节人的生理功能并规定有适应证或者功能主治、用法和用量的物质，包括中药、化学药和生物制品等。

2. 药物分析的性质和任务

药物分析是运用化学、物理化学或生物化学的方法和技术研究药品及其制剂的质量控制以及相关问题的综合性应用学科，是药学学科的一个重要组成部分。

药品质量的内涵是：真伪；纯度；品质优良度。药品质量的优劣，既直接影响到预防与治疗的效果，又密切关系到消费者的健康和生命安危，因此必须严格控制药品的质量。药物分析是药品在研究、生产、流通及临床使用中监控药品质量的"眼睛"，为了全面控制药品的质量，药物分析工作应与生产单位紧密配合，积极开展药品及其制剂在生产过程中的质量控制，严格控制中间体的质量，优化生产工艺条件，促进生产和提高质量；也应与供应、管理部门密切协作，注意药品贮藏过程中的质量考察，以便进一步改进药品的稳定性并采取科学、合理的管理条例和方法，以保证和提高药品的质量。另外，药品质量的优劣和临床用药是否合理，均会直接影响临床征象和疗效，因此，配合医疗的需要，开展体内药物分析显得十分重要，它既可以正确指导临床用药，减少药物的毒、副作用，同时通过研究药物分子与受体之间的关系，为药物的分子结构改造及高效、低毒药物的定向合成提供依据。

随着整个药学学科日新月异的发展，相关学科对药物分析学科提出了新的要求，如控缓释制剂、靶向制剂等释药系统的研制与开发，对于这些制剂质量标准以及生物利用度、药代动力学的研究和制定，必须运用适当的分析方法；天然药物和中成药活性物质的化学结构的确定及综合评价，必须采用多种光谱解析技术和计算机技术的配合。因此，多种分析技术的联用及分析方法的连续化、自动化、最优化、智能化是药物分析今后发展的必然趋势。

二、药品质量标准

药品质量标准是对药品质量、规格及检验方法所做的技术规定。

为了确保药品的质量，应严格遵循药品质量标准进行药品检验和质量控制工作。根据使用范围不同，我国的药品质量标准分为以下几类。

1. 国家标准

（1）《中华人民共和国药典》（简称《中国药典》）　是我国用于药品生产和管理的法典，新中国成立以来，《中国药典》至今已出版了十一部，分别为 1953 年版、1963 年版、1977 年版、1985 年版、1990 年版、1995 年版、2000 年版、2005 年版、2010 年版、2015 年版和 2020 年版。其中 1953 年版和 1963 年版各为一册；1977 年版起分成一部、二部两册，一部收载药材、中成药、由天然产物提取的药品纯品和油脂，二部收载化学合成药、抗生素、生化药品、放射性药品以及药品制剂、血清疫苗；2005 年版起首次将《中国生物制品规程》并入药典，一部收载药材及饮片、植物油脂和提取物、成方制剂和单味制剂等，二部收载化学药品、抗生素、生化药品、放射性药品以及药用辅料等，三部收载生物制品。

2015 年版首次将上版药典附录整合为通则，并与药用辅料单独成卷作为《中国药典》四部。2020 年版沿用了 2015 年版的结构，由一部、二部、三部和四部构成，收藏品种总计 5911 种，其中新增 319 种，修订 3177 种，不再收载 10 种，因品种合并减少 6 种。一部中药收载 2711 种；二部化学药收载 2712 种；三部生物制品收载 153 种；四部收载通用技术要求 361 个、药物辅料 335 种。《中国药典》收载的为疗效确切、已广泛应用、能批量生产、质量水平高、有合理的质量控制手段的药品质量标准。

（2）《中华人民共和国药品监督管理局标准》（简称《局颁标准》或《局标准》）　由国家药品监督管理局颁布执行。《局标准》主要收载疗效较好、在国内广泛应用、准备今后过渡到药典中的药品及不准备上升到药典、但国内又有多家药厂生产的药品的质量标准。另外，《局标准》中还收载了一些新版药典中未收载、而上一版药典中收载的药品质量标准。

2. 临床研究用药品质量标准

临床研究用药品质量标准是临床研制的新药，在进行临床试验或使用之前，为了保证临床用药的安全和临床结论的可靠，由新药研制单位根据药品临床前的研究结果制定的一个临时性的质量标准，该标准一旦获得国家药品监督管理局的批准，即为临床研究药品质量标准。该标准仅在临床试验期间有效，并仅供研制单位与临床试验单位使用。

3. 暂行或试行药品标准

新药经临床试验或使用后，报试生产时所制定的药品质量标准称"暂行药品标准"。该标准执行两年，如药品质量稳定，则药品转为正式生产，此时药品标准称为"试行药品标准"。该标准执行两年，如药品的质量仍很稳定，则"试行药品标准"再经国家药品监督管理局批准上升为《局标准》。

4. 企业标准

企业标准是由药品生产企业自行制定并用于控制相应药品质量的标准，称为企业标准或企业内部标准。属非法定标准。国外较大的企业都有自己的企业标准，这些标准对外是保密的。企业标准必须高于法定标准。

三、药典

1. 我国药典

我国药典的全称为《中华人民共和国药典》，简称《中国药典》（Chinese Pharmacopoeia，Ch. P）。药典是记载药品标准的法典，由国家药典委员会组织编制，经国家药品监督管理局会同国家卫生健康委员会审核批准颁布后实施，具有与其他法令一样的约束力。凡属药典中的药品，如质量不符合规定标准，一律不得出厂、销售和使用。

药典的内容一般包括凡例、正文、通用技术要求和索引四部分。

（1）凡例　凡例是解释和使用药典，正确进行药品质量检验和检定的基本原则，它把与正文品种、通用技术要求及质量检验检定相关的共性问题加以统一规定，有关规定具有法定的约束力。

（2）正文　正文部分为所收载药品或制剂的质量标准，又称各论。药品质量的内涵包括三个方面：真伪、纯度、品质要求，具体体现在使用过程中的安全性和有效性。因此，药品质量标准的内容一般包括以下项目：品名、来源、性状、鉴别、检查、含量测定、类别、规格、贮藏、制剂等。

（3）通用技术要求　通用技术要求包括通则、指导原则以及生物制品通则和相关总论。

通则由制剂通则、其他通则和通用检测方法构成。通用检测方法包括一般鉴别试验、光谱法、色谱法、物理常数测定法、限量检查法、特性检查法、生物检查法、生物活性测定法、微生物检查法等；制剂通则是按照药物剂型分类，针对剂型特点所规定的基本技术要求。

指导原则中收载了原料药物和制剂稳定性试验指导原则、药物制剂人体生物利用度和生物等效性试验指导原则、生物样品定量分析方法验证指导原则等。

为了方便查找，药典附有索引。一部包括中文索引、汉语拼音索引、拉丁名索引和拉丁学名索引，二部、三部包括中文索引和英文索引。使用药典时，既可以通过前面的品名目次查找，也可通过索引进行快速查找。

2. 外国药典

目前，世界上已有很多国家编订了国家药典，发展中国家，尤其是没有药典的国家，可以世界卫生组织（WHO）编定的《国际药典》（The International Pharmacopoeia，缩写为Ph. Int.）作为药品的质量标准或供参考。在药品分析中可供参考的国外药典主要有：

《美国药典》/《国家处方集》(The United States Pharmacopoeia/The National Formulary，简称 USP/NF)，由美国药典委员会编辑出版，USP 于 1820 年出第 1 版，1950 年以后每 5年出一次修订版，从 2002 年（USP 25 版）起每年出一次修订版；NF 1883 年出第 1 版，1980 年第 15 版并入 USP，但仍分两部分，前面为 USP，后面为 NF。最新版是 USP43-NF38。

《英国药典》（British Pharmacopoeia，简称 BP），为英国药品委员会的正式出版物，是英国制药标准的重要来源。最新版本为 2020 年版，此版英国药典专论于 2020 年 1 月 1 日起生效。

《日本药局方》（The Japanese Pharmacopoeia，简称 JP），由日本药局方编辑委员会编纂，由厚生省颁布执行。最新版是 2016 年出版的第 17 改正版。

四、全面控制药品质量的科学管理

药品是一种特殊的商品，国家和政府为了确保药品质量，制定出每种药品的管理依据，即药品质量标准。中华人民共和国第十三届全国人民代表大会常务委员会第十二次会议修订、通过的《中华人民共和国药品管理法》明确规定："药品应当符合国家药品标准。经国务院药品监督管理部门核准的药品质量标准高于国家药品标准的，按照经核准的药品质量标准执行；没有国家药品标准的，应当符合经核准的药品质量标准。"

一个有科学依据、切合实际的药品质量标准应该是从药品的研究试制直至临床使用整个过程研究的成果。但是要确保药品的质量能符合药品质量标准的要求，在药品的研制、生产、供应、临床以及检验等环节加强管理是必不可少的，许多国家都根据本国的实际情况制定了一些科学管理规范和条例。我国先后公布了以下具有指导性作用的法令文件。

《药品非临床研究质量管理规范》（Good Laboratory Practices，简称GLP）：主要针对为申请药品注册而进行的非临床药品安全性评价。

《药品生产质量管理规范》（Good Manufacturing Practices，简称GMP）：是药品生产和质量管理的基本准则。

《药品临床试验质量管理规范》（Good Clinical Practices，简称GCP）：目的是保证药品临床试验的规范、科学和可靠以及志愿受试者和病人的安全和权利。

《药品经营质量管理规范》（Good Supply Practices，简称GSP）：要求药品供应部门保证药品在运输、贮存和销售过程中的质量和效力，以保护消费者合法权益。

课后练习题

一、最佳选择题

1.《中国药典》目前共出版了（　　）版药典。

A. 11　　　　　B. 10　　　　　C. 9　　　　　D. 8　　　　　E. 7

2.《中国药典》2020年版规定称取2.0g药物时，系指称取（　　）。

A. 2.0g　　　B. 2.1g　　　C. 1.95～2.05g　D. 1.9g　　　E. 1.9～2.1g

3. 在药品质量标准中，药品的外观、臭、味等内容归属的项目为（　　）。

A. 性状　　　　B. 鉴别　　　　C. 检查　　　　D. 含量测定　　　E. 类别

4.《中国药典》2020年版将生物制品列入（　　）。

A. 一部　　　　B. 二部　　　　C. 三部　　　　D. 四部　　　　E. 未列入

二、多项选择题

1.《中国药典》2020年版二部索引包括（　　）。

A. 中文索引　　　　　B. 英文索引　　　　　C. 拉丁文索引

D. 汉语拼音索引　　　E. 化学名称索引

2.《中国药典》2020年版通则的主要内容有（　　）。

A. 其他通则　　　　　B. 通用检测方法　　　　C. 标准规定

D. 检验方法的限度　　E. 制剂通则

三、配伍选择题

[1～3]

A. JP　　　　　　B. USP　　　　　　C. BP

D. Ch. P　　　　E. Ph. Eur

以下外国药典的缩写是：

1.《美国药典》（　　）。

2.《日本药局方》（　　）。

3.《欧洲药典》（　　）。

[4～6]

    A. 1.5～2.5g　　　　　B. ±10%　　　　　C. 1.95～2.05g

    D. 百分之一　　　　　E. 千分之一

4. 《中国药典》2020年版规定"标定"时，指称取重量应准确至所取重量的（　　）。

5. 取用量为"约"若干时，指该量不得超过规定量的（　　）。

6. 称取"2g"指称取重量可为（　　）。

四、简答题

1. 什么是药品质量标准？我国药品质量标准主要有哪些类别？

2. 《中国药典》由哪几部分构成？各部分的主要内容是什么？

3. 药品分析的性质与任务是什么？

4. 药品质量的内涵是什么？

第一章

药物分析与检验的通用知识

【学习与素养目标】

1. 了解药物分析与检验工作的基本程序。
2. 熟悉样品分析前处理的方法。
3. 掌握误差及数据处理的方法。
4. 完整地了解药品管理法律法规的形成过程，理解"促进和保护公众健康"这一医药产业从业人员的共同目标。

第一节 药物分析与检验工作的基本程序

药物分析与检验工作的根本目的就是保证消费者用药的安全、有效，其基本程序一般为取样、鉴别、检查、含量测定、检验记录与检验报告。

一、取样

取样是分析任何药物的首要工作，为保证分析结果的真实性和科学性，应考虑取样的科学性、真实性和代表性，取样应遵循随机、客观的原则，同时应对供试品名称、批号、规格、数量、供试品来源（取样和送样部门或单位）、取样方法和送样日期做详细记录。

二、鉴别

药物的鉴别是依据药物的化学结构和理化性质，来判断药物及其制剂的真伪。它不是对未知物结构、组成的分析，而是对已知物的证实。一个药物通常具有多个特征，如官能团反应、焰色反应，某一个鉴别试验只能证明其一个特征，因此，药品质量标准中均规定一组试验（通常 2～4 个）来全面评价药物的真伪。

三、检查

药物的检查包括杂质检查和其他项目检查。在不影响药物有效性和用药安全的前提下，通常允许药品生产和贮藏过程中引入微量的杂质，并在质量标准中规定杂质的最大允许量，只要药物中杂质不超过此限度即可判定其纯度符合规定。因此，杂质检查亦称为"限量检查"或"纯度检查"。

四、含量测定

药物的含量测定是指药物中主要有效成分含量的测定。通常采用化学分析或理化分析方法来确定药物含量是否符合质量标准的要求。

五、检验记录与检验报告

在药物分析与检验过程中，必须如实填写检验记录，并不得随意涂改；全部项目检验后应根据检验结果出具检验报告，结论应明确。通常会出现以下四种情况：全面检验后，各项指标均符合要求，合格；全面检验后，个别项目不符合规定，但尚可药用；全面检验后，不符合规定，不可药用或关键项目不符合规定，不可药用；根据送检者要求，针对个别项目进行检验并给出是否符合要求的结论。

第二节　样品分析前处理

含金属或卤素的药物，如葡萄糖酸锑钠、硬脂酸镁、碘苯酯、磺溴酞钠等，由于所含金属或卤素在药物分子中结合状态不同，在分析前需要经过不同方法处理之后，方可进行测定。

处理方法根据结合的牢固程度而异，如有机卤素药物，所含卤素原子均直接与碳原子相连，但不同药物中卤素所处的位置不同，则与碳原子结合的牢固程度就有差异。如果卤素和芳环相连接，则结合牢固；与脂肪链的碳原子相连接，则结合不牢固。而含金属的有机药物，有两种情况：一是金属原子不直接与碳原子相连，通常为有机酸及酚的金属盐或配位化合物，称为含金属的有机药物，其分子结构中的金属原子结合不够牢固，在水溶液中即可解离出金属离子，若有机结构部分不干扰分析时，可在溶液中直接进行其金属的鉴别或含量测定；二是金属原子直接与碳原子以共价键相连接，结合状态比较牢，称为有机金属药物，在溶液中其金属一般不能解离成离子状态，应该根据共价键的牢固程度，经适当处理，将其金属转变为适于分析的状态（多转变为无机的金属盐或离子），方可进行其金属的鉴别或含量测定。

由此可见，在分析含金属或卤素的有机药物之前，需要做适当地处理。其方法可分为两大类：①不经有机破坏的分析方法；②经有机破坏的分析方法。下面分别做简要叙述。

一、不经有机破坏的方法

1. 直接测定法

凡金属原子不直接与碳原子相连的含金属药物或某些 C—M（金属原子直接与碳原子相连）键结合不牢固的有机金属药物，在水溶液中可以电离，因而不需有机破坏，可直接选用适当的方法进行测定。

【例 1-1】　富马酸亚铁的含量测定

本品在水中几乎不溶而能溶于热稀矿酸，同时分解释放出亚铁离子，可选用硫酸铈滴定液进行滴定，指示剂邻二氮菲与亚铁离子形成红色配位化合物，遇微过量氧化剂（硫酸铈）被氧化生成浅蓝色高铁离子配位化合物指示终点。此时所生成的富马酸没有干扰。

2. 经水解后测定法

（1）**直接回流后测定法**　将含卤素的有机药物溶于适当溶剂（如乙醇）中，加氢氧化钠溶液或硝酸银溶液后，加热回流使其水解，将有机结合的卤素经水解作用转变为无机的卤素离子，然后选用间接银量法进行测定。本法适用于含卤素有机药物结构中卤素原子结合不牢固的药物，如卤素和脂肪碳链相连者。

【例1-2】　三氯叔丁醇的含量测定

本品在氢氧化钠溶液中加热回流使分解产生氯化钠，与硝酸银生成氯化银沉淀，过量的硝酸银用硫氰酸铵滴定液回滴。

$$CCl_3—C(CH_3)_2—OH + 4NaOH \longrightarrow (CH_3)_2CO + 3NaCl + HCOONa + 2H_2O$$
$$NaCl + AgNO_3 \longrightarrow AgCl \downarrow + NaNO_3$$
$$AgNO_3 + NH_4SCN \longrightarrow AgSCN \downarrow + NH_4NO_3$$

（2）用硫酸水解后测定法

【例1-3】　硬脂酸镁的含量测定

硬脂酸镁与定量硫酸液共沸、水解生成硬脂酸和硫酸镁，剩余的酸以氢氧化钠滴定液滴定。

$$Mg(C_{17}H_{35}COO)_2 + H_2SO_4 \longrightarrow MgSO_4 + 2C_{17}H_{35}COOH$$
$$H_2SO_4 + 2NaOH \longrightarrow Na_2SO_4 + 2H_2O$$

3. 经氧化还原后测定法

（1）碱性还原后测定　卤素结合于芳环上时，由于分子中卤素的结合较牢固，需在碱性溶液中加还原剂（如锌粉）回流，使碳-卤键断裂，形成无机卤化物后测定，如泛影酸的含量测定。

（2）酸性还原后测定法　如碘番酸含量测定，即碘番酸在醋酸酸性条件下用锌粉还原，使碳-碘键断裂，形成无机碘化物后用银量法测定。

（3）利用药物中可游离的金属离子的氧化性测定含量

① 含锑药物　利用五价锑有机药物中可游离的 Sb^{5+} 的氧化性，在酸性液中氧化碘化钾定量析出碘，可用硫代硫酸钠滴定液滴定（如葡萄糖酸锑钠的含量测定）。

$$Sb^{5+} + 2KI \longrightarrow Sb^{3+} + I_2 + 2K^+$$
$$I_2 + 2Na_2S_2O_3 \longrightarrow 2NaI + Na_2S_4O_6$$

② 含铁药物　将含铁药物加酸溶解后，便游离出 Fe^{3+}，利用 Fe^{3+} 在酸性溶液中氧化碘化钾，析出的碘可用硫代硫酸钠滴定液滴定以测定含量。

二、经有机破坏的方法

含金属或卤素的有机药物结构中的金属原子、卤素与碳原子结合牢固者，用水解或氧化还原后测定方法难以将有机结合的金属原子及卤素转变为无机的金属化合物及卤素化合物，因此，必须采用有机破坏的方法将药物分子破坏，使有机结合状态的金属或卤素转变为可测定的无机化合物，再选用合适的分析方法进行测定。有机破坏方法，一般包括湿法破坏、干法破坏及氧瓶燃烧三种方法。

1. 湿法破坏

根据所用试剂的不同，湿法破坏可分为以下几种。

（1）硝酸-高氯酸法　破坏能力强，反应比较激烈。故进行破坏时，必须严密注意切勿将容器中的内容物蒸干，以免发生爆炸。

本法适用于血、尿、组织等生物样品的破坏，经破坏后，所得的无机金属离子，一般为高价态。

（2）**硝酸-硫酸法**　适用于大多数有机物质的破坏，如染料、中间体或药物等，经破坏分解所得的无机金属离子均为高价态。

因碱土金属可与硫酸形成不溶性的硫酸盐，将会吸附被测定的金属离子，使测定的结果偏低，所以含碱土金属的有机药物可改用硝酸-高氯酸法进行破坏。

（3）**硫酸-硫酸盐法**　所用硫酸盐为硫酸钾或硫酸钠，因硫酸钠为含水化合物，不利于有机破坏，故一般多采用硫酸钾。加入硫酸盐的目的是提高硫酸的沸点，以使样品破坏完全。同时，也防止硫酸在加热过程中过早地分解为三氧化硫而损失。

本法破坏分解所得的金属离子，多为低价态，常用于含砷或锑的有机药物的破坏分解。

（4）**其他湿法**　除了以上三种试剂组合的方式之外，尚有硝酸-硫酸-高氯酸法、硫酸-过氧化氢法、硫酸-高锰酸钾法等，其依据都是增加氧化剂，加热，使有机物破坏分解完全，破坏后，金属在溶液中均以高价态（如砷酸）存在。

湿法破坏所用的仪器一般为硅玻璃或硼玻璃制成的凯氏烧瓶；所用试剂及蒸馏水均不应含有被测金属离子或干扰测定的其他金属离子等组分；由于整个操作过程所用矿酸量数倍于样品，所以必须按相同条件进行空白试验校正；操作时应在通风橱内进行。

湿法破坏时的取样量，应根据被测含金属有机药物中所含金属元素的量和破坏后所用测定方法而定。一般来说，含金属元素量在 $10 \sim 100 \mu g$ 范围内时，取样量为 10g；如果测定方法灵敏度较高，取样量可相应减少。对于生物样品，一般血样 $10 \sim 15ml$ 或尿样 50ml。

2. 干法破坏

干法破坏是将有机物灼烧灰化以达分解的目的。方法是将适量样品置于瓷坩埚或镍坩埚、铂坩埚中，加无水碳酸钠或轻质氧化镁等以助灰化，混合均匀后，先小火加热，使样品完全炭化，然后放入高温炉中灼烧，使其灰化完全，即可。

进行干法破坏时要注意以下几个问题。

（1）**温度**　加热或灼烧时，温度应控制在 420℃ 以下，以防止某些被测金属化合物的挥发。

（2）**灰化程度**　灰化完全与否，直接影响测定结果的准确性。如欲检查灰化是否完全，可将灰分放冷后，加入稍过量的稀盐酸-水（1∶3）或硝酸-水（1∶3）的混合液，振摇，注意观察溶液是否呈色或有无有机物不溶成分存在。若呈色或有不溶有机物，可于水浴上将溶液蒸干，并用小火炭化后，再进行灼烧。

本法适用于湿法不易破坏完全的有机物（如含氮杂环类有机药物）以及某些不能用硫酸进行破坏的有机药物。不适用于含易挥发性金属（如汞、砷等）有机药物的破坏。

3. 氧瓶燃烧

将含卤素或含硫、氮、硒等其他元素的有机药物放入充满氧气的密闭的燃烧瓶中进行燃烧，并将燃烧所产生的待测物质吸收于适当的吸收液中，然后根据待测物质的性质，采用适宜的分析方法进行鉴别、检查或测定。

（1）**仪器装置**　燃烧瓶为 500ml、1000ml 或 2000ml 磨口、硬质玻璃锥形瓶，瓶塞应严密、空心、底部熔封铂丝一根（直径为 1mm），铂丝下端做成网状或螺旋状，长度约为瓶身长度的 2/3，如图 1-1（a）所示。燃烧瓶容积大小的选择，主要取决于被燃烧分解样品量的多少。使用燃烧瓶前，应检查瓶塞是否严密。

（2）**样品的处理**

① 取固体样品时，应先研细，精密称取各药品项下的规定量，置无灰滤纸［图 1-1（b）］中心，按虚线折叠后［图 1-1（c）］，固定于铂丝下端的网内或螺旋处，使尾部露出。

② 称取液体样品时，应将供试品滴在透明胶纸和无灰滤纸做成的纸袋中。纸袋的做法是：将透明胶纸剪成规定大小和形状［图 1-1（d）］，中部贴一条约 16mm×6mm 的无灰滤纸

条，并于其突出部分贴一 6mm×35mm 的无灰滤纸条 [图 1-1(e)]，将胶纸对折，紧粘住底部及另一边，并使上口敞开 [图 1-1(f)]；精密称定重量，用滴管将供试品从上口滴在无灰滤纸条上，立即捏紧粘住上口，精密称定重量，两次重量之差即为供试品量。将含有液体供试品的纸袋固定于铂丝下端的网内或螺旋处，使尾露出。

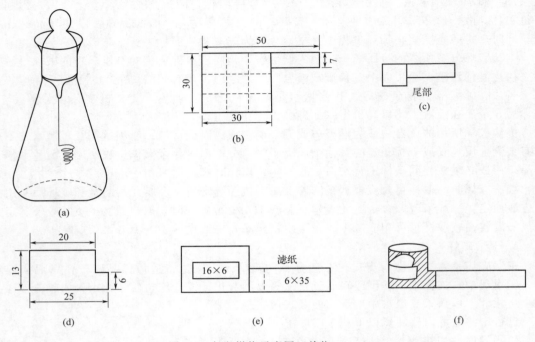

图 1-1 氧瓶燃烧示意图（单位：mm）

（3）燃烧分解 在燃烧瓶内加入规定的吸收液，并将瓶口用水湿润；小心急速通氧气约1min（通气管口应接近液面，使瓶内空气排尽），立即用表面皿覆盖瓶口，备用；点燃包有样品的滤纸包或纸袋尾部，迅速放入燃烧瓶中，按紧瓶塞，用水少量封闭瓶口，待燃烧完毕（应无黑色碎片），充分振摇，使生成的烟雾完全吸入吸收液中，放置 15min，用少量水冲洗瓶塞及铂丝，合并洗液及吸收液。用同法另做空白试验。

（4）注意事项

① 根据被燃烧分解的样品量选用适宜大小的燃烧瓶：样品量在 10mg 以下选用 250ml燃烧瓶；10～40mg 时选用 500ml 的燃烧瓶；50～60mg 时选用 1000ml 的燃烧瓶；0.6～0.7g 或更多，应选用 2000ml 或特殊结构的燃烧瓶。正确选用燃烧瓶的目的在于：样品能在足够的氧气中燃烧分解完全；利于将燃烧分解的产物较快地吸收到吸收液中；防止爆炸的可能性。

② 测定氟化物时应改用石英燃烧瓶。因为含氟有机药物燃烧后生成的氟化氢气体可腐蚀玻璃，生成各种氟化物，其中硼的氟化物（如 BF_3）在水中不能完全解离而使测定结果偏低。

③ 铂丝在燃烧时起催化作用，局部温度可达 1000～1200℃，使样品分解完全，但铂丝昂贵，且反复使用后易变脆折断，可用镍铬丝或石英丝代替。网状装置使供试品在燃烧时接触面积大、缝隙小，易燃烧完全，而螺旋式在制作时应尽量将螺旋底部绕密，使孔隙小，便于供试品燃烧完全。

④ 吸收液的作用是将样品经燃烧分解所产生的各种价态的卤素、硫、硒等，定量地吸

收并转变为一定的便于测定的价态。

⑤ 须同时做空白试验，防止所用滤纸和试液中的有关杂质的干扰。

⑥ 燃烧时要有防爆措施，应戴防护面罩，也可用透明塑料或有机玻璃挡板遮挡。仪器应充分洗涤，不得含有痕量的有机溶剂。对新样品的测定，尤其是组成不明确者，更应有防爆措施。

⑦ 称样时应戴洁净手套，使用镊子，不要用手接触称量纸，以免影响测定结果。称样完毕如不立即点火燃烧，不要将供试品置于装有吸收液的燃烧瓶内，以免吸潮。

⑧ 通氧气时用洁净的胶管接在氧气出口处，并连接玻璃滴管通入燃烧瓶中，接近液面但不可触及液面和瓶壁，调节气量，小心、急速通氧约 1min 即可。

⑨ 燃烧时应在点燃后用手按紧瓶塞，立即加少量水封住瓶口，以防烟雾逸出。燃烧后瓶内为负压，若瓶子打不开，可微微加热，温度不要太高，以免冲开瓶塞。燃烧完毕如有黑色碎片或其他残渣表示燃烧不完全，原因可能是通氧气不足、夹持样品的铂丝未干燥使样品受潮、纸包夹得过紧或过松以及燃烧瓶不严密等，应重新操作。

第三节　误差及数据处理

在药物分析实际工作中，任何一个测定过程都会受到很多确定或不确定因素的影响，使得测定结果偏离真实值。绝对准确的测定结果是不可能得到的，在一定条件下，测得结果只能接近真实值，而不能达到真实值。因而我们在实际中就必须对实验结果的可靠性作出合理的判断并予以正确表达。

一、误差

实际测定结果与真实值之间的差，称为误差。误差分为系统误差和偶然误差。

1. 系统误差

系统误差是由于某种确定的原因而引起的误差，一般有固定的方向（正或负）和大小，重复测定时重复出现。当发现测定结果以相同的方向（都大于或都小于）和近似的程度偏离真实值时，就应考虑到系统误差的存在。

（1）来源

① 仪器误差。由于实验仪器所给数据的不正确而引起的误差。如由于容量仪器刻度的不准、温度对容量仪器容积产生的影响、电池电压的下降对由电池供电设备的影响、灰尘对设备电路的影响等都可能导致系统误差的产生。

② 方法误差。由于不适当的实验设计而引起的误差，通常对测定结果影响较大。如滴定分析中指示剂选择不正确会导致系统误差的产生。

③ 人为误差。由于操作者在实验过程中所做的不正确的判断而引起的误差。每个操作者对溶液颜色、容量仪器上所显示的溶液体积等会有不同的判断，这些都可导致系统误差的产生。

④ 试剂误差。由于试剂不纯造成的误差称为试剂误差。

（2）对测定结果的影响　系统误差通常是定量的或是定比例的，分别称为恒量误差和比例误差。

① 恒量误差。恒量误差与被测物的量没有关系，被测物的量越小，误差将越明显。如在滴定分析中，为使指示剂变色，需在滴定液与待测液完全反应后多加入少量滴定液使指示剂结构发生变化，这便引入了恒量的系统误差。待测物的量越小，所需滴定液的总量就越少，多加入的量在滴定液的消耗总量中就会显得越明显。

② 比例误差。比例误差随被测物量的增加而增大。它多是由于样品中干扰成分引起的。如为测定 Cu^{2+}，采用反应 $2Cu^{2+} + 2I^- \longrightarrow I_2 + 2Cu^+$，再利用 $Na_2S_2O_3$ 滴定生成的 I_2，即 $I_2 + 2Na_2S_2O_3 \longrightarrow 2NaI + Na_2S_4O_6$，从而间接地得到 Cu^{2+} 的量。如果在样品中有 Fe^{3+} 存在，其也可将 I^- 氧化为 I_2。当样品量增大若干倍时，样品中 Cu^{2+} 与 Fe^{3+} 的量随之以相同倍数增大，由 Cu^{2+} 与 Fe^{3+} 同时参与反应所得到的 I_2 也增大相同倍数。但其中由于 Fe^{3+} 参与反应而得到的 I_2 在 I_2 总量中所占的比例是不变的，故最后由于 Fe^{3+} 存在所引起的误差在 Cu^{2+} 测定结果中所占比例也是恒定的。

2. 偶然误差

偶然误差也称为随机误差，它是由于偶然原因所引起的。其方向（正或负）和大小都是不固定的。

（1）来源　偶然误差主要来自测定条件，如实验室温度、湿度、电源电压等的偶然变化以及操作者状态的不完全稳定性。

（2）对测定结果的影响　对于单独一次测定的偶然误差是无法进行衡量的。多次平行操作所得数据通常是在数据平均值附近均匀分布。当试验次数足够多时，偶然误差偏离平均值越远的误差就会越少。

有时在一组测定结果中会有个别与其他数据偏离特大的数据，可称之为特大误差。多数特大误差是由于操作者的粗心造成的，包括计算错误、读数错误、仪器测定状态设置错误、仪器灵敏度设置错误、溶液漏失等，也可能是由于暂时性电压或水流的剧烈变化而引起的。特大误差通常极偶然出现，不能被认为是偶然误差。

3. 误差的表示方法

测量误差用两种方法表示，即绝对误差和相对误差。

（1）绝对误差　绝对误差是测量值与真实值之差。若以 x 代表测量值，μ 代表真实值，则绝对误差 δ 为：

$$\delta = x - \mu$$

绝对误差可以是正值，也可以是负值，且以测量值的单位为单位。测量值越接近真实值，绝对误差越小；反之，越大。

（2）相对误差　相对误差是以真实值的大小为基础表示的误差值，没有单位。以下式表示：

$$相对误差 = \frac{绝对误差}{真实值} \times 100\% = \frac{\delta}{\mu} \times 100\% = \frac{x - \mu}{\mu} \times 100\%$$

【例 1-4】　对甲硝唑样品进行测定，测得的百分含量为 99.12%，而其真实含量（理论值）为 99.21%，那么：

$$绝对误差 = 99.12\% - 99.21\% = -0.09\%$$

$$相对误差 = \frac{99.12\% - 99.21\%}{99.12\%} \times 100\% = -0.091\%$$

4. 提高分析准确度的方法

要想得到准确的分析结果，必须设法减小在分析过程中带来的各种误差。下面简要介绍一些减小分析误差的方法。

（1）选择合适的分析方法　各种分析方法的准确度和灵敏度是不同的。例如，重量分析法和容量分析法灵敏度虽不算高，但对于高含量组分的测定，能获得比较准确的结果，相对误差一般是千分之几。用 $K_2Cr_2O_7$ 滴定法测得铁的含量为 40.20%，若方法的相对误差为 0.2%，则铁的含量范围是 40.12%～40.28%。这一试样如果用直接比色法测定，由于方法的相对误差约 2%，故测得铁的含量范围将在 39.4%～41.0%之间，误差显然大得多。相反，对于低含量组分的测定，重量分析法和容量分析法的灵敏度一般达不到要求，而仪器分析法的灵敏度较高，相对误差虽然较大，但用于低含量组分的测定，因允许有较大的相对误差，所以这时用仪器分析法是比较合适的。

在选择分析方法时，除考虑方法的灵敏度外，还要考虑共存组分或杂质的干扰问题。总之，必须根据分析对象、样品情况及对分析结果的要求来选择合适的分析方法。

（2）减少测量误差　为了保证分析结果的准确度，必须尽量减少各步骤的测量误差。在称量步骤中要设法减小称量误差。一般分析天平的称量误差为 ±0.0001g，用减重法称量两次，可能引入的最大误差是 ±0.0002g。为了使称量的相对误差小于 0.1%，取样量就不能小于 0.2g。在滴定步骤中要设法减小滴定管读数误差。一般滴定管读数可有 ±0.01ml 的误差，一次滴定需要读两次数，可能造成的最大误差是 ±0.02ml，为了使滴定的相对误差小于 0.1%，消耗滴定液的体积就必须在 20ml 以上。

对测量准确度的要求，要与方法准确度的要求相适应。如对某比色法测定要求相对误差小于 2%，则称取 0.5g 样品时，称量的绝对误差不大于 0.01g（0.5×2%＝0.01）即可，不一定都要求称准到 0.0001g。

（3）增加平行测定次数　在消除系统误差的前提下，增加平行测定次数可以减小偶然误差。

（4）消除测量过程中的系统误差

① 校准仪器　仪器不准确引起的系统误差可以通过校准仪器来减小其影响。如对砝码、移液管、滴定管等进行校准。

② 做对照试验　对照试验是检验系统误差的有效方法。是把含量已知的标准试样或纯物质当做样品，以所用方法进行定量分析，由分析结果与其已知含量的差值，便可得出分析的误差，用此误差值对测定结果加以校正。

用纯物质作样品进行对照试验不如用标准试样好，因为纯物质中不存在样品中的非被测成分，情况和实际不一致。

③ 做回收试验　在没有标准试样又不宜用纯物质进行对照时，可以往样品中加入已知量被测物质，用同法进行分析。由分析结果中被测组分的增大值与加入量之差，便能估计出分析的误差并对分析结果加以校正。

④ 做空白试验　在不加样品的情况下，以样品相同的方法、步骤进行分析，把所得结果作为空白值从样品分析结果中减去，这样可以消除由于试剂不纯或容器不符合要求所带进的误差。

二、有效数字

1. 有效数字的定义

在药物分析中，对于任一物理量的测定，其准确度都是有一定限度的，为了得到准确的结果，除了要进行准确测量外，还应正确地记录和处理数据。一个数据中的有效数字包括该数据中所有可确定的数字和第一个可疑数字。在记录有效数字时，规定只允许数的末位欠准，而且只能上下差 1。

> **【例 1-5】**　用 50ml 量筒量取 25ml 溶液，应记成 25ml，取两位有效数字，因为末位上的 5 已可能有 ±1ml 的误差。使用 25ml 移液管量取 25ml 溶液，应记成 25.00ml，取四位有效数字，因为在小数点后第二位上的 0 才可能有 ±1，即 ±0.01ml 的误差。在分析天平上称取 0.2022g 物质，就是 0.2022±0.0001g。

因为有效数字需反映测量准确到什么程度，所以记录测量值时，一般只保留一位可疑值，不可夸大。要明白，记录的位数超过恰当的有效数字的位数再多，也不能提高测量值的实际可靠性，反而给运算带来许多麻烦。

常量分析一般要求四位有效数字以表明分析结果有千分之一的准确度。使用四位对数表进行计算，可自然保证四位有效数字，使用计算器时，在计算过程中可能保留了过多的位数，但最后结果仍应记成适当位数以正确表达应有的准确度。

从 0 到 9 这十个数字中，只有 0 既可以是有效数字，也可以是只作定位用的无效数字，其余都是有效数字。

【例1-6】　在数据 0.05060g 中，5 后面的两个 0 都是有效数字，而 5 前面的两个 0 则都不是，它们只表明这个重量小于十分之一克，所以，0.05060g 是四位有效数字。

很小的数，用 0 定位不便，可以用 10 的方次表示。

【例1-7】　0.05060g 可写成 5.060×10^{-2} g，仍然是四位有效数字。习惯上小数点前只留一位整数。很大的数也可采用这种表示方法，例如，2500L，若有三位有效数字表示，则写成 2.50×10^3 L。

变换单位时，有效数字的位数不变。

【例1-8】　10.00ml 应写成 0.01000L；10.5L 应写成 1.05×10^4 ml。

首位为 8 或 9 的数据，有效数字可多计一位。例如，86g 可以认为是三位有效数字。pH、$\lg K$ 等对数数值，其有效数字的位数仅取决于小数部分数字的位数，因为整数部分只代表原值的方次。例如，pH＝8.02 的有效数字应为两位。

2. 数字修约规则

在数据处理过程中，各测量值的有效数字位数可能不同，在运算时，按一定规则舍弃多余的尾数，不但可以节省时间，而且可以避免数字尾数过长所引起的计算误差。按运算法则确定有效位数后，舍弃多余的尾数，称为数字修约。其基本原则如下。

① 四舍六入五成双（或尾留双）。在过去，人们习惯沿用"四舍五入"，见五就入，它必然会引入明显的舍入误差，使修约后的数值偏高。"四舍六入五成双"规则是逢五有舍、有入，使由五的舍入引起的误差可以自相抵消。该规则规定：测量值中被修约的那个数等于或小于 4 时舍弃，等于或大于 6 时进位。等于 5 时（5 后无数），若进位后测量值的末位数成偶数，则进位；进位后，成奇数，则舍弃。若 5 后还有数，说明修约数比 5 大，宜进位。

【例1-9】　将下列测量值修约为三位数：2.0149 为 2.01，5.2386 为 5.24，3.125001 为 3.13，1.755 为 1.76，4.105 为 4.10，2.125 为 2.12。

② 只允许对原测量值一次修约至所需位数，不能分次修约。如将 2.15491 修约为三位数，不能先修约成 2.155 再修成中 2.16，只能为 2.15。

③ 运算过程中，为了减少舍入误差，可多保留一位有效数字（不修约），在算出结果后，再按运算法则，将结果修约至应有的有效数字位数。特别在运算步骤长、涉及数据多的情况下，尤其需要。

④ 在修约标准偏差值或其他表示不确定度时，修约的结果应使准确度的估计值变得更差一些。例如，标准差（S）＝0.213，若取两位有效数字，宜修约为 0.22，取一位为 0.3。

3. 有效数字的运算法则

有效数字的计算结果要能反映出测量的准确程度。

（1）加减法 几个数据相加或相减时，它们和或差的绝对误差应和几个数据中绝对误差最大的一个数据相同。也就是说几个数据和或差的有效数字所应保留的位数要以几个数据中小数点后位数最少者为准。

> **【例 1-10】** $3.4+7.01+3.846+2.53=16.8$

（2）乘除法 几个数据相乘或相除时，它们积或商的相对误差应和几个数据中相对误差最大的一个相同。一般结果有效数字个数以几个数据中有效数字个数最少者为准。

> **【例 1-11】** $24×4.02/100.0=0.96$

（3）对数与反对数运算 在做对数和反对数运算时，对有效数字的保留要特别小心，以下为两种适用方法。

① 取对数时，对数值小数点后数字的位数应与原数据有效数字个位数相同。

> **【例 1-12】** $\lg(8.63×10^4)=4.936010796$

按上述方法，结果小数点后数字的个数应为原数据有效数字位数 3，即结果为 4.936。

② 取反对数时，反对数值的有效数字的个数应与原数据小数点后数字位数相同。

> **【例 1-13】** $\text{anti} \lg 12.5=3.16227766×10^{12}$

按上述方法，结果有效数字的位数应为原数据小数点后数字位数 1，即结果为 $3×10^{12}$。

课后练习题

一、最佳选择题

1. 减少分析方法中偶然误差的方法可采用（　　）。

    A. 进行空白试验　　　　　B. 加校正值的方法　　　　　C. 进行对照试验

    D. 增加平行测定次数　　　E. 进行回收试验

2. 按有效数字修约的规则，以下测量值中可修约为 2.01 的是（　　）。

    A. 2.005　　　B. 2.006　　　C. 2.015　　　D. 2.016　　　E. 2.0046

3. 相对误差表示（　　）。

    A. 测量值与真实值之差　　　　　　　B. 误差在测量值中所占的比例

    C. 最大的测量值与最小的测量值之差　D. 测量值与均值之差

    E. 测量值与平均值之差的平方和

二、多项选择题

1. 属于系统误差的有（　　）。

    A. 试剂不纯　　　　　　　B. 滴定管未经校准　　　C. 滴定时有溶液溅出

    D. 分析方法选用不当　　　E. 实验室温度变化

2. 含金属或卤素的有机药物结构中的金属原子、卤素与碳原子结合牢固者可采用哪种处理方法（　　）。

    A. 经水解后测定法　　　B. 湿法破坏　　　C. 氧瓶燃烧

D. 经氧化还原后测定法　E. 干法破坏

三、配伍选择题

[1～4]

A. 2.22　　　　B. 2.23　　　　C. 2.21　　　　D. 2.24　　　　E. 2.20

1. 2.2252 修约至小数点后两位为（　　）。
2. 2.2150 修约至小数点后两位为（　　）。
3. 2.2161 修约至小数点后两位为（　　）。
4. 2.2349 修约至小数点后两位为（　　）。

[5～7]

A. 3.870　　　　B. 3.871　　　　C. 3870　　　　D. 3.870×10^4　　　　E. 3.897×10^5

将以下数字修约为四位有效数字：

5. 38700（　　）。
6. 38702（　　）。
7. 3.8705（　　）。

四、简答题

1. 药品检验工作的基本程序是什么？
2. 误差的含义是什么？如何消除测定过程中的误差？
3. 有效数字的含义是什么？如何修约？
4. 含金属的有机药物的结构特点是什么？适宜用哪些方法进行前处理与含量测定？
5. 含卤素的有机药物的结构特点是什么？适宜用哪些方法进行前处理与含量测定？
6. 氧瓶燃烧法的特点是什么？操作时应注意哪些问题？

第二章

药物的性状观测

【学习与素养目标】

1. 了解药物性状观测的意义。
2. 熟悉溶解度的含义、表示方法及测定方法。
3. 掌握常见物理常数测定的原理及方法。
4. 通过表面现象看本质，把握药物分析与检验规律。

第一节 概 述

药物的性状一般包括药物的外观、臭、味、溶解度及物理常数等，体现了药物特有的物理性质。

一、外观

外观是对药物的晶型、聚集状态、色泽、臭、味等性质的描述。如《中国药典》2020年版中关于阿司匹林外观的描述为"本品为白色结晶或结晶性粉末；无臭或微带醋酸臭；遇湿气即缓缓水解"。外观能够最直接反映药物的一些特性，通过外观的观测可以对药物进行初步的真伪鉴别。

二、溶解度

溶解度是药物的一种物理性质，它能够在一定程度上反映药物的纯度。

1. 药物的近似溶解度名词表示

药物的溶解度系指在一定温度下，药物能溶解于一定量溶剂中的最大量。

溶解度可以用多种方法表示，应注意药典中采用的表示法与化学上的表示法是不一样的。药典正文品种项下选用的部分溶剂及其在该溶剂中的溶解性能，可供精制或制备溶液时参考；对在特定溶剂中的溶解性能需作质量控制时，应在该品种检查项下另作具体规定。

极易溶解，系指溶质 1g（ml）能在不到 1ml 溶剂中溶解；

易溶，系指溶质 1g（ml）能在 1ml 至不到 10ml 溶剂中溶解；

溶解，系指溶质 1g（ml）能在 10ml 至不到 30ml 溶剂中溶解；

略溶，系指溶质 1g（ml）能在 30ml 至不到 100ml 溶剂中溶解；

微溶，系指溶质 1g（ml）能在 100ml 至不到 1000ml 溶剂中溶解；

极微溶解，系指溶质 1g（ml）能在 1000ml 至不到 10000ml 溶剂中溶解；

几乎不溶或不溶，系指溶质 1g（ml）在溶剂 10000ml 中不能完全溶解。

2. 试验方法

除另有规定外，称取研成细粉的供试品或量取液体供试品，置于 25℃±2℃ 一定容量的溶剂中，每隔 5min 强力振摇 30s；观察 30min 内的溶解情况，如看不见溶质颗粒或液滴时，即视为完全溶解。

三、物理常数

物理常数是表示药物的物理性质的特征常数，它在一定条件下是不变的，各种药物因其分子结构以及聚集状态不同，其物理常数亦不同。测定药物的物理常数，既可以区别其真伪，又能检查其纯度，而且可以结合其他各项检查以及含量测定来判断药品的质量。《中国药典》2020 年版第四部收载的物理常数包括相对密度、馏程、熔点、凝点、比旋度、折光率、黏度等。

第二节　物理常数测定

一、熔点测定法

1. 基本原理

熔点系指一种物质按照规定的方法测定，由固体熔化成液体的温度，熔融同时分解的温度或在熔化时自初熔至全熔经历的一段温度，是物质的一项物理常数。依法测定熔点，可以鉴别或检查该药品的纯杂程度。

根据被测物质的不同性质，《中国药典》2020 年版四部列有 3 种不同的测定方法，若品种项下未注明时，均使用第一种方法。

2. 测定易粉碎的固体药品（第一法）

第一法又可分为传温液加热法和电热块空气加热法，当对后者测定结果持有异议，应以前者测定结果为准。

（1）传温液加热法

① 仪器用具

A. 加热用容器。硬质高型玻璃烧杯或其他适宜的容器，能耐直火加热。

B. 搅拌器。用垂直搅拌的环状玻璃搅拌棒。当传温液用硅油、液状石蜡以电阻丝置容器内加热时，可采用磁力搅拌器用于搅拌传温液，使温度均匀。

C. 温度计。供测定传温液的温度及供试品熔点用。用分浸型具有 0.5℃ 刻度的温度计，其分浸线的高度宜在 50～80mm 之间。应用熔点标准品进行校正。

D. 毛细管。供放置供试品用，系用洁净的中性硬质玻璃管拉制而成，内径为 0.9～1.1mm，壁厚为 0.1～0.15mm，长 9cm 以上，一端熔封。

E. 传温液。熔点在 80℃ 以下者，用水；熔点 80℃ 以上者，用硅油或液体石蜡。

② 测定方法　取供试品适量，研成细粉，除另有规定外，应按照各药品项下干燥失重的条件进行干燥。若该药品不检查干燥失重，熔点范围低限在 135℃ 以上，受热不分解的供试品，可采用 105℃ 干燥；熔点在 135℃ 以下或受热分解的供试品，可在五氧化二磷干燥器中干燥过夜或用其他适宜的干燥方法如恒温减压干燥。分别取供试品适量，置毛细管中，轻击管壁或借助长短适宜的洁净玻璃管，垂直放在表面皿或其他适宜的硬质物体上，将毛细管自上口放入使自由落下，反复数次，使粉末紧密集结在毛细管的熔封端。装入供试品的高度为 3mm，另将温度计放入盛装传温液的容器中，使温度计汞球部的底端与容器的底部距离

2.5cm 以上（用内加热的容器，温度计汞球与加热器上表面距离 2.5cm 以上）；加入传温液以使传温液受热后的液面适在温度计的分浸线处。将传温液加热，待温度上升至较规定的熔点低限约低 10℃时，将毛细管浸入传温液，贴附在温度计上，位置须使毛细管的内容物部分适在温度计汞球中部；继续加热，调节升温速率为每分钟上升 1.0～1.5℃，加热时须不断搅拌使传温液温度保持均匀。记录供试品在初熔至全熔时的温度，重复测定 3 次，取其平均值，均应在各该药品项下规定的范围以内。如贝诺酯的熔点为 177～181℃；丙酸氯倍他索的熔点为 194～198℃，熔融时同时分解。

供试品在毛细管内开始局部液化出现明显液滴时的温度，作为初熔温度；供试品全部液化时的温度，作为全熔温度。

测定熔融同时分解的供试品时，方法如上述，但调节升温速率使每分钟上升 2.5～3.0℃；供试品开始局部液化时（或开始产生气泡时）的温度作为初熔温度；供试品固相消失全部液化时的温度作为全熔温度。遇有固相消失不明显时，应以供试品分解物开始膨胀上升时的温度作为全熔温度。某些药品无法分辨其初熔、全熔时，可以其发生突变时的温度（如颜色突然变深、供试品突然迅速膨胀上升的温度）作为熔点，此时可只有一个温度数据。

③ 注意事项

A. 毛细管内装入供试品的量对熔点测定结果有影响，所以毛细管的内径及装样高度应严格按药典规定进行，内径以 1mm 为宜，装入供试品高度以 3mm 为宜。

B. 供试品装入毛细管，应尽量紧密，否则会影响测定结果。

C. 升温速度对熔点测定结果有影响，必须严格控制。一般在供试品的熔点尚低约 10℃时，升温以每分钟上升 1.5℃为宜；熔融分解的供试品，以每分钟上升 3℃为宜。

D. 测定熔点过程中遇有"发毛"、"收缩"、"软化"及"出汗"等变化过程，均不作初熔判断。

"发毛"：指内容物受热后膨胀发松，物面不平的现象。

"收缩"：指内容物在"发毛"以后，向中心聚集紧缩的现象。

"软化"：指内容物在"收缩"同时或在"收缩"以后变软而形成软质柱的现象。

"出汗"：指内容物在"发毛"、"收缩"及"软化"而成软质柱状物的同时，管壁上有时出现细微液点，软质柱尚无液化现象。

在以上几个过程后而形成的"软质柱状物"，尚无液滴出现，不能作初熔判断，只有在毛细管内开始局部液化（出现明显液滴）时的温度，才能作为初熔温度；供试品全部液化（澄清）时的温度作为全熔温度。若供试品"发毛"、"收缩"及"软化"阶段过长，说明供试品质量较差。

E. 熔融同时分解的药品，必须严格按药典规定的温度放入并升温。

(2) 电热块空气加热法 即采用自动熔点仪的熔点测定法。

① 仪器用具

A. 自动熔点仪。常用的自动熔点仪有两种测光方式：一种是透射光方式，另一种是反射光方式。某些仪器兼具两种测光方式。大部分自动熔点仪可置多根毛细管同时测定。

B. 毛细管。同（1）法。

② 测定方法。分取经干燥处理［同（1）法］的供试品适量，置熔点测定用毛细管［同（1）法］中；将自动熔点仪加热块加热至较规定的熔点低限约低 10℃时，将装有供试品的毛细管插入加热块中，继续加热，调节升温速率为每分钟上升 1.0～1.5℃，重复测定 3 次，取其平均值，即得。

测定熔融同时分解的供试品时，方法如上述，但调节升温速率使每分钟上升 2.5～3.0℃。

遇有色粉末、熔融同时分解、固相消失不明显且生成分解物导致体积膨胀或含结晶水（或结晶溶剂）的供试品时，可适当调整仪器参数，提高判断焰点变化的准确性。当透射和反射测光方式受干扰明显时，可允许目视观察熔点变化；通过摄像系统记录熔化过程并进行追溯评估，必要时，测定结果的准确性需经（1）法验证。

自动熔点仪的温度示值要定期采用熔点标准品进行校正。必要时，供试品测定应随行采用标准品校正仪器。

3. 测定不易粉碎的固体药品（如脂肪、脂肪酸、石蜡、羊毛脂等）（第二法）

(1) 仪器用具 同"第一法 A"。

(2) 测定方法 取供试品，注意用尽可能低的温度熔融后，吸入两端开口的毛细管（同第一法 A 但管端不熔封）中，使高达约 10mm。在 10℃ 或 10℃ 以下的冷处静置 24h，或置冰上放冷不少于 2h，凝固后用橡皮圈将毛细管紧缚在温度计上（同第一法 A），使毛细管的内容物部分适在温度计汞球中部。按照第一法 A 将毛细管连同温度计浸入传温液中，供试品的上端应适在传温液液面下约 10mm 处；小心加热，待温度上升至较规定的熔点低限尚低约 5℃ 时，调节升温速率使每分钟上升不超过 0.5℃，至供试品在毛细管中开始上升时，检读温度计上显示的温度，即得。

4. 测定凡士林或其他类似物质（第三法）

取供试品适量，缓缓搅拌并加热至温度达 90～92℃ 时，放入一平底耐热容器中，使供试品厚度达到（12±1）mm，放冷至较规定的熔点上限高 8～10℃；取刻度为 0.2℃、水银球长18～28mm、直径 5～6mm 的温度计（其上部预先套上软木塞，在塞子边缘开一小槽），使冷至5℃后，擦干并小心地将温度计汞球部垂直插入上述熔融的供试品中，直到碰到容器的底部（浸没 12mm），随即取出，直立悬置，待黏附在温度计汞球部的供试品表面浑浊，将温度计浸入 16℃ 以下的水中 5min，取出，再将温度计插入一外径约 25mm、长 150mm 的试管中，塞紧，使温度计悬于其中，并使温度计汞球部的底端距试管底部约为 15mm；将试管浸入约 16℃的水浴中，通过软木塞在试管口处调节试管的高度使温度计上分浸线同水面相平；加热使水浴温度以每分钟 2℃ 的速率升至 38℃，再以每分钟 1℃ 的速率升温至供试品的第 1 滴脱离温度计为止；检读温度计上显示的温度，即可作为供试品的近似熔点。再取供试品，按照前法反复测定数次；如前后 3 次测得的熔点相差不超过 1℃，可取 3 次的平均值作为供试品的熔点；如 3次测得的熔点相差超过 1℃ 时，可再测定 2 次，并取 5 次的平均值作为供试品的熔点。

二、黏度测定法

1. 黏度的含义

黏度系指流体对流动的阻抗能力的性质。

2. 黏度的种类

《中国药典》2020 年版把黏度分为以下三种。

(1) 动力黏度 液体以 1cm/s 的速度流动时，在每 $1m^2$ 平面液层与相距 1m 的平行液层间所产生的剪应力的大小，称为动力黏度（η），动力黏度的单位为帕秒（Pa·s）。因Pa·s 单位太大，常使用 mPa·s。

(2) 运动黏度 在相同温度下，液体的动力黏度与其密度的比值，即得该液体的运动黏度（υ）。运动黏度的单位为平方米每秒（m^2/s）。因 m^2/s 单位太大，故使用 mm^2/s 单位《中国药典》2015 年版采用在规定条件下测定供试品在平氏黏度计中流出时间（s）与该黏度计用已知黏度的标准液测得的黏度计常数（mm^2/s^2）相乘，即得供试品的运动黏度。

(3) 特性黏数 溶剂的黏度 η_0 常因高聚物的溶入而增大，溶液的黏度 η 与溶剂的黏度

η_0 的比值（η/η_0）称为相对黏度（η_r），常用在乌氏黏度计中的流出时间的比值（T/T_0）来表示。当高聚物溶液的浓度较稀时，其相对黏度的对数值与高聚物溶液浓度的比值，即为该高聚物的特性黏数 $[\eta]$。根据高聚物的特性黏数可以计算其平均分子量。

3. 黏度测定方法

《中国药典》2020 年版收载三种方法。

（1）平氏毛细管黏度计测定法

① 测定方法　平氏毛细管黏度计，如图 2-1 所示。以各药品项下的规定，取毛细管内径符合要求的平氏黏度计 1 支，在支管 F 上连接一橡皮管，用手指堵住管口 2，倒置黏度计，将管口 1 插入供试品（或供试溶液，下同）中。自橡皮管的另一端抽气，使供试品充满球 C 与 A 并达到测定线 m_2 处。提出黏度计并迅速倒转，抹去黏附于管外的供试品，取下橡皮管使连接于管口 1 上，将黏度计垂直固定于恒温水浴中，并使水浴的液面高于球 C 的中部。放置 15min 后，自橡皮管的另一端抽气，使供试品充满球 A，并超过测定线 m_1，开放橡皮管口，使供试品在管内自然下落，用秒表准确记录液面自测定线 m_1 下降至测定线 m_2 处的流出时间。依法重复测定 3 次以上，每次测定值与平均值的差值不得超过平均值的 ±5%。另取一份供试品同样操作，并重复测定 3 次以上。以先后两次取样测得的总平均值按下式计算，即为供试品的运动黏度或供试溶液的动力黏度。

② 计算

$$\nu = Kt$$
$$\eta = Kt\rho$$

式中，ν 为运动黏度，mm^2/s；K 为用已知黏度的标准液测得的黏度计常数，mm^2/s^2；t 为流出时间，s；η 为动力黏度，$mPa \cdot s$；ρ 为供试溶液在相同温度下的密度，kg/m^3。

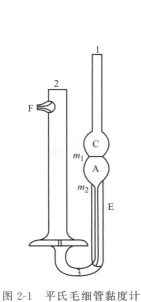

图 2-1　平氏毛细管黏度计

1—主管；2—宽管；3—弯管；

A—测定球；B—储器；C—缓冲球；E—毛细管；F—支管；

m_1、m_2—环形测定线

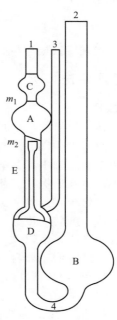

图 2-2　乌氏毛细管黏度计

1—主管；2—宽管；3—侧管；4—弯管；

A—测定球；B—储器；C—缓冲球；D—悬挂水平储器；

E—毛细管；m_1、m_2—环形测定线

（2）乌氏毛细管黏度计法　乌氏毛细管黏度计，如图 2-2 所示。取供试品，按照各品种

下和规定制成一定浓度的溶液，用 3 号垂熔玻璃漏斗过滤，弃去初滤液（约 1ml）取续滤液（不得少于 7ml）沿洁净、干燥乌氏黏度计的管 2 内壁注入 B 中，将黏度计垂直固定于恒温水浴（水浴温度除另有规定外，应为 25±0.05℃）中，并使水浴的液面高于球 C。放置 15min 后，将管口 1、3 各接一乳胶管，夹住管口 3 的胶管，自管口 1 处抽气，使供试品溶液的液面缓缓升高至球 C 的中部。先开放管口 3，再开放管口 1，使供试品溶液在管内自然下落，用秒表准确记录液面自测定线 m_1 下降至测定线 m_2 处的流出时间，重复测定两次，两次测定值相差不得超过 0.1s，取两次的平均值为供试液的流出时间（T）。取经 3 号垂熔玻璃漏斗过滤的溶剂同样操作，重复测定两次，两次测定值应相同，为溶剂的流出时间（T_0），按下式计算特性黏数：

$$特性黏数[\eta]=\frac{\ln\eta_r}{c}$$

式中，η_r 为 T/T_0；c 为供试品溶液的浓度，g/ml。

（3）旋转式黏度计法

① 测定方法　按照仪器说明书操作。

② 计算　用于测定液体动力黏度的旋转式黏度计通常都是根据在旋转过程中作用于液体介质中的切应力大小来完成测定的，并以下式计算供试品的动力黏度：

$$\eta=K(M/\omega)$$

式中，η 为动力黏度，Pa·s；K 为旋转黏度计常数；M 为扭矩，N·m；ω 为角速度，rad/s。

当采用同轴圆筒旋转黏度计测定时，$K=\dfrac{1}{4\pi h}\left(\dfrac{1}{R_i^2}-\dfrac{1}{R_o^2}\right)$，其中 h 为内筒浸入样品的深度，m；R_i 和 R_o 分别为内筒和外筒半径，m。当采用锥板型旋转黏度计测定时，$K=\dfrac{3\alpha}{2\pi R^3}$，其中 α 为锥角，rad；R 为圆锥的半径，m。当采用转子型旋转黏度计测定时，常数 K 是通过用标准黏度液校准得到的，故其测定结果为相对黏度。

三、比旋度测定法

1. 基本原理

普通光线是一种横波，光波的振动方向与光线的行进方向垂直，不同波长的光在不同的平面（即偏振面）内振动。当经过一定方法处理后，通常用尼可尔棱镜，只有振动方向和棱镜晶轴平行的光才能通过，这种只在一个平面上振动的光叫做平面偏振光，简称偏振光。旋光度测定法就是利用平面偏振光，通过含有某些光学活性的化合物的液体或溶液时，能引起旋光现象，使偏振光的平面向左或向右旋转。旋转的度数，称为旋光度。使偏振光向右旋转者（顺时针方向）称为右旋物质，常以"＋"号表示；使偏振光向左旋转者（反时针方向）称左旋物质，常以"－"号表示。影响物质旋光度的因素很多，除化合物特性外，还有偏振光通过供试品液层的波长和厚度，通过光线的波长和温度。

什么是旋光度

$$\alpha=[\alpha]cl$$

式中，α 为旋光度；c 为浓度；l 为液层厚度；$[\alpha]$ 为比旋度。

《中国药典》2020 年版规定用钠光谱的 D 线（589.3nm）测定旋光度，测定管的长度为 1dm（如使用其他管长应进行换算），测定温度为 20℃。当偏振光通过长 1dm，每 1ml 中含有旋光性物质 1g 的溶液，在一定波长和温度下测得的旋光度称为比旋度。比旋度计算公式如下。

对液体供试品　　　　　　　　　$$[\alpha]_D^t=\frac{\alpha}{ld}$$

对固体供试品

$$[\alpha]_0^t = \frac{100\alpha}{lc}$$

式中，$[\alpha]$ 为比旋度；D 为钠光谱的 D 线；t 为测定时的温度；l 为测定管长度，dm；α 为测得的旋光度；d 为液体的相对密度；c 为每 100ml 溶液中含有被测物质的重量（按干燥品或无水物计算），g。

比旋度是物质的物理常数，因此可用以区别或检查某些药品的光学活性和药品的纯度。由于旋光度在一定条件下与浓度呈线性关系，故还可以用来测定含量。

2. 测定方法

按各该品种项下规定的方法配制供试品溶液，在规定的温度和时间内测定，首先将室温调至规定温度。测定时，须先校正零点或测定停点，即将测定管洗净，装入一定温度的溶剂，排尽气泡，小心盖上玻璃片、橡皮圈和螺旋盖，擦干，置于旋光计样品室内，校正零点或测定停点；然后用供试品溶液将测定管洗涤 3 次，将供试品缓缓注入，勿使气泡产生，同校正零点时的操作，置于旋光计样品室内检测读数，反复操作 3 次取其平均值，减去停点的数值即得供试品的旋光度。按照比旋度公式计算，即得供试品的比旋度。

3. 注意事项

① 仪器应防尘、防潮、防日光直晒，测定时不应接近高温炉、电磁场，以免影响准确度。

② 仪器的读数应读到 0.01℃，并经过检定。可用标准石英旋光管进行检定，其读数误差应符合规定。

③ 每次测定前应以溶剂做空白校正，测定后再校正 1 次，以确定零点有无变动，如第 2 次测定时发现零点有变动，则应重新测定旋光度。

旋光度仪结构及原理

④ 配制溶液及测定时，均应调节温度至 20℃±0.5℃。

⑤ 浑浊或含有小颗粒的溶液不能测定，应预先过滤或离心，弃去初滤液。

⑥ 物质的比旋度与测定光源、测定波长、溶剂、浓度和温度等因素有关。因此，表示物质的比旋度时应注明测定条件。

⑦ 钠光灯开启至少 20min 后发光才能稳定，测定或读数均在钠光灯稳定后进行。钠光灯使用时间一般不要过久（约 4h），在连续使用时不宜经常开关，以免影响寿命。当关熄钠光灯后，如要继续使用，应等钠光灯冷后再开。钠光灯启动后不许挪动仪器，以免损坏钠光灯。

⑧ 测定管盛有机溶剂后，必须立即洗净，以免橡皮圈受损发黏。

⑨ 测定管两端的玻璃片，为光学玻璃，应以擦镜纸或软布擦拭，以免磨损。

⑩ 测定结束后，测定管必须洗净晾干，不准将盛有供试品的测定管长时间放置，同时光学旋片、橡皮圈，洗涤后应晾干，不应加温，以免变形和发黏。仪器不使用时，样品室内可放硅胶吸潮。

4. 在药物分析中的应用

（1）鉴别 某些分子结构中含有手性碳原子的药物，具有旋光性质，在一定条件下，具有特有的比旋度。因此可以比旋度值作为鉴别药物的根据。《中国药典》2020 年版中收载的甾体激素类、维生素类、生物碱类等药物在"性状"项下规定了"比旋度"。

（2）检查 某些药物本身无旋光性，但所含杂质具有旋光性，故可通过控制供试液旋光度的大小来控制杂质的限量。如硫酸阿托品中检查莨菪碱就是利用莨菪碱的旋光性。

（3）含量测定 旋光法测定药物含量常用的方法有两种。

① 标准曲线法 本法是先测定一系列标准溶液的旋光度，然后以测得的旋光度为纵坐标，标准溶液的浓度为横坐标，绘制旋光度-浓度（α-c）曲线，然后，在同样条件下测出供试品溶液的旋光度，即可在标准曲线上查出供试品溶液的浓度。

② 比旋度法 当比旋度已知时可采用本法测定。

【例 2-1】 葡萄糖注射液的含量测定

精密量取本品适量（约相当于葡萄糖 10g），置 100ml 的容量瓶中，加氨试液 0.2ml（10%或 10%以下规格的本品可直接取样测定），用水稀释至刻度，摇匀，静置 10min，在 25℃时，依法测定旋光度，与 2.0852 相乘，即得供试品中含 $C_6H_{12}O_6 \cdot H_2O$ 的重量（g）。

葡萄糖是 D-葡萄糖，而 D-葡萄糖有 α 和 β 两种互变异构体，所以药用葡萄糖是它们的混合物。α 和 β 两种互变异构体的比旋度相差甚远，在水溶液中逐渐达到平衡，此时的比旋度趋于恒定为 +52.5°～+53.0°，这种现象称为变旋。所以，在测定葡萄糖旋光度时，首先必须使上述反应达到平衡之后才能进行。一般放置至少 6h，若加热、加酸或加碱均可加速平衡的到达。操作中加 0.2ml 氨试液正是为了加速平衡，使比旋度迅速达到 +52.75°。

按上法测定读得的旋光度度数（α）与 2.0852 相乘，即得供试品中含一分子结晶水的葡萄糖（$C_6H_{12}O_6 \cdot H_2O$）注射液的浓度，而原式为：

$$c(无水葡萄糖浓度) = \frac{100\alpha}{[\alpha]_D^{20} l}$$

若换算成含水葡萄糖浓度（c'）时，则应为：

$$c' = c \times \frac{198.17}{180.16} = \frac{100\alpha}{[\alpha]_D^{20} l} \times \frac{198.17}{180.16} = \frac{100\alpha}{52.75 \times 1} \times \frac{198.17}{180.16} = \alpha \times 2.0852$$

式中，198.17 为含水葡萄糖的分子量；180.16 为无水葡萄糖的分子量。

课后练习题

一、最佳选择题

1. 1g 某物质可以溶解在 50ml 水，其属于（　　）。

　　A. 溶解　　　　B. 略溶　　　　C. 易溶　　　　D. 微溶　　　　E. 极微溶解

2. 除另有规定外，旋光度测定的温度为（　　）。

　　A. 15℃　　　　B. 20℃　　　　C. 25℃　　　　D. 30℃　　　　E. 35℃

3. 测定不易粉碎的固体药物的熔点，《中国药典》采用的方法是（　　）。

　　A. 第一法　　　B. 第二法　　　C. 第三法　　　D. 第四法　　　E. 第五法

二、多项选择题

1. 旋光度测定中（　　）。

　　A. 测定前后应以溶剂作为空白校正

　　B. 对测定管注入供试液时，勿使发生气泡

　　C. 使用日光作为光源

　　D. 配制溶液及测定时，温度均应在 20℃±0.5℃

　　E. 读数 3 次，取平均值

2. 《中国药典》2020 年版测定黏度的仪器用具有（　　）。

　　A. 黏度计　　　B. 温度计　　　C. 搅拌器　　　D. 水浴锅　　　E. b 形管

3. 《中国药典》2020 年版测定熔点（第一法 A）的仪器用具有（　　）。

　　A. 熔点测定用毛细管　　　　B. 经校正过的温度计　　　　C. 搅拌器

　　D. 可控制加热速度的加热器　　　E. b 形管

三、配伍选择题

[1～2]

    A. 旋光度　　　B. 温度　　　C. 透光率　　　D. 吸收池长度

    E. 浓度

在符号 $E_{1cm}^{1\%}$ 中

1. 1% 指（　　）。

2. 1cm 指（　　）。

[3～5]

    A. 液体药物的物理性质

    B. 不加供试品的情况下，按样品测定方法，同法操作

    C. 用对照品代替样品同法操作

    D. 用作药物的鉴别，也可反映药物的纯度

    E. 可用于药物的鉴别、检查和含量测定

3. 熔点（　　）。

4. 旋光度（　　）。

5. 空白试验（　　）。

四、简答题

1. 依据《中国药典》规定，什么是"溶解"？

2. 什么是熔点？《中国药典》2020 年版规定了哪几种测定熔点的方法？

3. 黏度分为哪几类？

4. 什么是比旋度？它与哪些因素有关？

5. 比旋度在药物分析中有哪些应用？

第三章

药物的鉴别

【学习与素养目标】

1. 了解药物鉴别的目的。
2. 熟悉一般鉴别试验和专属鉴别试验的意义及试验条件。
3. 掌握一般鉴别试验的方法。
4. 抓好首要工作，确保药物分析与检验工作有意义。

药物的鉴别是根据药物的化学结构与理化性质，采用化学、物理化学或生物学方法对药物的真伪进行判断。它是药物分析与检验工作中的首项工作，只有确定药物的真伪后，进行检查和含量测定才有意义。

鉴别的原则是必须选择准确、灵敏、简便、快速的方法，必须对药品作出准确无误的结论。需按药典所收载的药品项下的鉴别试验方法，证实贮藏于某标签容器中的药品是否为该药品。这些试验方法虽有一定的专属性，但未必具有确证的充足条件，因此不能依此鉴别未知物。

一、鉴别项目

1. 一般鉴别试验

一般鉴别试验是以药物的化学结构及物理化学性质为依据，通过化学反应来鉴别药品的真伪。无机药物根据其组成的阴离子和阳离子的特殊反应，并以药典通则中的一般鉴别试验为依据；有机药物则一般采用典型的官能团反应来鉴别。它只能证实药物属于哪一类，不能证实属于哪一种，如焰色反应呈黄色，只能说明药物中含有钠元素，不能确定具体是哪一种药物。

要想最后证实其究竟是哪一种药物时，就需在一般鉴别试验的基础上，再进行专属鉴别试验。

2. 专属鉴别试验

专属鉴别试验是根据每一种药物化学结构的差异及所引起的物理化学特性的不同，选用某些特有的灵敏定性反应来鉴别药物的真伪。它是证实被鉴别的物质是某一种药物的依据，即利用药物的化学结构差异来区别同类药物或具有相同化学结构部分的各个药物单体，达到最终确证药物真伪的目的。

二、鉴别方法及试验条件

1. 化学鉴别法

(1) 干法 将供试品加适当试剂在规定的温度条件下（一般为高温）进行试验，观察所发生的特异现象。如焰色反应即是一种常用方法。

（2）湿法　将供试品和试剂置于适当的溶剂中，在一定条件下反应，发生易于观察的化学变化，如颜色、沉淀、气体及荧光的产生等。

① 颜色反应

a. 三氯化铁呈色反应：具有或水解后能产生酚羟基的药物，能产生此颜色反应。

b. 茚三酮呈色反应：具有脂肪氨基的药物，能产生此颜色反应。

c. 重氮化-偶合反应：具有或能产生芳伯氨基的药物，能产生此颜色反应。

② 沉淀反应

a. 与重金属离子的沉淀反应。

b. 与硫氰化铬铵（雷氏盐）的沉淀反应。

③ 荧光反应

a. 药物本身在可见光下发射荧光。

b. 药物溶液加硫酸使呈酸性后，在可见光下发射荧光。

c. 药物和溴反应后，在可见光下发射荧光。

d. 药物和间苯二酚反应后，发射荧光。

④ 气体生成反应

a. 大多数胺（铵）类药物、酰脲类药物，经强碱处理后，加热产生氨（胺）气。

b. 含硫的药物，经强酸处理后，加热产生硫化氢气体。

c. 含碘有机药物经直火加热，生成紫色蒸气。

d. 含醋酸酯和乙酰胺类药物，经硫酸水解后，加乙醇产生醋酸乙酯的气味。

2. 光谱鉴别法

常用的光谱鉴别法主要有紫外光谱鉴别法和红外光谱鉴别法。

（1）紫外光谱鉴别法　多数有机药物分子中都含有吸收紫外-可见光的基团，会产生特征的吸收光谱，可根据光谱的最大吸收波长（λ_{max}）、吸收系数（$E_{1cm}^{1\%}$）、吸光度比值等参数进行鉴别。

（2）红外光谱鉴别法　红外光谱法具有很强的专属性，不同的药物在红外光区都有特征吸收，可以通过与对照品谱图或标准谱图进行比较来判断药物的真伪。

3. 色谱鉴别法

色谱鉴别法包括薄层色谱鉴别法、高效液相色谱鉴别法、气相色谱鉴别法等。主要是利用色谱法将供试品与对照品在相同条件下进行分离，比较二者的保留时间，从而确定药物的真伪。

4. 鉴别试验条件

鉴别试验应该在规定条件下完成，否则鉴别试验的结果是不可信的。鉴别试验条件包括溶液的浓度、溶液的温度、溶液的酸碱度、干扰成分的存在及试验时间等。

课后练习题

一、最佳选择题

1. 下列关于药物的鉴别说法不正确的是（　　　）。

 A. 是药物分析与检验中的首项工作

 B. 根据药物的化学结构与理化性质对其进行真伪判断

 C. 常采用化学、物理化学或生物学方法

 D. 对未知药物进行结构分析

　　　E. 对已知药物进行是否相符的判断
　2. 鉴别试验鉴别的药物有（　　）。
　　　A. 未知药物　　　　　　　　　B. 贮藏在有标签容器中的药物
　　　C. 结构不明确的药物　　　　　D. 结构相似的药物
　　　E. 贮藏在有标签容器中的未知药物

二、多项选择题

1. 药品鉴别试验的项目有（　　）。
　　　A. 性状　　　　　　　　　　　B. 专属鉴别试验　　　　　　　C. 澄清度检查
　　　D. 一般鉴别试验　　　　　　　E. 特殊杂质检查

2. 常用的鉴别方法有（　　）。
　　　A. 化学法　　　B. 光谱法　　　C. 色谱法　　　D. 生物学法　　　E. 放射学法

3. 影响鉴别反应的主要因素有（　　）。
　　　A. 溶液的浓度　　　　　　　　B. 溶液的温度　　　C. 溶液的酸碱度
　　　D. 试验时间　　　　　　　　　E. 干扰成分的存在

4. 下列药物属于一般鉴别试验的是（　　）。
　　　A. 丙二酰脲类　　B. 有机酸盐类　　C. 有机氟化物类
　　　D. 硫喷妥钠　　　E. 苯巴比妥

三、配伍选择题

[1～2]
　　　A. 性状　　　　　　　　　　　B. 专属鉴别试验　　　　　　　C. 澄清度检查
　　　D. 一般鉴别试验　　　　　　　E. 特殊杂质检查

1. 只能证实药物属于哪一类，不能证实属于哪一种的是（　　）。

2. 利用药品的化学结构差异来鉴别药品，以区别同类药品或具有相同化学结构部分的各个药品单体的是（　　）。

四、简答题

1. 什么是一般鉴别试验？什么是专属鉴别试验？
2. 常见的药物鉴别方法有哪些？
3. 鉴别试验条件包括哪些？

第四章

药物的杂质检查

【学习与素养目标】

1. 熟悉药物中杂质的概念、来源、分类和检查方法，树立限量观念，掌握限量计算方法。

2. 掌握药物中氯化物、重金属、砷盐、干燥失重、炽灼残渣、水分、酸碱度、溶液颜色、澄清度等一般杂质检查的原理和方法；熟悉硫酸盐、铁盐、易炭化物等一般杂质的检查方法；了解有机溶剂残留量测定法。

3. 了解药物中特殊杂质的检查方法，重点掌握紫外-可见分光光度法、薄层色谱法、高效液相色谱法在特殊杂质检查中的应用。

4. 提高责任意识，正视问题，从而解决问题。

第一节　概　述

一、药物的纯度要求

《中国药典》"检查"项下包括安全性、有效性、均一性与纯度四个方面。药物的纯度是指药物纯净的程度，是评定药物质量优劣的一个重要指标。纯度主要是针对杂质而定的，杂质检查也称为纯度检查。药用纯度又称为药用规格。药物在生产和贮存过程中，都不可避免地会引入杂质。药物的杂质是指药物中存在的无治疗作用或影响药物稳定性和疗效，甚至对人体有害的物质。因此，检查药物中存在的杂质、控制药物纯度，不仅是保证药品质量，确保用药安全、有效的重要措施，而且也是监控生产工艺是否正常，保证和提高药品质量的重要手段。

在药品质量标准中，要对药品中可能存在的杂质进行检查，通过检查药物的杂质来控制药物的纯度。另外，药物纯度还与药物的性状、物理常数、含量测定等项目有关。如药物中所含杂质超过限量，就有可能使药物的外观性状发生变化，理化常数超过规定范围，含量明显偏低或活性降低。因此，评定药物纯度时，应该把药物的性状、杂质检查、含量测定等进行综合评价。

化学试剂的纯度与药物的纯度不能互相混淆，药用规格不等于试剂规格，虽然都有相应的标准，都规定了所含杂质的种类和限量，但化学试剂的纯度只是从杂质可能引起的化学变化对使用的影响以及试剂的使用范围和使用目的出发加以限定，它不考虑杂质对生物体的生理作用和毒副作用；而药物纯度主要是从用药安全、有效和对药物稳定性的影响等方面出发来限定杂质的种类和限量。例如，试剂规格的硫酸钡（$BaSO_4$）对可溶性钡盐不做检查，药用规格的硫酸钡必须检查酸溶性钡盐、重金属、砷盐等，如存在酸溶性钡盐则会导致医疗事故。因此，化学试剂是不能代替药品使用的。

二、杂质的来源

药物中的杂质主要来源于两个方面：一是由生产过程中引入；二是由贮存过程中受外界条件的影响，引起药物理化特性发生改变而产生。了解药物中杂质的来源，可以有针对性地制定药物质量标准中杂质检查的项目和方法。

药物在生产过程中可能由于所用原料不纯而引入其他物质，或因反应不完全，或有副反应发生，或在制造过程中加入一些试剂、溶剂等，而在精制时未完全除净，就有可能引入未作用完全的原料及试剂、中间体或副产物，以及与生产器皿接触等而带入杂质。如以工业用氯化钠生产药用氯化钠，就可能从原料中带入溴化物、碘化物、硫酸盐、钾盐、镁盐、铁盐等；在制备时因加入氯化钡除硫酸盐，又可能引入钡盐；从生产的器皿又可能引入重金属及砷盐等。从阿片中提取吗啡，有可能引入罂粟碱及其他生物碱；以水杨酸为原料合成阿司匹林时，可能由于乙酰化反应不完全而引入水杨酸；合成肾上腺素时要经过中间体肾上腺酮，如精制时没能除净，就可能引入酮体。

药物在制成制剂的过程中，也可能引入新的杂质。如在配制盐酸肾上腺素注射液时，常加入抗氧剂焦亚硫酸钠和稳定剂 EDTA-2Na，在亚硫酸根的存在下，肾上腺素会生成无生理活性、无光学活性的肾上腺素磺酸。肾上腺素磺酸和 d-异构体的含量，均随贮存期的延长而增高，其生理活性成分肾上腺素则相应降低。

药物在贮存过程中，由于贮存保管不当或贮存时间过长，在外界条件如温度、湿度、日光、空气、微生物等的影响下，可能使药物发生水解、氧化、分解、异构化、晶型转变、聚合、潮解和发霉等变化而产生杂质。其中，药物因发生水解及氧化反应而产生杂质较为常见。如酯、内酯、酰胺、环酰胺、卤代烃及苷类等药物在水分的存在下容易水解，阿司匹林可水解为水杨酸和醋酸，阿托品可水解为莨菪醇和消旋莨菪酸，盐酸普鲁卡因可水解为对氨基苯甲酸和二乙氨基乙醇。水解反应在酸、碱条件下或温度较高时更易发生。具有酚羟基、巯基、芳香第一胺结构、亚硝基、醛基以及长链共轭双键结构的药物，在空气中易被氧化，引起药物变色、降效、失效甚至产生毒性。如麻醉乙醚在日光、空气作用下，易被氧化分解为醛及有毒的过氧化物；二巯丙醇则易被氧化为二硫化物。此外，药物还可因外界条件的影响而引起异构化和晶型转变等。如四环素在酸性条件下，可发生差向异构化反应生成毒性高、活性低的差向四环素；双羟萘酸噻嘧啶的反式体遇紫外光能转化为驱虫效果极弱的顺式体；重酒石酸去甲肾上腺素左旋体效力比右旋体大 27 倍，温度升高时可引起消旋化，从而降低疗效。药物的晶型不同，其理化常数、溶解性、稳定性、体内吸收和疗效也有很大差异。如甲苯咪唑有 A、B、C 三种晶型，其中 C 晶型的驱虫率为 90%，B 晶型为 40%～60%，A 晶型的驱虫率小于 20%。在生产中低效、无效的异构体或晶型较难除尽，且生产工艺、结晶溶剂的不同以及贮存条件的影响也可引起晶型的转变。因此，控制药物中低效、无效以及具有毒副作用的异构体和晶型，在药物纯度研究中日益受到重视。

《中国药典》2020 年版中各药品项下规定的杂质检查项目，是指该药品按既定工艺进行生产和正常贮藏过程中可能含有或产生且需要控制的杂质（如残留溶剂、有关物质等）；未规定检查的杂质，是指该药品在正常生产和贮存过程中不太可能引入，或杂质含量甚微，对人体无不良影响，也不影响药物质量的杂质。有的药物中可能含有某种杂质，但从生产实践到检测方法对其尚认识不够而暂未列入检查项下。药品未规定检查的杂质，一般不需要检查，但药品生产企业如在生产上改变了原料或生产工艺，就要根据实际情况检查其他可能引入的杂质。

进行新药研究时，必须对该药品的纯度和稳定性进行研究，考查可能引入的杂质及其检查方法，为制定该药品的质量标准提供依据。

第二节　药物的杂质检查方法

药物中存在杂质不仅影响药物质量，而且有的还可以反映出生产和贮存过程中存在的问题。对于药物来说，杂质的含量当然是越少越好，但要把药物中的杂质完全除去，势必造成生产上的困难而增加成本，而且没有必要也不可能。因此，在不对人体有害、不影响疗效以及便于生产、调制、贮存的原则下，对于药物中可能存在的杂质允许有一定限量。杂质限量就是指药物中所含杂质的最大允许量。通常用百分之几或百万分之几来表示。药物中杂质限量的控制方法有两类：限量检查法和定量测定法。药物中的杂质，一般不要求测定其准确含量，而只检查杂质的量是否超过限量，这种检查方法称为杂质的限量检查。

杂质限量检查方法

药物的杂质检查按照操作方法不同，有以下三种方法。

一、对照法

对照法即限量检查法，是指取一定量待检杂质的标准溶液与一定量供试品溶液在相同条件下处理后，比较反应结果，从而判断供试品中所含杂质是否超过限量。本法检查药物的杂质，须遵循平行操作原则。供试液和对照液应在完全相同的条件下反应，如加入的试剂、反应的温度、放置的时间等均应相同。该法的检测结果，只能判定药物所含杂质是否符合限量规定，一般不能测得杂质的准确含量。各国药典主要采用本法检查药物的杂质。杂质的限量可用下式进行计算：

$$杂质限量 = \frac{允许杂质存在的最大量}{供试品量} \times 100\%$$

由于供试品（$S_供$）中所含杂质的量是通过与一定量待检杂质的标准溶液进行比较来确定的，杂质的最大允许量就是标准溶液的浓度（$c_标$）与体积（$V_标$）的乘积，因此，杂质限量（L）的计算又可写成下式：

$$杂质限量 = \frac{标准溶液的浓度 \times 标准溶液的体积}{供试品量} \times 100\%$$

$$L = \frac{c_标 V_标}{S_供} \times 100\%$$

1. 药物中杂质限量（L）的计算

【例 4-1】　葡萄糖中氯化物的检查

取本品 0.60g，依法检查（通则 0801），与标准氯化钠溶液 6.0ml 制成的对照液比较，不得更浓（0.01％）。《中国药典》2020 年版通则 0801 中明确规定了氯化物检查法，并规定标准氯化钠溶液的浓度为每 1ml 相当于 $10\mu g$ 的 Cl，试计算葡萄糖中氯化物的限量。

$$L = \frac{c_标 V_标}{S_供} \times 100\% = \frac{10 \times 10^{-6} \times 6}{0.6} \times 100\% = 0.01\%$$

【例 4-2】　肾上腺素中酮体的检查

取本品，加盐酸溶液（9→2000）制成每 1ml 中含 2.0mg 的溶液，按照紫外-可见分光光度法（通则 0401），在 310nm 的波长处测定，吸光度不得超过 0.05。现称取肾上腺素 0.20g，置于 100ml 容量瓶中，加盐酸溶液（9→2000）溶解并稀释至刻度，摇匀，在 310nm 的波长处测定，酮体的 $E_{1cm}^{1\%}=435$，求酮体的限量。

$$c_{酮体}=\frac{A}{E_{1cm}^{1\%}}\times\frac{1}{100}=\frac{0.05}{435}\times\frac{1}{100}=1.15\times10^{-6}(\text{g/ml})$$

$$c_{样品}=\frac{0.2}{100}=2.0\times10^{-3}(\text{g/ml})$$

$$L(\%)=\frac{c_{酮体}}{c_{样品}}\times100\%=\frac{1.15\times10^{-6}}{2.0\times10^{-3}}\times100\%=0.06\%$$

2. 标准溶液取用体积的计算

【例 4-3】　异戊巴比妥钠中重金属的检查

取本品 1.0g，加水 43ml 溶解后，缓缓加稀盐酸 3ml，随加随用强力振摇，过滤，取续滤液 23ml，加醋酸盐缓冲液（pH 3.5）2ml，依法检查（通则 0821 第一法），含重金属不得超过百万分之二十。《中国药典》2020 年版四部通则 0821 规定了重金属检查法，并规定标准铅溶液的浓度为每 1ml 相当于 $10\mu\text{g}$ 的 Pb，求应取标准铅溶液多少毫升？

$$V_{标}=\frac{LS_{供}}{c_{标}}=\frac{20\times10^{-6}\times1.0\times\dfrac{23}{43+3}}{10\times10^{-6}}=1.0(\text{ml})$$

二、灵敏度法

灵敏度法是指在供试品溶液中加入一定量的试剂，在一定反应条件下，不得有正反应出现，从而判断供试品中所含杂质是否符合限量规定。

【例 4-4】　乳酸中还原糖的检查

取本品 0.50g，加水 10ml 混匀，用 20% 氢氧化钠溶液调至中性，加碱性酒石酸铜试液 6ml，加热煮沸 2min，不得生成红色沉淀。

本法的特点是以该检测条件下反应的灵敏度来控制杂质的限量，不需要对照物质。

三、比较法

比较法即含量测定法，是指以一定方法测定杂质的含量或与含量相关的物理量，进行控制杂质限量的方法。如测得待检杂质的吸光度或旋光度等与规定的限量比较，不得更大。

【例 4-5】　盐酸去氧肾上腺素中酮体的检查

取本品 2.0g，置于 100ml 容量瓶中，加水溶解并稀释至刻度，摇匀，取 10ml，置于 50ml 容量瓶中，用 0.01mol/L 盐酸溶液稀释至刻度，摇匀，按照紫外-可见分光光度法（通则 0401），在 310nm 的波长处测定吸光度，不得大于 0.20。

【例 4-6】　硫酸阿托品中莨菪碱的检查

取本品，按干燥品计算，加水溶解并制成每 1ml 中含 50mg 的溶液，依法测定（通则 0621），旋光度不得超过 $-0.40°$。

本法的特点是准确测定杂质的含量或与含量有关的物理量（如吸光度或旋光度），并与规定限量比较，不需要对照物质。

药物的杂质根据性质及危害性的不同，限量要求也不一样，对危害人体健康及影响药物稳定性的杂质，必须严格控制其限量，如砷盐、重金属等。有些杂质虽本身一般无害，但其含量的多少可以反映出药物的纯度水平，这些杂质通常称为信号杂质，如氯化物、硫酸盐等，如含量过多，表明药物的纯度差。

第三节 一般杂质的检查方法

一般杂质是指在自然界中分布较广，多数药物的生产和贮存过程中容易引入的杂质，如氯化物、硫酸盐、铁盐、重金属、砷盐、硫化物、硒、氟、酸、碱、水分等。一般杂质的检查方法收载于药典通则中。一般杂质检查的原则：①遵循平行操作原则，包括仪器（纳氏比色管、测砷器等）的配对性及供试管与对照管的同步操作；②正确取样及供试品的称量范围（供试品称量 1g 或 1g 以下时应不超过规定量的 ±2%，1g 以上时应不超过规定量的 ±1%）原则；③正确的比浊、比色方法以及检查结果不符合规定或在限度边缘时，应对供试品和对照品各复查两份原则等。

一、氯化物检查法

氯化物广泛存在于自然界中，在药物的生产过程中极易引入。少量的氯化物虽对人体无害，但通过对氯化物的检查，可以同时控制与氯化物结合的某些阳离子以及某些同时生成的副产物。因此，氯化物的控制同对其他杂质的控制亦具有特殊意义，可以从氯化物检查结果反映出药物的纯度，间接考核生产、贮藏过程是否正常，所以，氯化物又被认为是一种"指标性杂质"。

1. 检查原理

药物中微量的氯化物在硝酸酸性条件下与硝酸银试液作用，生成氯化银的胶体微粒而显白色浑浊，与一定量标准氯化钠溶液在相同条件下生成的氯化银浑浊比较，以判断供试品中的氯化物是否符合限量规定。

$$Cl^- + Ag^+ \longrightarrow AgCl\downarrow$$

2. 操作方法

除另有规定外，取各品种项下规定量的供试品，加水溶解使成 25ml（溶液如显碱性，可滴加硝酸使成中性），再加稀硝酸 10ml；溶液如不澄清，应过滤；置于 50ml 纳氏比色管中，加水使成约 40ml，摇匀，即得供试品溶液。另取该品种项下规定量的标准氯化钠溶液，置于 50ml 纳氏比色管中，加稀硝酸 10ml，加水使成 40ml，摇匀，即得对照溶液。于供试品溶液与对照溶液中，分别加入硝酸银试液 1.0ml，用水稀释使成 50ml，摇匀，在暗处放置 5min，同置黑色背景上，从比色管上方向下观察、比较，即得。

标准氯化钠溶液的制备　称取氯化钠 0.165g，置于 1000ml 容量瓶中，加水适量使溶解并稀释至刻度，摇匀，作为贮备液。

临用前，精密量取贮备液 10ml，置于 100ml 容量瓶中，加水稀释至刻度，摇匀，即得（每 1ml 相当于 10μg 的 Cl）。

3. 注意事项及讨论

① 供试品溶液如有颜色，通常采用内消色法处理，即取一定量供试液分成两等份，分置于 50ml 纳氏比色管中，一份中加硝酸银试液 1.0ml，摇匀，放置 10min，如果浑浊，可反复过滤，至滤液完全澄清，再加规定量的标准氯化钠溶液与水适量使成 50ml，摇匀，在

暗处放置 5min，作为对照溶液；另一份中加硝酸银试液 1.0ml 与水适量使成 50ml，摇匀，在暗处放置 5min，对两管进行比浊。此外，也可采用外消色法，即加入某种试剂，使供试品溶液褪色后再检查。如高锰酸钾的氯化物检查，加入适量乙醇，使颜色消失后再检查。

② 本法的检测灵敏度为 1μg Cl/ml，以 50ml 中含 50～80μg 的 Cl 为宜（相当于标准氯化钠溶液 5.0～8.0ml），在此范围内氯化物与硝酸银反应产生的浑浊梯度明显，便于比较。因此，在设计检查方法时应根据氯化物的限量计算供试品的取用量。

③ 检测操作中加入硝酸是为了去除 CO_3^{2-}、PO_4^{3-}、SO_3^{2-} 等杂质的干扰，同时还可以加速氯化银沉淀的生成并产生较好的乳浊。本法以 50ml 溶液中含稀硝酸 10ml 为宜，过多会增大氯化银的溶解度，使浊度降低。

④ 供试品溶液如不澄清，可用含硝酸的水溶液（1→100）洗净滤纸中的氯化物后过滤。

⑤ 供试品溶液稀释后，再加硝酸银试液，避免在较大氯化物浓度下产生沉淀影响比浊。最好应缓慢摇匀（过快则生成的浑浊减少），在暗处放置 5min，是为了避免光线使单质银析出；置于黑色背景上观察，是由于氯化银为白色沉淀，在黑色背景上易于比浊。

⑥ 检查碘化物或溴化物中氯化物时，由于氯、溴、碘性质相近，应采用适当的方法去除干扰后再检查。

⑦ 有机药物的氯化物检查，溶于水的有机药物，按规定方法直接检查；不溶于水的有机药物，多数采用加水振摇，使所含氯化物溶解，滤除不溶物，或加热溶解供试品，放冷后析出沉淀，过滤，取滤液检查。

⑧ 检查有机氯杂质，可根据有机氯杂质结构，选择适宜的有机破坏方法，使有机氯转变为无机氯化物后，再依法检查。

二、硫酸盐检查法

药物中微量的硫酸盐也是一种广泛存在的指标性杂质，是许多药物都需要进行检查的一般杂质。

1. 检查原理

利用药物中微量的硫酸盐在盐酸酸性溶液中与氯化钡反应，生成硫酸钡的微粒而显白色浑浊，与一定量标准硫酸钾溶液在相同条件下产生的硫酸钡浑浊比较，以判断供试品中的硫酸盐是否符合限量规定。

$$SO_4^{2-} + Ba^{2+} \longrightarrow BaSO_4 \downarrow$$

2. 操作方法

除另有规定外，取各药品项下规定量的供试品，加水溶解使成约 40ml（溶液如显碱性，可滴加盐酸使成中性）；溶液如不澄清，应过滤；置于 50ml 纳氏比色管中，加稀盐酸 2ml，摇匀，即得供试品溶液。另取该品种项下规定量的标准硫酸钾溶液，置于 50ml 纳氏比色管中，加水使成约 40ml，加稀盐酸 2ml，摇匀，即得对照溶液。于供试品溶液与对照溶液中，分别加入 25％氯化钡溶液 5ml，用水稀释至 50ml，充分摇匀，放置 10min，同置黑色背景上，从比色管上方向下观察、比较，即得。

标准硫酸钾溶液的制备　称取硫酸钾 0.181g，置于 1000ml 容量瓶中，加水适量使溶解并稀释至刻度，摇匀，即得（每 1ml 相当于 100μg 的 SO_4）。

3. 注意事项及讨论

① 本法的最低检出浓度为 35μg SO_4^{2-}/50ml。适宜的比浊浓度为 0.2～0.5mg SO_4^{2-}/50ml（相当于标准硫酸钾溶液 2～5ml/50ml），在此范围内浊度梯度明显。若 SO_4^{2-} 的浓度小于 0.05mg/50ml，产生的硫酸钡浑浊不明显；若大于 1mg/50ml，则产生的浑浊较大，无

法区别其浓度差异，且重现性差。

② 如供试品溶液有颜色，可采用内消色法处理。

③ 供试品溶液中加入盐酸使成酸性，可防止 CO_3^{2-}、PO_4^{3-} 等与 Ba^{2+} 生成沉淀而干扰测定；溶液的酸度对浊度有影响，本法以 50ml 溶液中含稀盐酸 2ml（溶液 pH 约为 1）为宜，酸度过高会增大硫酸钡的溶解度而使反应灵敏度降低，应严加控制。

④ 温度对产生浑浊有影响。温度太低，产生浑浊慢、少且不稳定，当温度低于10℃时，应将比色管在 25～30℃ 水浴中放置 10min 后再比浊。

⑤ 供试品溶液加盐酸后，如不澄清，可先用盐酸使成酸性的水洗净滤纸中的硫酸盐后过滤，再行测定。

⑥ 氯化钡溶液的浓度在 10%～25% 范围内，所呈硫酸钡浊度差异不大，《中国药典》2020 年版采用 25%氯化钡溶液，呈现的浑浊度稳定。加入氯化钡试液后，应立即充分摇匀，防止局部浓度过高而影响产生浑浊的程度。

三、铁盐检查法

药物中微量铁盐的存在可以加速药物的氧化反应和降解反应而促使药物变质，因此，需要控制铁盐的限量。常用硫氰酸盐法和巯基醋酸法两种方法。《中国药典》2020 年版采用硫氰酸盐法检查铁盐。

1. 检查原理

铁盐在盐酸酸性溶液中与硫氰酸盐反应生成红色的可溶性硫氰酸铁配离子，与一定量标准铁溶液用同法处理后进行比色，以控制铁盐的限量。

$$Fe^{3+} + nSCN^- \xrightarrow{H^+} [Fe(SCN)_n]^{3-} \qquad (n=1\sim6)$$

2. 操作方法

除另有规定外，取各品种项下规定量的供试品，加水溶解使成 25ml，移置 50ml 纳氏比色管中，加稀盐酸 4ml 与过硫酸铵 50mg，用水稀释使成 35ml 后，加 30%硫氰酸铵溶液 3ml，再加水适量稀释成 50ml，摇匀；如显色，立即与标准铁溶液一定量制成的对照溶液（取该品种项下规定量的标准铁溶液，置于 50ml 纳氏比色管中，加水使成 25ml，加稀盐酸 4ml 与过硫酸铵 50mg，用水稀释使成 35ml，加 30%硫氰酸铵溶液 3ml，再加水适量稀释成 50ml，摇匀）比较，即得。

如供试管与对照管色调不一致时，可分别移至分液漏斗中，各加正丁醇 20ml 提取，俟分层后，将正丁醇层移置 50ml 纳氏比色管中，再用正丁醇稀释至 25ml，比较，即得。

标准铁溶液的制备 称取硫酸铁铵 $FeNH_4(SO_4)_2 \cdot 12H_2O$ 0.863g，置于 1000ml 容量瓶中，加水溶解后，加硫酸 2.5ml，用水稀释至刻度，摇匀，作为贮备液。

临用前，精密量取贮备液 10ml，置于 100ml 容量瓶中，加水稀释至刻度，摇匀，即得（每 1ml 相当于 $10\mu g$ 的 Fe）。

3. 注意事项及讨论

① 本法以 50ml 溶液中含 Fe^{3+} $10\sim50\mu g$［相当于标准铁溶液（1～5ml)/50ml］为宜，在此范围内，所显色泽梯度明显，便于目视比色。

② 本反应在盐酸酸性条件下进行。因为在中性或碱性溶液中，Fe^{3+} 可水解形成棕色的水合羟基铁离子 $[Fe(H_2O)_5OH]^{2+}$ 或红棕色的氢氧化铁沉淀；又因硝酸具氧化性，可使 SCN^- 受到破坏，故用稀盐酸酸化，既可防止 Fe^{3+} 的水解，又可避免弱酸盐如醋酸盐、磷酸盐、砷酸盐等的干扰。以 50ml 溶液中含稀盐酸 4ml 所生成的红色最深。

③ 测定中加入氧化剂过硫酸铵可将供试品中可能存在的 Fe^{2+} 氧化成 Fe^{3+}，同时可以

防止硫氰酸铁受光照还原或分解。

$$2Fe^{2+} + (NH_4)_2S_2O_8 \xrightarrow{H^+} 2Fe^{3+} + (NH_4)_2SO_4 + SO_4^{2-}$$

④ 某些药物如葡萄糖、糊精、硫酸镁等，在检测过程中需加硝酸处理，则不再加过硫酸铵，因为硝酸也可将 Fe^{2+} 氧化成 Fe^{3+}。但因硝酸中可能含有的亚硝酸，能与硫氰酸根离子作用，生成红色亚硝酰硫氰化物，影响比色，所以须加热煮沸除去剩余的硝酸。

$$HNO_2 + SCN^- + H^+ \longrightarrow NO \cdot SCN + H_2O$$

⑤ 因为铁盐与硫氰酸根生成配位离子的反应是可逆的，加入过量硫氰酸铵可以增加生成配位离子的稳定性，提高反应灵敏度，还能消除 Cl^-、PO_4^{3-}、SO_4^{2-}、枸橼酸根等与铁盐形成配位化合物所带来的干扰。

⑥ 若供试管与对照管色调不一致或所呈红色太浅而不能比较时，可分别移入分液漏斗中，各加正丁醇或异戊醇提取后比色。因硫氰酸铁配位离子在正丁醇等有机溶剂中溶解度大，故能增加颜色深度，且能排除某些干扰物质（Cl^-、PO_4^{3-}、SO_4^{2-}、枸橼酸根等）的影响。

⑦ 硫氰酸根离子能与多种金属离子发生反应，如高汞、锌、锑等离子可与硫氰酸根离子生成配位化合物而降低硫氰酸铁配位离子颜色的深度，某些金属离子如银、铜、钴等也能与硫氰酸根离子生成有色沉淀而干扰检查，在设计方法时应予以注意。

⑧ 许多酸根阴离子如 Cl^-、PO_4^{3-}、SO_4^{2-}、酒石酸根、枸橼酸根等可与 Fe^{3+} 形成无色配位化合物而干扰检查。排除干扰的方法是适当增加酸度，增加硫氰酸铵试剂的用量，用正丁醇提取后比色等。

铁盐亦可采用巯基醋酸法检查，其原理是巯基醋酸还原 Fe^{3+} 为 Fe^{2+}，在氨碱性溶液中生成红色配位离子，与一定量的标准铁溶液经同法处理产生的颜色比较。该法灵敏度高，但试剂较贵。

四、重金属检查法

重金属系指在规定实验条件下能与硫代乙酰胺或硫化钠试液作用而显色的金属杂质。如银、铅、汞、铜、镉、铋、锑、锡、镍、锌等。重金属可以影响药物的稳定性及安全性。药品在生产过程中遇到铅的机会较多，铅在体内又易蓄积中毒，故检查重金属以铅为代表。

规定实验条件主要指溶液的 pH，因为溶液的 pH 直接影响重金属与显色剂反应是否完全，从而影响测定的准确度。重金属检查使用的显色剂主要有硫代乙酰胺试液及硫化钠试液。

《中国药典》2020 年版中重金属检查共收载了三种检查方法。

1. 第一法

第一法也称硫代乙酰胺法，适用于能溶于水、稀酸或乙醇的药物，为最常用的方法。

（1）测定原理　硫代乙酰胺在弱酸性（pH3.5 的醋酸盐缓冲液）条件下水解，产生硫化氢，与微量重金属离子（以 Pb^{2+} 为代表）生成黄色到棕黑色的硫化物均匀混悬液，与一定量标准铅溶液经同法处理后所呈颜色比较，以判断供试品中重金属含量是否符合规定的限量。

$$CH_3CSNH_2 + H_2O \longrightarrow CH_3CONH_2 + H_2S$$
$$Pb^{2+} + H_2S \longrightarrow PbS\downarrow + 2H^+$$

（2）操作方法　除另有规定外，取 25ml 纳氏比色管三支，甲管中加标准铅溶液一定量与醋酸盐缓冲液（pH3.5）2ml后，加水或各品种项下规定的溶剂稀释成25ml，乙管中加入按各品种项下规定的方法制成的供试品溶液25ml，丙管中加入与乙管相同量的供试品，加配制供试品溶液的溶剂适量使溶解，再加与甲管相同量的标准铅溶液与醋酸盐缓冲液（pH3.5）2ml后，用溶剂稀释成25ml；若供试品溶液带颜色，可在甲管中滴加少量的稀焦糖溶液或其他无干扰的有色溶液，使之与乙管、丙管一致；再在甲、乙、丙三管中分别加硫代乙酰胺试液各2ml，摇匀，放置2min，同置白纸上，自上向下透视，当丙管中显出的颜色不浅于甲管时，乙管中显出的颜色与甲管比较，不得更深。如丙管中显出的颜色浅于甲管，应取样按第二法重新检查。

标准铅溶液的制备　称取硝酸铅0.1599g，置于1000ml容量瓶中，加硝酸5ml与水50ml溶解后，用水稀释至刻度，摇匀，作为贮备液。

精密量取贮备液10ml，置于100ml容量瓶中，加水稀释至刻度，摇匀，即得（每1ml相当于10μg的Pb）。本液仅供当日使用。

配制与贮存用的玻璃容器均不得含铅。

（3）注意事项及讨论

① 本法适宜目视比色范围为27ml溶液中含10～20μg Pb^{2+}（相当于标准铅溶液1～2ml）。

② 溶液的pH对于金属离子与硫化氢呈色影响较大，pH为3.0～3.5时，硫化铅沉淀较完全。若酸度增大，重金属离子与硫化氢呈色变浅，甚至不显色。故供试品若用强酸溶解或在前处理中使用了强酸，则应在加入醋酸盐缓冲液前加氨水至对酚酞指示液显中性。

③ 若供试品溶液呈色，可采用外消色法消除干扰，即在加硫代乙酰胺试液前于对照管中滴加少量稀焦糖溶液或其他无干扰的有色溶液，使之与供试品溶液管的颜色一致，然后再加硫代乙酰胺试液比色。若仍不能使两管颜色一致时，应取样按第二法检查。

④ 供试品如含微量高铁盐，在弱酸性溶液中将氧化硫化氢而析出硫，产生浑浊，影响比色，此时，可在甲、乙、丙三管中分别加入相同量的维生素C 0.5～1.0g，使高铁离子还原为亚铁离子，再按照上述方法检查。

⑤ 药物本身能生成不溶性硫化物而影响重金属检查的，可加入掩蔽剂消除干扰。如葡萄糖酸锌中铅盐的检查，是采用加入氰化钾试液作为掩蔽剂，使其与锌形成更稳定的配位化合物 $[Zn(CN)_4]^{2-}$，再加入硫化钠试液时，不致生成硫化锌沉淀而干扰铅的检出。

⑥ 配制供试品溶液时，如使用的盐酸超过1ml，氨试液超过2ml，或加入其他试剂进行处理者，除另有规定外，甲管溶液应取同样同量的试剂置瓷皿中蒸干后，加醋酸盐缓冲液（pH3.5）2ml与水15ml，微热溶解后，移至纳氏比色管中，加标准铅溶液一定量，再用水或各品种项下规定的溶剂稀释成25ml。

2. 第二法

第二法适用于含芳环、杂环以及不溶于水、稀酸及乙醇的有机药物。

本法是先将供试品炽灼破坏，使与有机分子结合的重金属游离，再按第一法检查。操作时将样品置于瓷坩埚中，采用硫酸作破坏剂，需要注意炽灼温度控制在500～600℃使完全灰化（约需3h），温度太低灰化不完全，温度过高重金属挥发损失，如铅在700℃经6h炽灼，回收率只有32%。所得炽灼残渣加硝酸使有机物进一步分解破坏完全，蒸干除尽氧化氮，防止亚硝酸氧化硫代乙酰胺水解产生的硫化氢而析出硫，影响比色。蒸干后的残渣加盐酸，使重金属转化为易溶于水的氯化物，再于水浴上蒸干去除残留盐酸后，加水溶解，以氨试液调至对酚酞指示液显中性，加醋酸盐缓冲液（pH为3.5）微热溶解后，依法检查。

3. 第三法

第三法适用于溶于碱而不溶于稀酸或在稀酸中即生成沉淀的药物。

该法是取规定量的供试品，加氢氧化钠试液 5ml 及水 20ml 溶解后，置纳氏比色管中，加入硫化钠试液 5 滴，摇匀，再与一定量标准铅溶液经同样处理后的颜色进行比较，不得更深。

显色剂硫化钠试液对玻璃有一定的腐蚀性，而且久置会产生絮状物（其稳定性与硫化钠的纯度有很大关系），应临用前新制。

五、砷盐检查法

砷盐是有毒的物质，多由药物生产过程中使用的无机试剂及搪瓷反应器引入。检查砷盐的方法有古蔡氏法、二乙基二硫代氨基甲酸银法、白田道夫法和次磷酸法。《中国药典》2020 年版采用前两种方法。

砷盐检查法

1. 古蔡氏法

（1）检查原理　古蔡氏法检查砷的原理是利用金属锌与酸作用产生新生态的氢，与药物中微量砷盐反应生成具有挥发性的砷化氢，遇溴化汞试纸产生黄色至棕黑色的砷斑，与同等条件下一定量标准砷溶液所生成的砷斑比较，判定药物中砷盐的限量。

$$As^{3+} + 3Zn + 3H^+ \longrightarrow 3Zn^{2+} + AsH_3 \uparrow$$
$$AsO_3^{3-} + 3Zn + 9H^+ \longrightarrow 3Zn^{2+} + 3H_2O + AsH_3 \uparrow$$
$$AsO_4^{3-} + 4Zn + 11H^+ \longrightarrow 4Zn^{2+} + 4H_2O + AsH_3 \uparrow$$

砷化氢与溴化汞试纸作用：

$$AsH_3 + 3HgBr_2 \longrightarrow 3HBr + As(HgBr)_3（黄色）$$
$$2As(HgBr)_3 + AsH_3 \longrightarrow 3AsH(HgBr)_2（棕色）$$
$$As(HgBr)_3 + AsH_3 \longrightarrow 3HBr + As_2Hg_3（棕黑色）$$

（2）操作方法　仪器装置如图 4-1 所示。A 为 100ml 标准磨口锥形瓶；B 为中空的标准磨口塞，上连导气管 C（外径 8.0mm，内径 6.0mm），全长约 180mm；D 为具孔的有机玻璃旋塞，其上部为圆形平面，中央有一圆孔，孔径与导气管 C 的内径一致，其下部孔径与导气管 C 的外径相适应，将导气管 C 的顶端套入旋塞下部孔内，并使管壁与旋塞的圆孔相吻合，黏合固定；E 为中央具有圆孔（孔径 6.0mm）的有机玻璃旋塞盖，与 D 紧密吻合。

测试时，于导气管 C 中装入醋酸铅棉花 60mg（装管高度为 60～80mm），再于旋塞 D 的顶端平面上放一片溴化汞试纸（试纸大小以能覆盖孔径而不露出平面外为宜），盖上旋塞盖 E 并旋紧，即得。

标准砷斑的制备　精密量取标准砷溶液 2ml，置 A 瓶中，加盐酸 5ml 与水 21ml，再加碘化钾试液 5ml 与酸性氯化亚锡试液 5 滴，在室温放置 10min 后，加锌粒 2g，立即将依照上法装妥的导气管 C 密塞于 A 瓶上，并将 A 瓶置 25～40℃水浴中，反应 45min，取出溴化汞试纸，即得。

若供试品需经有机破坏后再行检砷，则应取标准砷溶液代替供试品，按照该品种项下规定的方法同法处理后，依法制备标准砷斑。

检查法　取按各品种项下规定方法制成的供试品溶液，置 A 瓶中，按照标准砷斑的制备，自"再加碘化钾试液 5ml"起，依法操

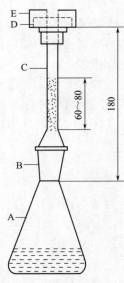

图 4-1　古蔡氏法
检砷装置
（单位：mm）

作。将生成的砷斑与标准砷斑比较，不得更深。

标准砷溶液的制备　称取三氧化二砷 0.132g，置于 1000ml 容量瓶中，加 20％氢氧化钠溶液 5ml 溶解后，用适量的稀硫酸中和，再加稀硫酸 10ml，用水稀释至刻度，摇匀，作为贮备液。

临用前，精密量取贮备液 10ml，置于 1000ml 容量瓶中，加稀硫酸 10ml，用水稀释至刻度，摇匀，即得（每 1ml 相当于 1μg 的 As）。

（3）注意事项及讨论

① 五价砷（AsO_4^{3-}）在酸性溶液中也能被金属锌还原为砷化氢，但生成砷化氢的速度较三价砷（AsO_3^{3-}）慢，故在反应液中加入碘化钾及氯化亚锡，将供试品中可能存在的五价砷还原成三价砷，碘化钾被氧化生成的碘又可被氯化亚锡还原为碘离子，碘离子又可与反应中产生的锌离子形成稳定的配位离子，有利于生成砷化氢反应的不断进行。

$$AsO_4^{3-} + 2I^- + 2H^+ \longrightarrow AsO_3^{3-} + I_2 + H_2O$$
$$AsO_4^{3-} + Sn^{2+} + 2H^+ \longrightarrow AsO_3^{3-} + Sn^{4+} + H_2O$$
$$I_2 + Sn^{2+} \longrightarrow 2I^- + Sn^{4+}$$
$$4I^- + Zn^{2+} \longrightarrow [ZnI_4]^{2-}$$

氯化亚锡与碘化钾还能抑制锑化氢的生成，因锑化氢也能与溴化汞试纸作用生成锑斑。在实验条件下，100μg 锑存在也不致干扰测定。氯化亚锡还能促进锌与盐酸作用，即纯锌与纯盐酸作用较慢，加入氯化亚锡，锌置换出锡沉积在锌的表面，形成局部电池，可加快锌与盐酸作用，使氢气均匀而连续地发生。

② 醋酸铅棉花用于吸收供试品及锌粒中可能含有的少量的硫化物在酸性条件下产生的硫化氢气体，避免硫化氢气体与溴化汞试纸作用产生硫化汞色斑干扰测定结果。《中国药典》2020 年版规定用醋酸铅棉花 60mg，装管高度约 60～80mm，以控制醋酸铅棉花填充的松紧度，使既能消除硫化氢的干扰（1000μg S 的存在也不致干扰），又可使砷化氢以适宜的速度通过。导管中的醋酸铅棉花应保持干燥，如有润湿，应重新更换。

醋酸铅棉花系取脱脂棉 1.0g，浸入醋酸铅试液与水的等容混合液 12ml 中，湿透后，挤压除去过多的溶液，并使之疏松，在 100℃ 以下干燥后，贮于玻璃塞瓶中备用。

③ 标准砷溶液是在临用前取用三氧化二砷配制的贮备液稀释而成，每 1ml 标准砷溶液相当于 1μg 的 As。标准砷斑颜色过深或过浅都会影响比色的准确性。《中国药典》2020 年版规定标准砷斑为 2ml 标准砷溶液制成；药物的含砷限量不同，应在标准砷溶液取量为 2ml 的前提下，改变供试品的取用量。如规定某药物含砷量不得过百万分之一，则应取供试品 2.0g 制备砷斑，再与标准砷斑进行比较；而不是取供试品 1.0g 制备砷斑，再与标准砷斑（或 1ml 标准砷溶液制得的砷斑）进行比较。

④ 本法所用锌粒应无砷，以能通过一号筛的细粒为宜，如使用的锌粒较大时，用量应酌情增加，反应时间亦应延长为 1h。

⑤ 本法反应灵敏度为 1μg（以 As_2O_3 计），溴化汞试纸较氯化汞试纸灵敏，但所呈砷斑不够稳定，反应中应保持干燥及避光，反应完毕立即比色。制备溴化汞试纸所用的滤纸宜采用质地疏松的定量滤纸。

⑥ 供试品若为硫化物、亚硫酸盐、硫代硫酸盐等，在酸性溶液中能产生硫化氢或二氧化硫气体，与溴化汞作用生成黑色硫化汞或金属汞，干扰比色。应先加硝酸处理，使氧化成硫酸盐，过量的硝酸及产生的氮的氧化物应蒸干除尽，如硫代硫酸钠中砷盐的检查。

⑦ 供试品若为强氧化剂或在酸性溶液中能产生强氧化性物质者，如亚硝酸钠在酸性溶液中能产生亚硝酸和硝酸，不仅消耗锌粒且产生的氮的氧化物能氧化新生态的氢，影响砷化

氢的生成。因此，需加入硫酸先行分解后再依法测定。

⑧ 含锑药物，如葡萄糖酸锑钠，用本法检查时，锑盐可被还原为锑化氢，与溴化汞试纸作用，产生灰色锑斑 [SbH₂(HgBr)]，干扰测定，应改用白田道夫法。

⑨ 具环状结构的有机药物，因砷可能以共价键与其结合，需在有机破坏后进行检查，否则检出结果偏低或难以检出。《中国药典》2020年版采用碱破坏法，常用的碱是氢氧化钙（石灰），即将供试品与无砷氢氧化钙混匀，加水润湿，烘干，小火灼烧炭化，再在 500～600℃炽灼使完全灰化，有机结合的砷成为亚砷酸钙，如呋塞米中砷盐的检查。环状结构的有机酸碱金属盐用石灰不能破坏完全，需用无水碳酸钠进行碱熔破坏，如苯甲酸钠、对氨基水杨酸钠中砷盐的检查。而葡萄糖的破坏是采用在酸性条件下加溴化钾溴试液的方法。此外，也有用硝酸镁乙醇溶液进行灼烧破坏分解有机物，使砷成为非挥发性砷酸镁 [Mg₃(AsO₄)₂]，残渣质轻，加盐酸易于溶解。

若供试品需经有机破坏后再行检砷，则制备标准砷斑时，应取标准砷溶液2ml代替供试品，按照供试品规定的方法同法处理后，再依法制备标准砷斑。

2. 二乙基二硫代氨基甲酸银法（Ag-DDC法）

（1）检查原理　利用金属锌与酸作用产生新生态的氢，与微量砷盐反应生成具挥发性的砷化氢，还原二乙基二硫代氨基甲酸银，产生红色的胶态银，与同条件下一定量标准砷溶液所呈颜色用目视比色法或在510nm波长处测定吸光度，进行比较，以控制砷盐的限量。

本反应为可逆反应，加入有机碱使与HDDC（二乙基二硫代氨基甲酸）结合，有利于反应向右定量进行完全，所以《中国药典》2020年版规定配制Ag-DDC试液时加入一定量的三乙胺。

（2）操作方法　仪器装置如图4-2。A为100ml标准磨口锥形瓶；B为中空的标准磨口塞，上连导气管C（一端的外径为8mm，内径为6mm；另一端长180mm，外径为4mm，内径为1.6mm，尖端内径为1mm）。D为平底玻璃管（长为180mm，内径为10mm，于5.0ml处有一刻度）。

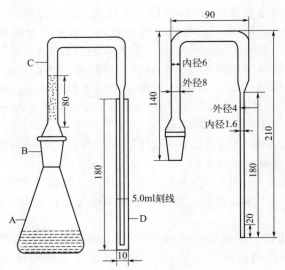

图 4-2　Ag-DDC法检砷装置（单位：mm）

测试时，于导气管C中装入醋酸铅棉花60mg（装管高度约80mm），并于D管中精密加入二乙基二硫代氨基甲酸银试液5ml。

在砷化氢发生瓶 A 中，供试品溶液（或标准砷溶液）的试验条件（如加酸量及试剂用量）均同古蔡氏法，加锌粒后立即将生成的砷化氢导入 D 管中，将 A 瓶置于 25～40℃水浴中，反应 45min 后，取出 D 管，添加三氯甲烷至刻度（部分三氯甲烷在操作中挥发损失），混匀，将供试品溶液 D 管和对照溶液 D 管同置于白色背景上，自管上方向下观察颜色，必要时，可将供试品溶液与标准砷对照溶液分别移入 1cm 吸收池中，于 510nm 波长处以二乙基二硫代氨基甲酸银试液作空白，测定吸光度，与标准砷对照溶液按同法测得的吸光度比较，即得。

（3）注意事项及讨论 本法在含 As 1～10μg/40ml 范围内线性关系良好，显色在 2h 内稳定，重现性好，所以本法也可用作微量砷盐的含量测定。

锑化氢与 Ag-DDC 的反应灵敏度较低，约为砷化氢的 1/35。测定时反应液中加入 40% 氯化亚锡溶液 3ml、15%碘化钾溶液 5ml，500μg 的锑也不致干扰测定。

砷盐检查除以上两种方法外，也可以采用白田道夫法及次磷酸法，但检测灵敏度较低。

3. 白田道夫法

本法是作为有锑干扰时的补充方法。《中国药典》2020 年版中有极少数药物采用本法。如葡萄糖酸锑钠中砷盐的检查。其原理为氯化亚锡在盐酸中能将砷盐还原为棕褐色的胶态砷，与一定量标准砷溶液用同法处理后进行比较，判断药物中砷盐的限量。

$$2As^{3+} + 3SnCl_2 + 6HCl \longrightarrow 2As\downarrow + 3SnCl_4 + 6H^+$$

本法反应灵敏度为 20μgAs$_2$O$_3$/10ml，加入少量氯化汞能提高反应灵敏度达 2μgAs$_2$O$_3$/10ml。氯化亚锡溶液应临用配制。

砷盐的检查方法还有次磷酸法，其原理是在盐酸酸性溶液中，次磷酸将砷盐还原为棕色的游离砷，与一定量标准砷溶液用同法处理后所显颜色比较，以控制药物中砷盐的限量。该法主要用于硫化物、亚硫酸盐以及含锑药物等的砷盐检查，但灵敏度较古蔡氏法低。

六、酸碱度检查法

纯净药物的溶液或过饱和混悬液，其 pH 应较为恒定，进行酸碱度检查是保证药品质量的措施之一。《中国药典》2020 年版用酸度、碱度、酸碱度和 pH 值来控制药物中的酸碱性杂质。检查时采用碱液进行滴定或规定 pH 小于 7.0 的称为"酸度"；采用酸液进行滴定或规定 pH 大于 7.0 的称为"碱度"；检查时先后用酸液和碱液分别进行滴定或规定 pH 范围包括 7.0 上下两侧的称为"酸碱度"。液体药物的酸碱度以"pH 值"表示。

检查时一般以新沸放冷的纯化水为溶剂，不溶于水的药物可以用中性乙醇等有机溶剂溶解，或将药物与水混摇，使所含酸碱性杂质溶解，过滤，取滤液检查。药物的酸碱度检查，常采用下述三种方法。

1. 酸碱滴定法

在规定的指示剂条件下，用规定浓度的酸或碱滴定液滴定供试品溶液中碱性或酸性杂质，以消耗酸或碱滴定液的毫升数作为限度指标。

【例 4-7】 氯化钠的酸碱度检查

取本品 5.0g，加水 50ml 溶解后，加溴麝香草酚蓝指示剂 2 滴，如显黄色（示为酸性），加氢氧化钠滴定液（0.02mol/L）0.10ml，应变为蓝色；如显蓝色或绿色（示为碱性），加盐酸滴定液（0.02mol/L）0.20ml，应变为黄色。

以上操作方法，将 5g 氯化钠中所含酸性杂质的限量控制在 0.002mmol，即 100g 氯化钠中允许存在的酸性杂质的限量为 0.04mmol；同理，每 100g 氯化钠中允许碱性杂质的限量为 0.08mmol。

2. 指示剂法

此法系利用规定的指示剂的变色范围控制供试液中酸碱性杂质限量。

> **【例 4-8】** 纯化水的酸碱度检查
> 　　取本品 10ml，加甲基红指示剂 2 滴，不得显红色（以控制其酸度）；另取 10ml，加溴麝香草酚蓝指示剂 5 滴，不得显蓝色（以控制其碱度），即纯化水的酸碱度控制在 pH 为 4.2～7.6。

3. pH 值测定法

该法采用电位法测定供试品溶液的 pH，检查其酸碱性杂质是否符合限量规定，用电位法直接测定溶液的 pH，准确度高。因此，对于酸碱度要求较严的注射液、供配制注射剂用的原料药以及酸碱度会影响其稳定性的药物，大多采用本法检查酸碱度。

> **【例 4-9】** 注射用水的 pH 值检查
> 　　本品 100ml，加饱和氯化钾溶液 0.3ml，依法测定，pH 值应为 5.0～7.0。

七、硒、氟及硫化物检查法

1. 硒检查法

药物中混入微量硒的可能性主要来自生产中使用的试剂。元素状态的硒对人体无毒性，但硒化合物（二氧化物）对人体剧毒，因此，对于有可能引入硒的一些药物中残留的硒进行限量检查，如醋酸地塞米松、醋酸曲安奈德等。检查时，先将有机药物用氧瓶燃烧法（见第二章）进行有机破坏，硒成为高价氧化物（SeO_3）被硝酸溶液吸收，再用盐酸羟胺将 Se^{6+} 还原为 Se^{4+}，在 pH 为 2.0 ± 0.2 的条件下，加入二氨基萘试液反应 100min，使生成 4,5-苯并苯硒二唑，用环己烷提取后，在 378nm 波长处测定吸光度，供试品溶液的吸光度不得大于对照溶液的吸光度。

标准硒溶液每 1ml 相当 1μg 的 Se，临用前稀释成硒对照液。由于亚硒酸钠易风化，故应对其进行含量测定后再配制标准硒溶液。溶液的 pH 对测定结果有明显影响，应严格控制在 pH 为 2.0 ± 0.2 范围内，并使对照液与供试品溶液的 pH 一致。

测定时若有机破坏不完全，则吸收液略带黄色至黄棕色，使测定结果明显偏高，且环己烷提取液的紫外吸收图谱也有明显改变，在 418nm 波长处有一肩峰。因此，保证氧瓶燃烧破坏完全是本法的关键。

2. 氟检查法

氟检查意义有别于上述杂质检查，其用于检查有机氟化合物中氟的含量，如醋酸曲安奈德，醋酸氟轻松等。该法的检查原理是利用有机氟化物经氧瓶燃烧分解产生氟化氢，用水吸收；在 pH 为 4.3 时茜素氟蓝与硝酸亚铈以 1：1 结合成红色配位化合物，当有 F^- 存在时，三者以 1：1：1 结合成蓝紫色配位化合物。检测时，取对照溶液与供试品溶液各 2ml，按相同方法处理后，在暗处放置 1h，置吸收池中，在 610nm 的波长处分别测定吸光度，计算，即得。

氟对照溶液用氟化钠配制而成，每 1ml 氟对照液相当于 20μg 的 F。各试剂的加入顺序和加入量对吸光度有影响，应严格遵循操作规程。供试品取用量相当于含氟 2.0mg。

3. 硫化物检查法

硫化物为有毒物质。检查原理是利用硫化物与盐酸作用产生硫化氢气体，遇醋酸铅试纸产生棕色的硫化铅"硫斑",与一定量的标准硫化钠溶液在相同条件下生成的硫斑比较,判断供试品中硫化物是否符合限量规定。如黄凡士林中硫化物的检查。

检查硫化物的仪器装置与砷盐检查中古蔡氏法采用的检砷装置相同,但导气管中不装醋酸铅棉花,溴化汞试纸改用醋酸铅试纸。反应温度为 80～90℃水浴中加热 10min。

八、干燥失重测定法

干燥失重系指药物在规定的条件下,经干燥后所减失的质量,通常以百分率表示。干燥失重检查法主要控制药物中的水分以及挥发性物质(如乙醇)等。测定的方法有以下几种。

1. 常压干燥法

适用于受热较稳定的药物。

将供试品置于相同条件已干燥至恒重的扁形称量瓶中,精密称定,于烘箱内在规定温度下干燥至恒重,从减失的质量和取样量计算供试品的干燥失重。

干燥温度一般为 105℃,干燥时间除另有规定外,根据含水量及挥发性物质的多少,一般在达到指定温度±2℃干燥 2～4h,取出后置于干燥器中放冷至室温后称量,第二次以及以后各次称量均应在规定条件下继续干燥 1h 后进行。为了使水分及其他挥发性物质易于挥散,供试品应平铺于扁形称量瓶中,其厚度不超过 5mm,对于疏松物质,厚度也不能超过 10mm。如为大颗粒结晶,应研细至粒度约 2mm。含结晶水的药物,在 105℃ 不易除去,可提高干燥温度,如枸橼酸钠,要求在 180℃ 干燥至恒重,某些药物中含有较大量的水分,熔点又较低,如直接在 105℃ 干燥,供试品即熔化,表面结成一层薄膜,使水分不易继续挥发,应先在低温干燥,使大部分水分除去后,再于规定温度干燥。如硫代硫酸钠,先在40～50℃ 干燥,然后渐次升温至 105℃ 干燥至恒重。供试品如为膏状物,先在称量瓶中置入洗净的粗砂粒及一小玻璃棒,在规定温度烘至恒重后,称入一定量的供试品,用玻璃棒搅匀进行干燥,并在干燥过程中搅拌数次,促使水分挥发,直至恒重。某些受热分解而达不到恒重的药物,采用一定温度下干燥一定时间减失的质量代表干燥失重,如右旋糖酐 20 的干燥失重,在 105℃ 干燥 6h,减失质量不得过 5.0%。

2. 干燥剂干燥法

适用于受热易分解或挥发的药物。

将供试品置于干燥器内,利用干燥器内的干燥剂吸收供试品中的水分,干燥至恒重,如氯化铵、苯佐卡因等。

常用的干燥剂有硅胶、硫酸和五氧化二磷等,其中以五氧化二磷的吸水效力、吸水容量和吸水速度均较好,但价格较贵,且不能反复使用。使用时将其铺于培养皿中,置于干燥器内,如发现表层已结块或出现液滴,应将表层刮去,另加新的五氧化二磷再使用;弃去的五氧化二磷不可倒入下水道。硫酸的吸水效力与吸水速度次于五氧化二磷,但吸水容量比五氧化二磷大,价格也较便宜。使用时应将硫酸盛于培养皿或烧杯中,不能直接倾入干燥器,搬动干燥器时,注意勿使硫酸溅出,用过的硫酸经加热除水后可再用(将含水硫酸置烧杯中加热至冒白烟,保持在 110℃ 左右约 30min,即可除水)。硅胶的吸水效力仅次于五氧化二磷,大于硫酸,又由于其使用方便、价廉、无腐蚀性且可反复使用,所以为最常用的干燥剂。变色硅胶是加有氯化钴的硅胶,干燥后生成无水氯化钴而呈蓝色,吸水后生成含两分子结晶水的氯化钴而呈淡红色,于 140℃ 干燥后又复成蓝色(温度超过 140℃,硅胶裂碎成粉而破坏毛细孔,影响吸水作用),变色硅胶 1g 吸水 20mg 开始变色,吸水 200mg 时完全变色,吸水 300～400mg 达饱和;水分以外的溶剂(如乙醇、三氯甲烷)被吸收后,颜色不变。

3. 减压干燥法

适用于熔点低、受热不稳定及难除水分的药物。

在减压条件下，可降低干燥温度和缩短干燥时间。有的药物熔点低，或对热不稳定不能加热，则可在减压干燥器中采用减压下干燥的方法，如布洛芬，熔点 74.5～77.5℃，《中国药典》2020 年版规定在五氧化二磷干燥器中 60℃减压干燥至恒重。能耐受一定温度的药物，可采用减压下加热干燥的方法，如地高辛，规定在 105℃减压干燥 1h。

减压下加热干燥时使用恒温减压干燥箱或减压干燥器时，除另有规定外，压力应在 2.67kPa（20mmHg[❶]）以下。减压干燥器初次使用时，应用厚布包好再进行减压，以防炸裂伤人。开盖时，因器外压力大于内压，必须先将活塞缓缓旋开，使空气缓缓进入，勿使气流太快将称量瓶中的供试品吹散；在供试品取出后应立即关闭活塞。

4. 热分析法

热分析法是在程序控制温度下，准确记录物质的理化性质随温度变化的关系，研究其在受热过程中所发生的晶型转化、熔融、蒸发、脱水等物理变化或热分解、氧化等化学变化以及伴随发生的温度、能量或重量改变的方法。广泛应用于物质的多晶型、物相转化、结晶水、结晶溶剂、热分解以及药物的纯度、相容性和稳定性等研究中。

根据测定物理量的不同，热分析法又分为热重分析、差热分析与差示扫描量热分析。热重分析（TGA）的主要优点是样品用量少，测定速度快，可用于贵重的药物或在空气中极易氧化的药物的干燥失重测定；差示扫描量热分析（DSC）可用于药物熔点的测定。

九、水分测定法

药物中的水分包括结晶水和吸附水。过多的水分，可使药物的稳定性降低，还可导致药物的水解、霉变等，从而影响其理化性状及生理作用。因此，除应从生产工艺、包装及贮存条件等控制水分含量外，还应对药物中的水分进行检查并控制其限量。《中国药典》2020 年版四部采用费休氏法、烘干法、减压干燥法及甲苯法测定药物中的水分，但主要采用费休氏法。费休氏法也叫卡尔-费休氏水分滴定法，其特点是操作简便、专属性强、准确度高，适用于受热易破坏的药物，因而成为国际通用的水分测定法；甲苯法常被用于测定颜色较深的药物或氧化剂、还原剂、皂类、油类等药物中的水分。

1. 费休氏法的原理

费休氏水分测定是非水溶液中的氧化还原滴定，采用的标准滴定液称费休氏试液，是由碘、二氧化硫、吡啶和甲醇按一定比例组成。测定原理是利用碘氧化二氧化硫为三氧化硫时，需要一定量的水分参加的反应。

$$I_2 + SO_2 + H_2O \rightleftharpoons 2HI + SO_3$$

费休氏法的原理

每消耗 1mol 碘单质就证明存在 1mol 的水，从消耗碘的量可以测定出水分含量。由于上述反应是可逆的，为了使反应向右定量地进行完全，加入无水吡啶定量地吸收 HI 和 SO_3，形成氢碘酸吡啶和硫酸酐吡啶。

$$I_2 + SO_2 + 3C_5H_5N + H_2O \longrightarrow 2C_5H_5N \cdot HI + C_5H_5N \cdot SO_3$$

但硫酸酐吡啶不稳定，加入无水甲醇使其转变成稳定的甲基硫酸氢吡啶。

$$C_5H_5N \cdot SO_3 + CH_3OH \longrightarrow C_5H_5N \cdot HSO_4CH_3$$

所以滴定的总反应为：

$$I_2 + SO_2 + 3C_5H_5N + CH_3OH + H_2O \longrightarrow 2C_5H_5N \cdot HI + C_5H_5N \cdot HSO_4CH_3$$

由此可知，每 1mol 水需要 1mol 碘、1mol 二氧化硫、3mol 吡啶和 1mol 甲醇。吡啶和甲醇不仅参与滴定反应，是反应产物的组成部分，而且还起溶剂作用。指示滴定终点的方法

---

❶ 1mmHg＝133.322Pa，全书余同。

有两种。①自身指示剂法：即利用碘的颜色指示终点；仔细观察滴定过程中溶液颜色的变化，终点前溶液呈浅黄色，终点后稍过量一滴的费休氏试液使溶液呈红棕色（费休氏试液碘的颜色）。②永停滴定法：按永停滴定法操作，滴定至电流计指针突然偏转，并不再回复，即为终点。该法灵敏、准确，尤其适用于有颜色溶液的测定。采用永停滴定法指示终点时，其滴定装置应严密，用磨口塞，进样侧管也应考虑防湿。

2. 费休氏试液的制备、标定与测定

（1）费休氏试液的制备 称取碘（置硫酸干燥器内 48h 以上）110g，置干燥的具塞锥形瓶中，加无水吡啶 160ml，注意冷却，振摇至碘全部溶解后，加无水甲醇 300ml，称定重量，将锥形瓶置冰浴中冷却，在避免空气中水分侵入的条件下，通入干燥的二氧化硫至重量增加 72g，再加无水甲醇使成 1000ml，密塞，摇匀，在暗处放置 24h。

也可使用稳定的市售卡尔-费休氏试液。市售的试液可以是不含吡啶的其他碱化试剂，不含甲醇的其他伯醇类等；也可以是单一的溶液或由两种溶液临用前混合而成。

本液应遮光，密封，置阴凉干燥处保存。临用前应标定滴定度。

（2）标定 精密称取纯化水 10～30mg，用水分测定仪直接标定。

或精密称取纯化水 10～30mg（视费休氏试液滴定度和滴定管体积而定），置干燥的具塞锥形瓶中，除另有规定外，加无水甲醇适量，在避免空气中水分侵入的条件下，用本液滴定至溶液由浅黄色变为红棕色，或用电化学方法［如永停滴定法（通则 0701）］等指示终点；另做空白试验，按下式计算：

$$F = \frac{W}{A - B}$$

式中，F 为每 1ml 费休氏试液相当于水的重量，mg；W 为称取重蒸馏水的重量，mg；A 为滴定所消耗费休氏试液的体积，ml；B 为空白所消耗费休氏试液的体积，ml。

（3）测定法 精密称取供试品适量（消耗费休氏试液 1～5ml），除另有规定外，溶剂为无水甲醇，用水分测定仪直接测定。

或精密称取供试品适量（消耗费休氏试液 1～5ml），置干燥的具塞玻璃瓶中，加溶剂适量，在不断振摇（或搅拌）下用费休氏试液滴定至溶液由浅黄色变为红棕色，或用电化学方法［如永停滴定法（通则 0701）］等指示终点；另做空白试验，按下式计算：

$$供试品中水分含量（\%）= \frac{(A - B)F}{W} \times 100\%$$

式中，A 为供试品所消耗费休氏试液的体积，ml；B 为空白所消耗费休氏试液的体积，ml；F 为每 1ml 费休氏试液相当于水的重量，mg；W 为供试品的重量，mg。

称取供试品时，如供试品引湿性较强或毒性较大，可取适量置干燥的容器中，密封（宜在通干燥惰性气体的手套操作箱中进行），精密称定，用干燥的注射器注入适量无水甲醇或其他适宜溶剂，精密称定总重量，振摇使供试品溶解，测定该溶液的水分。洗净并烘干容器，精密称定其重量。同时测定溶剂的水分。按下式计算：

$$供试品中水分含量（\%）= \frac{(W_1 - W_3)c_1 - (W_1 - W_2)c_2}{W_2 - W_3} \times 100\%$$

式中，W_1 为供试品、溶剂和容器的重量，g；W_2 为供试品、容器的重量，g；W_3 为容器的重量，g；c_1 为供试品溶液的水分含量，g/g；c_2 为溶剂的水分含量，g/g。

此外，亦可将水分测定仪和市售卡氏干燥炉联用测定供试品水分，即将一定量的供试品在干燥炉或样品瓶中加热，并用干燥气体将蒸发出的水分导入水分测定仪中测定。

3. 应用实例

氨苄西林钠水分测定：精密称取本品 0.7823g，置于干燥具塞玻璃瓶中，加无水甲醇

5ml 充分振摇后，用费休氏试液滴至溶液由浅黄色变为红棕色，消耗费休氏试液 2.36ml；另取无水甲醇 5ml，同法测定，消耗费休氏试液 0.14ml，求氨苄西林钠的含水量（已知每 1ml 费休氏试液相当于 3.65mg 的水）。

$$含水量（\%）=\frac{(2.36-0.14)\times3.65}{0.7823\times1000}\times100\%=1.04\%$$

4. 注意事项

① 测定供试品的水分时可根据费休氏试液的 F 值及供试品的含水限量来确定供试品的取样量，供试品的取样量一般以消耗费休氏试液 1～5ml 为宜，费休氏试液的 F 值应在 4.0mg/ml 上下为宜，F 值降低至 3.0mg/ml 以下时，滴定终点不敏锐，不宜再用。整个操作应迅速，且不宜在阴雨或空气湿度太大时进行。

② 费休氏试液很不稳定，配制后其强度急剧下降，因此，本液应贮存在附有滴定装置的密闭棕色瓶中，于暗处放置 24h 后再标定。因在 24h 后还在继续下降，所以在每次测定供试品时，均需同时进行标定。强度下降是由于四种组分配在一起易发生下列反应：

$$I_2+SO_2+3C_5H_5N+2CH_3OH \longrightarrow C_5H_5N\cdot CH_3\cdot SO_4\cdot CH_3+2C_5H_5N\cdot HI$$

为了增加费休氏试液的稳定性，可将费休氏试液配成甲、乙两液。甲液为碘的甲醇液，乙液为二氧化硫吡啶液，使用时乙液作为溶剂，甲液作为滴定液。两液法的试液虽较稳定，但操作较繁。

③ 费休氏法不适用于测定氧化剂、还原剂以及能与试液生成水的化合物的测定，如铬酸盐、过氧化物、硫代硫酸盐、硫化物、碱性氧化物以及含氧弱酸盐等。一些羰基化合物如活泼的醛、酮可与试剂中的甲醇作用，生成缩醛和水，也会干扰测定。

十、炽灼残渣检查法

有机药物经炭化或无机药物加热分解后，加硫酸湿润，先低温再高温（700～800℃）炽灼，使完全灰化，有机物分解挥发，残留的非挥发性无机杂质（多为金属氧化物或无机盐类）以硫酸盐的形式存在，称为炽灼残渣（BP 称为硫酸灰分），称量，计算并判断是否符合限量规定。

炽灼残渣
检查法

挥发性无机药物如盐酸、氯化铵等受热挥发或分解，残留非挥发性杂质，也按上法检查炽灼残渣。

药物的炽灼残渣限量一般为 0.1%～0.2%，供试品的取样量应根据炽灼残渣限量和称量误差决定。取样量过多，炭化和灰化时间太长；过少，加大称量相对误差。一般应使炽灼残渣量为 1～2mg。因此，如限量为 0.1% 者，取样量约为 1g；若限量为 0.05%，取样量则应约为 2g；限量在 1% 以上者，取样可在 1g 以下。贵重药物或供试品数量不足时，取样量可酌情减少。

供试品应先缓缓加热，避免供试品骤然膨胀而逸出。可采用坩埚斜置方式直至完全炭化（不再产生烟雾），放冷，加硫酸 0.5～1ml 使湿润，低温加热（如温度过高易使供试品飞溅，影响测定结果）至硫酸蒸气除尽后，在 700～800℃ 炽灼使完全灰化，移至干燥器内，放冷至室温，精密称定后，再在 700～800℃ 炽灼至恒重，计算限量。

重金属在高温下易挥发，如供试品需将残渣留作重金属检查，则炽灼温度应控制在 500～600℃。含氟的药物对瓷坩埚有腐蚀，应采用铂坩埚。

十一、易炭化物检查法

易炭化物系指药物中夹杂的遇硫酸易炭化或易氧化而呈色的微量有机杂质。此类杂质多数是结构未知的，用硫酸呈色的方法可以简便地控制此类杂质的总量。检查时取内径一致的比色管两支：甲管中加各品种项下规定的对照溶液 5ml；乙管中加硫酸［含 H_2SO_4 94.5％～95.5％（g/g）］5ml 后，分次缓缓加入规定量的供试品，振摇使溶解。除另有规定外，静置 15min后，将甲乙两管同置白色背景前，平视观察，乙管中所显颜色不得较甲管更深。

供试品如为固体，应先研成细粉。如需加热才能溶解时，可取供试品与硫酸混合均匀，加热溶解后，放冷，再移至比色管中。

对照液主要有三类：①用"溶液颜色检查"项下的标准比色液作为对照液；②用比色用氯化钴液、比色用重铬酸钾液和比色用硫酸铜液按规定方法配成的对照液；③一定浓度的高锰酸钾液。

硫酸的浓度、反应温度与时间均影响易炭化物所呈现的颜色，必须按规定严格操作。

十二、溶液颜色检查法

溶液颜色检查法是控制药物在生产过程中引入或贮存过程中产生的有色杂质限量的方法。《中国药典》2020 年版采用目视比色法、分光光度法及色差计法检查药物溶液的颜色。

1. 目视比色法

品种项下规定的"无色或几乎无色"，其"无色"系指供试品溶液的颜色与所用溶剂相同，"几乎无色"系指供试品溶液的颜色不深于相应色调 0.5 号标准比色液。

（1）分别配制比色用重铬酸钾液（黄色原液）、比色用硫酸铜液（蓝色原液）和比色用氯化钴液（红色原液）

比色用重铬酸钾液　精密称取在 120℃干燥至恒重的基准重铬酸钾 0.4000g，置于500ml 容量瓶中，加适量水溶解并稀释至刻度，摇匀，即得。每 1ml 溶液中含 0.800mg 的 $K_2Cr_2O_7$。

比色用硫酸铜液　取硫酸铜约 32.5g，加适量的盐酸溶液（1→40）使溶解成 500ml，精密量取 10ml，置于碘量瓶中，加水 50ml、醋酸 4ml 与碘化钾 2g，用硫代硫酸钠滴定液（0.1mol/L）滴定，至近终点时，加淀粉指示剂 2ml，继续滴定至蓝色消失。每 1ml 硫代硫酸钠滴定液（0.1mol/L）相当于 24.97mg 的 $CuSO_4 \cdot 5H_2O$。根据上述测定结果，在剩余的原溶液中加适量的盐酸溶液（1→40），使每 1ml 溶液中含 62.4mg 的 $CuSO_4 \cdot 5H_2O$，即得。

比色用氯化钴液　取氯化钴约 32.5g，加适量的盐酸溶液（1→40）使溶解成 500ml，精密量取 2ml，置于锥形瓶中，加水 200ml，摇匀，加氨试液至溶液由浅红色转变至绿色后，加醋酸-醋酸钠缓冲液（pH6.0）10ml，加热至 60℃，再加二甲酚橙指示剂 5 滴，用乙二胺四乙酸二钠滴定液（0.05mol/L）滴定至溶液显黄色，每 1ml 乙二胺四乙酸二钠滴定液（0.05mol/L）相当于 11.90mg 的 $CoCl_2 \cdot 6H_2O$。根据上述测定结果，在剩余的原溶液中加适量的盐酸溶液（1→40），使每 1ml 溶液中含 59.5mg $CoCl_2 \cdot 6H_2O$，即得。

（2）各种色调标准贮备液的制备　按表 4-1 精密量取比色用氯化钴液、比色用重铬酸钾液、比色用硫酸铜液与水，摇匀，即得。

表 4-1　各种色调标准贮备液的配制

色调	比色用氯化钴液/ml	比色用重铬酸钾液/ml	比色用硫酸铜液/ml	水/ml
绿黄色	—	27	15	58
黄绿色	1.2	22.8	7.2	68.8
黄色	4.0	23.3	0	72.7
橙黄色	10.6	19.0	4.0	66.4
橙红色	12.0	20.0	0	68.0
棕红色	22.5	12.5	20.0	45.0

2. 各种色调色号标准比色液的制备

按表 4-2 精密量取各色调标准贮备液与水，摇匀，即得。

表 4-2　各种色调色号标准比色液的配制

色号	0.5	1	2	3	4	5	6	7	8	9	10
贮备液/ml	0.25	0.5	1.0	1.5	2.0	2.5	3.0	4.5	6.0	7.5	10.0
加水量/ml	9.75	9.5	9.0	8.5	8.0	7.5	7.0	5.5	4.0	2.5	0

检查时根据药物有色杂质的颜色以及对其限量要求，选择相应颜色一定色号的标准比色液作为对照液，进行比较。

【例 4-10】　注射用对氨基水杨酸钠的溶液颜色检查

取供试品一瓶，加水溶解制成每 1ml 含对氨芬水杨酸钠 0.2g 的溶液，应无色；若显色，与黄色 6 号标准比色液比较，不得更深。

3. 分光光度法

用分光光度法检查有色杂质，通过测定溶液的吸光度更能反映溶液的颜色变化。本法测定时，除另有规定外，取规定量的供试品，加水溶解使成 10ml，必要时过滤，滤液按照分光光度法于规定波长处测定吸光度，吸光度不得超过规定值。

【例 4-11】　维生素 C 的溶液颜色检查

取本品 3.0g，加水 15ml，振摇使溶解，应无色；如显色，溶液经 4 号垂熔玻璃漏斗过滤，滤液于 420nm 波长处测定吸光度，不得超过 0.03。

4. 色差计法

本法是通过色差计直接测定溶液的透射三刺激值，对其颜色进行定量表述和分析的方法。当目视比色法较难判定供试品与标准比色液之间的差异时，应考虑采用本法进行测定与判断。

供试品与标准比色液之间的颜色差异，可以通过分别比较供试品与水之间的色差值来得到，也可以通过直接比较它们之间的色差值来得到。

测定时除另有规定外，用水对仪器进行校准。取按规定的方法制得的供试品溶液和标准比色液，置仪器上进行测定，供试品溶液与水的色差值 ΔE^* 应不超过相应色调的标准比色液与水的色差值 ΔE^*。

如品种项下规定的色调有两种，且供试品溶液的实际色调介于两种规定色调之间，且难以判断更倾向何种色调时，将测得的供试品溶液与水的色差值（ΔE^*）与两种色调标准比色液与水的色差值的平均值 $[\Delta E^* \leqslant (\Delta E^*_{s1} + \Delta E^*_{s2})/2]$ 比较，不得更深。

十三、澄清度检查法

澄清度测定是检查药品溶液中的不溶性杂质，一定程度上可反映药品的质量和生产工艺水平，对于注射用原料药，检查其溶液的澄清度，有较为重要的意义。

《中国药典》2020 年版四部规定澄清度检查法包括目视法和浊度仪法两种，除另有规定外，应采用前者进行检测。

1. 目视法

检查时，除另有规定外，按各品种项下规定的浓度要求，在室温条件下，将用水稀释至一定浓度的供试品溶液与等量的浊度标准液分别置于配对的比浊用玻璃管（内径 15～16mm，平底，具塞，以无色、透明、中性硬质玻璃制成）中，在浊度标准液制备 5min 后，于暗室内垂直同置于伞棚灯下，照度为 1000lx，从水平方向观察、比较；用以检查溶液的澄清度或其混浊程度。除另有规定外，供试品溶解后应立即检视。

目视法无法准确判定两者的澄清度差异时，改用浊度仪法进行测定并以其测定结果进行判定。

品种项下规定的"澄清"，系指供试品溶液的澄清度与所用溶剂相同，或不超过 0.5 号浊度标准液的浊度；"几乎澄清"，系指供试品溶液的浊度介于 0.5～1 号浊度标准液的浊度之间。

利用硫酸肼与乌洛托品（六亚甲基四胺）反应制备浊度标准贮备液，其反应原理是乌洛托品在偏酸性条件下水解产生甲醛，甲醛与肼缩合生成甲醛腙，不溶于水，形成白色混浊。

(1) 浊度标准贮备液的制备 称取于 105℃ 干燥至恒重的硫酸肼 1.00g，置 100ml 容量瓶中，加水适量使其溶解，必要时可在 40℃ 的水浴中温热溶解，并用水稀释至刻度，摇匀，放置 4～6h；取此溶液与等容量的 10% 乌洛托品溶液混合，摇匀，于 25℃ 避光静置 24h，即得。该溶液置冷处避光保存，可在 2 个月内使用，用前摇匀。

(2) 浊度标准原液的制备 取浊度标准贮备液 15.0ml，置 1000ml 容量瓶中，加水稀释至刻度，摇匀，取适量，置 1cm 吸收池中，照紫外-可见分光光度法（通则 0401），在 550nm 的波长处测定，其吸光度应在 0.12～0.15 范围内。该溶液应在 48h 内使用，用前摇匀。

(3) 浊度标准液的制备 取浊度标准原液与水，按表 4-3 配制，即得。浊度标准液应临用时制备，使用前充分摇匀。

表 4-3 浊度标准液的配制

级号	0.5	1	2	3	4
浊度标准原液/ml	2.5	5.0	10.0	30.0	50.0
水/ml	97.5	95.0	90.0	70.0	50.0

供制备注射剂用的原料药物往往既检查澄清度又检查溶液颜色。如华法林钠中既检查溶液的澄清度，又检查丙酮溶液的澄清度与颜色。

2. 浊度仪法

供试品溶液的浊度可采用浊度仪测定。溶液中不同大小、不同特性的微粒物质（包括有色物质）均可使入射光产生散射，通过测定透射光或散射光的强度，可以检查供试品溶液的浊度。仪器测定模式通常有三种类型：透射光式、散射光式和透射光-散射光比较测量模式（比率浊度模式）。

(1) 仪器的一般要求 以散射光式浊度仪为例，以该仪器测定时，光源峰值波长约为 860nm；测量范围应包含 0.01～100NTU❶。在 0～10NTU 范围内分辨率应为 0.01NTU；在 10～100NTU 范围内分辨率应为 0.1NTU。

(2) 适用范围及检测原理 本法采用散射光式浊度仪，仅适用于低、中浊度无色供试品溶液的浊度测定（浊度值为 100NTU 以下的供试品）。因为高浊度的供试品会造成多次散射现象，使散射强度迅速下降，导致散射光强度不能正确反映供试品的浊度值。0.5～4 号浊度标准液的浊度值范围一般在 0～40NTU。

---

❶ NTU 是基于福尔马肼浊度标准液测定的散射浊度单位，福尔马肼浊度标准液即为目视法中的浊度标准贮备液。

采用散射光式浊度仪测定时，入射光和测定的散射光呈 90°夹角，入射光强度和散射光强度关系如下。

$$I = K'TI_0$$

式中，I 为散射光强度，cd；I_0 为入射光强度，cd；K' 为散射系数；T 为供试品溶液的浊度值，NTU。

在 I_0 不变的情况下，I 与浊度值成正比，因此，可以将浊度测量转化为散射光强度的测量。

（3）系统的适用性试验 仪器应定期（一般每月一次）对浊度标准液的线性和重复性进行考查，采用 0.5～4 号浊度标准液进行浊度值测定，浊度标准液的测定结果与浓度应呈线性关系，线性方程的相关系数应不低于 0.999。取 0.5～4 号浊度标准液，重复测定 5 次，0.5 号和 1 号浊度标准液测量浊度值的相对标准偏差应不大于 5%，2～4 号浊度标准液测量浊度值的相对标准偏差应不大于 2%。

（4）测定法 按照仪器说明书要求并采用规定的浊度液进行仪器校正。溶液剂直接取样测定；原料药或其他剂型按照各论项下的标准规定制备供试品溶液，临用时制备。分别取供试品溶液和相应浊度标准液进行测定，测定前应摇匀，并避免产生气泡，读取浊度值。供试品溶液浊度值不得大于相应浊度标准液的浊度值。

此外，《中国药典》2020 年版通则中还规定了"不溶性微粒检查法"，此法系用以检查静脉用注射剂（溶液型注射液、注射用无菌粉末、注射用浓溶液）及供静脉注射用无菌原料药中的不溶性微粒的大小及数量。此微粒是指注射液中可移动的不溶性外来物质。微粒进入血管能引起血管肉芽肿、静脉炎、血栓及血小板减少，对心肌、肝、肾等也有损害。本法与"澄清度检查法"的检查目的、对象、方法均不同，应予以注意。

第四节　特殊杂质的检查方法

药物中的特殊杂质是指该药物在生产和贮存过程中，根据药物的性质、生产方法和工艺条件，有可能引入的杂质。随药物的品种不同而异。如阿司匹林中的游离水杨酸、肾上腺素中的酮体、硫酸阿托品中的莨菪碱等。特殊杂质的检查方法在《中国药典》2020 年版中列入该药的"检查"项下。

药物品种繁多，特殊杂质也多种多样，检查方法各异，主要是利用药物和杂质在理化性质和生理作用上的差异来选择适当的方法进行检查，归纳为以下几种方法。

一、物理法

物理法是指利用药物与杂质在物理性质上的差异进行检查。

1. 臭味及挥发性的差异

药物中如存在具有特殊气味的杂质，可以从臭味判断该杂质的存在。

【例 4-12】 麻醉乙醚中异臭的检查
取本品 10ml，置于瓷蒸发皿中，使自然挥发，挥散完毕后，不得有异臭。

2. 颜色的差异

某些药物自身无色，而其分解变质产物有色，或从生产中引入了有色物质，可通过检查供试品溶液颜色的方法来控制其有色杂质的限量。检查溶液的颜色，可参照"溶液颜色检查法"检查，如磺胺嘧啶见光易产生有色物质，即在碱性溶液中，其苯环上的氨基可被氧化而生成有色的偶氮苯化合物。

> **【例 4-13】** 磺胺嘧啶碱性溶液的澄清度和颜色检查
> 取本品 2.0g，加氢氧化钠试液 10ml 溶解后，加水至 25ml，溶液应澄清无色；如显色，与黄色 3 号标准比色液比较，不得更深。

3. 溶解行为的差异

有的药物可溶于水、有机溶剂或酸、碱中，而其杂质不溶；反之杂质可溶而药物不溶。利用药物与杂质溶解行为的差异进行杂质检查的药物品种较多。

> **【例 4-14】** 葡萄糖乙醇溶液的澄清度检查
> 取本品 1.0g，加乙醇 20ml，置水浴上加热回流约 40min，溶液应澄清。
> 该项主要是检查在葡萄糖的生产过程中因水解不完全而引入的糊精和没有被完全除去的蛋白质，因葡萄糖可溶于热乙醇，而糊精与蛋白质溶解度小，因此须在加热回流（促使葡萄糖溶解完全）后趁热观察或转入 50ml 纳氏比色管中趁热观察。

4. 旋光性质的差异

具有旋光活性的药物在制备过程中易引入光学异构体，利用它们旋光性质的差异，通过测定旋光度或比旋度可以控制杂质的限量。如硫酸阿托品为消旋体，无旋光性，而莨菪碱为左旋体，《中国药典》2020 年版规定供试品溶液（50mg/ml）的旋光度不得过 $-0.40°$，以控制莨菪碱的量。已知莨菪碱的比旋度为 $-32.5°$，则控制莨菪碱的限量为 2.46%。又如维生素 C 在水中的比旋度为 $+20.5°\sim+21.5°$，如测得值不在此范围，则表明其杂质超过限量。

二、化学法

利用药物和杂质在化学性质上的差异，通常是选择杂质所特有的化学反应，借以检查其杂质是否符合限量规定。

1. 容量分析法

利用药物与杂质在酸碱性和氧化还原性等方面的差异，采用适当的滴定液滴定供试品溶液，规定消耗滴定液的量以控制杂质限量。

> **【例 4-15】** 维生素 E 中生育酚（天然型）的检查
> 取本品 0.10g，加无水乙醇 5ml 溶解后，加二苯胺试液 1 滴，用硫酸铈滴定液（0.01mol/L）滴定，消耗的硫酸铈滴定液（0.01mol/L）不得超过 1.0ml。

2. 重量分析法

在一定的检测条件下，规定遗留物的重量，以控制杂质限量。

> **【例 4-16】** 甲状腺粉中脂肪的检查
> 取本品 1.0g，置具塞锥形瓶中，加石油醚（沸程 40~60℃）20ml，密塞，时时旋动，放置 2h 后，过滤，滤渣再以石油醚洗涤 2 次，每次 10ml，过滤，合并滤液，置于 105℃恒重的蒸发皿中，挥发至干，在 105℃干燥 1h，精密称定，遗留残渣不得过 3.0%。

3. 比色法和比浊法

利用待检杂质特有的呈色反应和沉淀反应，通过与一定量的杂质对照品在相同条件下反应后的结果比较，判定所含杂质是否符合限量规定。这两类方法为常用方法，类似于一般杂质检查中的比色法和比浊法，不再赘述。

三、光谱法

由于药物和杂质的结构不同，对光吸收的性质就有差异，因此，利用杂质与药物对光选择性吸收性质的差异，检查药物中所含杂质。常用的方法有紫外-可见分光光度法、红外分光光度法及原子吸收分光光度法，其中以紫外-可见分光光度法应用较多。

1. 紫外-可见分光光度法

利用紫外-可见分光光度法检查杂质限量，通常是采用检查杂质吸光度的方法，即配制一定浓度的供试品溶液，选择在药物无吸收而杂质有吸收的波长处测定吸光度，规定测得的吸光度不得超过某一限值。如肾上腺素中检查酮体（肾上腺酮），酮体是制备肾上腺素的中间体，因此肾上腺素中有可能引入该杂质。酮体在 310nm 处有吸收，而肾上腺素在此波长处无吸收，见图 4-3。

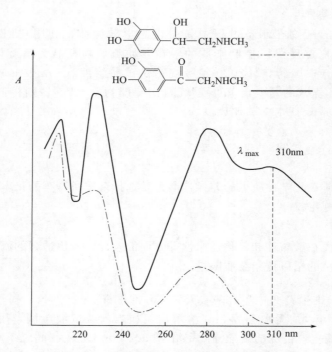

图 4-3　肾上腺酮及肾上腺素的紫外吸收光谱图

【例 4-17】　肾上腺素中酮体的检查

取本品，加盐酸溶液（9→2000）制成每 1ml 中含 2.0mg 的溶液，按照紫外-可见分光光度法，在 310nm 的波长处测定，吸光度不得过 0.05。已知酮体在该波长处的吸收系数为 $(E_{1cm}^{1\%})$ 435，通过计算可知控制酮体的限量为 0.06％。

为了控制药物纯度，可采用一定浓度的供试品溶液在该药物的最大吸收波长处测定吸光度，吸光度应在一定范围内。或者在该药物的两个最大吸收波长处分别测定吸光度，计算二者的比值，规定其比值应在一定范围内。前者为检查吸光度，后者为检查吸光度之比。如青霉素钠在 257nm 和 264nm 处有最大吸收，而在 280nm 处无吸收峰，其青霉噻唑多肽在 280nm 处有最大吸收。

> **【例 4-18】** 青霉素钠中吸光度的检查
>
> 取本品，精密称定，加水溶解并定量稀释制成每 1ml 中约含 1.80mg 的溶液，按照紫外-可见分光光度法，在 280nm 与 325nm 波长处测定，吸光度均不得大于 0.10；在 264nm 波长处有最大吸收，吸光度应为 0.80～0.88。前者控制杂质青霉噻唑多肽的限量，后者控制青霉素 G 的含量。

2. 原子吸收分光光度法

原子吸收分光光度法是通过测定药物中待测元素的原子蒸气吸收发自光源（待测元素的空心阴极灯）的该元素特征波长光的程度，以求出供试品中待测元素含量的方法。通常是借比较标准品和供试品的吸光度，求得样品中待测元素的含量。该法具有灵敏度高、专属性强、操作简便、分析速度快等特点，在杂质检查方面的应用逐渐增多，但本法主要用于金属元素的检测。

由于杂质检查多为限量检查，因此可按下法进行：取供试品按规定配制成供试品溶液 B；另取等量的供试品，加入限量的待测元素溶液，制成对照溶液 A。先将 A 液喷入火焰，调节仪器使具有合适的读数 a；在相同条件下，喷入供试品溶液 B，记录其读数 b。则：b 相当于供试品溶液中待测元素含量，$a-b$ 相当于对照溶液中待测元素含量；$b<(a-b)$ 表示供试品中所检杂质元素符合规定限量；$b>(a-b)$ 表示供试品中所检杂质元素的量超过了规定限量。如维生素 C 中铜、铁的检查。

3. 红外分光光度法

红外分光光度法在杂质检查中，主要用于药物中无效或低效晶型的检查。

某些多晶型药物由于晶型结构不同，某些化学键的键长、键角发生不同程度的变化，可导致红外吸收光谱中的某些特征带的频率、峰形和强度出现显著差异。如甲苯咪唑中 A 晶型的检查，棕榈氯霉素混悬液中 A 晶型的检查。采用基线密度法计算指定谱带的吸光度后，再计算各晶型的相对含量。

四、色谱法

色谱法是利用药物与杂质在吸附或分配性质上的差异将其分离，同时又可以检测，是近年来发展最快的一种特殊杂质检查的方法，在杂质检查中应用很广，以下介绍杂质检查中常用的几种色谱法。

1. 纸色谱法（paper chromatography，简称 PC）

检查方法为取一定量的供试品溶液及杂质限量的对照品溶液，于同一色谱滤纸上点样，展开，检出后，比较杂质斑点的个数、颜色深浅或荧光强度等，从而判断供试品中所含杂质是否符合限量规定。如盐酸苯乙双胍中有关物质的检查。纸色谱法通常用于极性较大的药物或放射性药物的检查。由于该法展开时间长、斑点较为扩散、不能用强酸等腐蚀性显色剂等原因，应用受到限制。

2. 薄层色谱法（thin layer chromatography，简称 TLC）

薄层色谱法是色谱法中最常用于特殊杂质限量检查的一种方法。该法简便、快速、灵敏，不需特殊设备，适用于有机药物中的少量与主药有密切关系的原料、中间体、副产物或分解产物等特殊杂质的检查。按照操作方法可分以下几种。

（1）杂质对照品法　适用于已知杂质并能制备得到杂质对照品的药物检查特殊杂质。

方法　根据杂质限量，取供试品溶液和一定浓度的杂质对照品溶液，分别点样于同一薄层板上，展开、定位，供试品溶液除主斑点外的其他斑点应与相应的杂质对照品溶液或系列浓度杂质对照品溶液的相应主斑点比较，不得更深。

【例4-19】　盐酸左旋咪唑中2,3-二氢-6-苯基咪唑［2,1-b］噻唑盐酸盐的检查

取本品，精密称定加甲醇制成每1ml中含0.10g的溶液，作为供试品溶液；另取2,3-二氢-6-苯基咪唑［2,1-b］噻唑盐酸盐对照品，精密称定用甲醇制成每1ml中含0.50mg的溶液，作为对照品溶液。按照薄层色谱法（通则0502）试验，吸取上述两种溶液各5μl，分别点于同一硅胶G薄层板上，用甲苯-甲醇-冰醋酸（45∶8∶4）为展开剂，展开后，晾干，置碘蒸气中显色。供试品溶液如显与对照品溶液相应的杂质斑点，其颜色与对照品溶液的主斑点比较，不得更深（0.5%）。

杂质对照品通常用于控制供试品中与之相同的杂质的限量，但有时也用来控制有关物质。如盐酸阿米洛利中有关物质的检查。

（2）供试品溶液的自身稀释对照法　适用于杂质的结构难以确定，或无杂质对照品的药物检查特殊杂质。该法要求供试品与待检杂质对显色剂所显颜色应相同，显色灵敏度也应相同或相近；也就是说，该法仅限于杂质斑点的颜色与主成分斑点颜色相同或相近的情况。

方法　将供试品溶液按限量要求稀释至一定浓度作为对照溶液，与供试品溶液分别点于同一薄层板上，展开、定位，供试品溶液除主斑点外的其他斑点应与供试品溶液的自身稀释对照溶液或系列浓度自身稀释对照溶液的相应主斑点比较，不得更深。当供试品中有多个杂质存在时，可以配制几种限量的对照溶液，进行比较。

【例4-20】　氨苯砜中有关物质的检查

取本品适量，加甲醇溶解并稀释制成每1ml中约含10mg的溶液，作为供试品溶液；精密量取适量，分别用甲醇稀释制成每1ml中约含20μg和100μg的溶液，作为对照溶液（1）和（2）。按照薄层色谱法（通则0502）试验，吸取上述三种溶液各10μl，分别点于同一硅胶G薄层板上，以甲苯-丙酮（2∶1）为展开剂，展开，晾干，喷以含0.5%亚硝酸钠的0.1mol/L盐酸溶液，数分钟后，再喷以0.1%盐酸萘基乙二胺溶液。供试品溶液如显杂质斑点，与对照溶液（1）的主斑点比较，不得更深；如有1~2点超过时，应不得深于对照溶液（2）的主斑点。

（3）杂质对照品法与供试品溶液的自身稀释对照法并用　当药物中存在多个杂质时，其中已知杂质有对照品时，采用杂质对照品法检查；共存的未知杂质或没有对照品的杂质，可采用供试品溶液的自身稀释对照法检查。如熊去氧胆酸中有关物质的检查。

3. 高效液相色谱法（high performance liquid chromatography，简称HPLC）

该法分离效能高、专属性强、检测灵敏度高、应用范围广，不仅可以分离，而且可以准确地测定各组分的峰面积和峰高，借以测定各组分的量。因此，在杂质检查中的应用日益增多，特别是使用本法测定含量的药物，可同时进行杂质检查。

采用高效液相色谱法检查杂质，《中国药典》2020年版规定应按各品种项下要求，对仪器进行系统适用性试验，以保证仪器系统达到杂质检查的要求。用本法进行杂质检查有以下几种方法。

（1）内标法　适用于有杂质对照品的药物，测定其杂质的含量。

按各品种项下的规定，精密称（量）取对照品和内标物质，分别配成溶液，精密量取各适量，混合配成校正因子测定用的对照溶液。取一定量注入

高效液相色谱法的定量测定

仪器，记录色谱图。测量对照品和内标物质的峰面积或峰高，按下式计算校正因子：

$$校正因子(f) = \frac{A_S/c_S}{A_R/c_R}$$

式中，A_S 为内标物质的峰面积或峰高；A_R 为对照品的峰面积或峰高；c_S 为内标物质的浓度；c_R 为对照品的浓度。

供试品检测时，取各品种项下含有内标物质的供试品溶液，注入仪器，记录色谱图。测量供试品中待测成分（或其杂质）和内标物质的峰面积或峰高，按下式计算含量：

$$含量(c_X) = f\frac{A_X}{A_S'/c_S'}$$

式中，A_X 为供试品（或其杂质）的峰面积或峰高；c_X 为供试品（或其杂质）的浓度；A_S' 为内标物质的峰面积或峰高；c_S' 为内标物质的浓度；f 为校正因子。

采用内标法，可避免因样品前处理及进样体积误差对测定结果的影响。

（2）外标法 适用于有杂质对照品或杂质对照品易制备的药物，测定其中某个杂质或主成分的含量。

按各品种项下的规定，精密称（量）取对照品和供试品，配制成溶液，分别精密取一定量，注入仪器，记录色谱图，测量对照品溶液和供试品溶液中待测成分的峰面积（或峰高），按下式计算含量：

$$含量(c_X) = c_R\frac{A_X}{A_R}$$

式中各符号意义同上。

由于微量注射器不易精确控制进样量，当采用外标法测定供试品中成分或杂质含量时，以定量环或自动进样器进样为好。

（3）加校正因子的主成分自身对照法 适用于有杂质对照品的药物，测定其杂质的含量。

测定杂质含量时，可采用加校正因子的主成分自身对照法。在建立方法时，按各品种项下的规定，精密称（量）取杂质对照品和待测成分对照品各适量，配制测定杂质校正因子的溶液，进样，记录色谱图，按上述（1）法计算杂质的校正因子。此校正因子可直接载入各品种项下，用于校正杂质的实测峰面积。这些需作校正计算的杂质，通常以主成分为参照，采用相对保留时间定位，其数值一并载入各品种项下。

测定杂质含量时，按各品种项下规定的杂质限度，将供试品溶液稀释成与杂质限度相当的溶液作为对照溶液，进样，调节检测灵敏度（以噪声水平可接受为限）或进样量（以柱子不过载为限），使对照溶液的主成分色谱峰的峰高约达满量程的 10%～25% 或其峰面积能准确积分［通常含量低于 0.5% 的杂质，峰面积的相对标准偏差（RSD）应小于 10%；含量在 0.5%～2% 的杂质，峰面积的 RSD 应小于 5%；含量大于 2% 的杂质，峰面积的 RSD 应小于 2%］。然后，取供试品溶液和对照品溶液适量，分别进样，供试品溶液的记录时间，除另有规定外，应为主成分色谱峰保留时间的 2 倍，测量供试品溶液色谱图上各杂质的峰面积，分别乘以相应的校正因子后与对照溶液主成分的峰面积比较，依法计算各杂质含量。

（4）不加校正因子的主成分自身对照法 适用于没有杂质对照品时杂质的限量检查。

测定杂质含量时，若没有杂质对照品，也可采用不加校正因子的主成分自身对照法。同上述（3）法配制对照溶液并调节检测灵敏度后，取供试品溶液和对照溶液适量，分别进样，前者的记录时间，除另有规定外，应为主成分色谱峰保留时间的 2 倍，测量供试品溶液色谱图上各杂质的峰面积并与对照溶液主成分的峰面积比较，计算杂质含量。

若供试品所含的部分杂质未与溶剂峰完全分离，则按规定先记录供试品溶液的色谱图

Ⅰ，再记录等体积纯溶剂的色谱图Ⅱ。色谱图Ⅰ上杂质峰的总面积（包括溶剂峰），减去色谱图Ⅱ上的溶剂峰面积，即为总杂质峰的校正面积。然后依法计算。

（5）**面积归一化法**　用于粗略考察供试品中杂质的含量。

按各品种项下规定，配制供试品溶液，取一定量注入仪器，记录色谱图。测量各峰的面积和色谱图上除溶剂峰以外的总色谱峰面积，计算各峰面积占总峰面积的百分率。

用于杂质检查时。由于峰面积归一化法测定误差大，因此，通常只用于粗略考察供试品中的杂质含量。除另有规定外，一般不宜用于微量杂质的检查。

4. 气相色谱法（gas chromatography，简称 GC）

气相色谱法主要用于药物中挥发性杂质及有机溶剂残留量的检查。

《中国药典》2020 年版四部通则中收载有"有机溶剂残留量测定法"专项检查方法。用以检查药物在生产过程中引入的有害有机溶剂残留量，包括苯、三氯甲烷、二氧六环、二氯甲烷、吡啶、甲苯及环氧乙烷等。生产过程涉及其他需要检查的有害有机溶剂，则在各品种项下另作规定。测定方法仍属限量检查。

检查方法有内标法、外标法、面积归一法和标准溶液加入法，前三种方法与高效液相色谱法相同。如恩氟烷中有关物质的检查（面积归一化法）、残留溶剂三氯甲烷的检查（外标法）、氨苄西林中 N,N-二甲基苯胺的检查（内标法）等。

课后练习题

一、最佳选择题

1. 检查溴化钠中的砷盐，规定含砷量不得超过 0.0004%，取标准砷溶液 2.0ml（每 1ml 相当于 1μg 的 As）制备标准砷斑，应取供试品（　　）。

　　A. 0.1g　　　　　　B. 0.2g　　　　　　C. 0.5g　　　　　　D. 1.0g　　　　　　E. 2.0g

2. 检查药物中的残留溶剂，各国药典均采用（　　）。

　　A. 重量法　　　　　　　　B. 紫外-可见分光光度法　　C. 薄层色谱法

　　D. 气相色谱法　　　　　　E. 高效液相色谱法

3. 砷盐检查法中，醋酸铅棉花的作用是（　　）。

　　A. 消除铅对检查的干扰　　B. 消除锑对检查的干扰

　　C. 消除铁对检查的干扰　　D. 消除氯化物气体对检查的干扰

　　E. 消除硫化物对检查的干扰

4. 《中国药典》重金属检查法中，适用于能溶于碱性水溶液，难溶于稀酸中生成沉淀的药物检查，采用（　　）。

　　A. 第一法　　　　　　　　B. 第二法　　　　　　　　C. 第三法

　　D. 第四法　　　　　　　　E. 硫代乙酰胺法

5. 药物中的一般杂质和特殊杂质属于（　　）。

　　A. 按结构分类　　　　　　B. 按来源分类　　　　　　C. 按性质分类

　　D. 按物态分类　　　　　　E. 按原理分类

二、多项选择题

1. 属于药物中一般杂质的是（　　）。

　　A. 硫酸盐　　　　B. 碱　　　　　　C. 溶液颜色　　　　D. 水分　　　　E. 酸

2. 杂质限量常用的表示方法有（　　）。

　　A. mg　　　　　　B. ng　　　　　　C. mol/L　　　　　　D. 百分之几　　　　E. 百万分之几

3. 药物中的杂质来源于（　　）。

A. 生产所用器皿   B. 贮藏过程中   C. 药物氧化、分解产物

D. 合成中间体、副产物   E. 异构体

三、配伍选择题

[1~4]

A. 氯化物   B. 硫酸盐   C. 铁盐

D. 炽灼残渣   E. 澄清度

以下方法所检查的杂质是：

1. 在盐酸酸性溶液中，与硫氰酸铵试液反应，生成红色可溶性配位离子（   ）。

2. 在盐酸溶液中，与氯化钡溶液反应，形成白色浑浊液（   ）。

3. 药物中的微量不溶性物质（   ）。

4. 有机药物中各种无机杂质（如金属的氧化物或盐等）（   ）。

[5~8]

A. 不溶性杂质   B. 遇硫酸易炭化的杂质   C. 水分及其他挥发性物质

D. 有色杂质   E. 硫酸盐杂质

以下检查的杂质是：

5. 易炭化物检查法（   ）。

6. 干燥失重测定法（   ）。

7. 澄清度检查法（   ）。

8. 溶液颜色检查法（   ）。

四、简答题

1. 什么是药物中的杂质？如何对药物中的杂质进行分类？

2. 氯化物检查时，应注意哪些问题？

3. Ch. P 用什么方法检查砷盐？古蔡氏检砷法中用到哪些化学试剂？各起什么作用？

4. 干燥失重测定有哪些方法？常用的干燥剂各有何特点？

5. 维生素 B_1 中重金属检查：取本品 1.0g，加水 25ml 溶解后，依法检查（通则 0821 第一法），含重金属不得过百万分之十。试计算，应取标准铅溶液多少毫升？

6. 糖精钠中铵盐检查法：取本品 0.40g，加无氨水 20ml 溶解后，加碱性碘化汞钾试液 1ml，摇匀，静置 5min，如显色，与标准氯化铵溶液（取氯化铵，在 105℃ 干燥至恒重后，精密称取 29.7 mg，加无氨水溶解并稀释至 1000ml）1.0ml，用同一方法制成的对照液比较，不得更深。试计算其限度。

第五章

药物的含量测定

【学习与素养目标】

1. 了解气相色谱的原理与应用。
2. 熟悉紫外-可见分光光度计、高效液相色谱仪的基本结构。
3. 掌握滴定分析法、紫外-可见分光光度法、高效液相色谱法的原理、应用与计算。
4. 在分析、解决问题时，善于抓住重点。

第一节 概 述

一、定义

药物的含量测定方法是用于测定原料药及制剂中有效成分含量的方法，一般包括化学分析法、仪器分析法或生物测定法。化学分析法又包括重量分析法和容量（滴定）分析法；仪器分析法包括紫外-可见分光光度法、红外分光光度法、高效液相色谱法、气相色谱法、电泳法等。

药物的含量测定是评价药物质量、判断其质量优劣的重要手段和主要指标之一。测定药物含量时，应按照药品质量标准规定的方法进行。选择测定药物含量方法，应根据药品特性、剂型、处方、鉴别试验和纯度检查综合考虑，当鉴别试验和纯度检查保证了专属性和纯度的情况下，含量测定方法的选择要着眼于准确性、稳定性和可重复性。

二、表示方法

1. 原料药的含量

原料药的含量限度以含量百分比来表示：

$$含量（\%）=\frac{m_{有效成分}}{m_{供试品}}\times100\%$$

式中，$m_{有效成分}$ 为供试品中有效成分的质量，g；$m_{供试品}$ 为供试品质量，g。

2. 制剂的含量

制剂含量限度是以标示量的百分比来表示。

（1）片剂

$$标示量（\%）=\frac{每片含量}{标示量}\times100\%$$

$$=\frac{\dfrac{测得量（g）}{供试品重（g）}\times平均片重（g）}{标示量（g/片）}\times100\%$$

① 容量法

a. 直接滴定法

$$标示量(\%) = \frac{\dfrac{TVF}{m_s} \times 平均片重}{标示量} \times 100\%$$

式中，V 为供试品消耗滴定液体积，ml；F 为浓度校正因子；T 为滴定度，每 1ml 滴定液相当于被测物质的质量，mg/ml；m_s 为供试品质量，g。

b. 回滴定法

$$标示量(\%) = \frac{\dfrac{T(V_0 - V)F}{m_s} \times 平均片重}{标示量} \times 100\%$$

式中，V 为供试品消耗的滴定液体积，ml；V_0 为空白溶液消耗的滴定液体积，ml；F 为浓度校正因子；T 为滴定度，每 1ml 滴定液相当于被测物质的质量，mg/ml；m_s 为供试品质量，g。

② 紫外分光光度法

a. 吸收系数法

$$标示量(\%) = \frac{\dfrac{A}{E_{1cm}^{1\%} l \times 100} nV}{m_s} \times 平均片重}{标示量} \times 100\%$$

式中，V 为供试品溶液的体积，ml；A 为供试品溶液的吸光度；l 为液层厚度，cm；n 为供试品溶液的稀释倍数；m_s 为供试品质量，g。

b. 对照法

$$标示量(\%) = \frac{\dfrac{c_{对} \dfrac{A_{供}}{A_{对}} nV}{m_s} \times 平均片重}{标示量} \times 100\%$$

式中，$c_{对}$ 为对照品溶液的浓度，g/ml；$A_{供}$ 为供试品溶液的吸光度；$A_{对}$ 为对照品溶液的吸光度；V 为供试品溶液的体积，ml；n 为供试品溶液的稀释倍数；m_s 为供试品质量，g。

(2) 注射液

① 容量法

$$标示量(\%) = \frac{c_{实测}}{c_{标示}} \times 100\%$$

式中，$c_{实测}$ 为实际测得的浓度，g/ml；$c_{标示}$ 为标示浓度，g/ml。

a. 直接滴定法

$$标示量(\%) = \frac{\dfrac{TVF}{V_s}}{c_{标示}} \times 100\%$$

式中，V_s 为供试品的体积，ml；其他同前。

b. 回滴定法

$$标示量(\%) = \frac{\dfrac{T(V_0 - V)F}{V_s}}{c_{标示}} \times 100\%$$

② 紫外分光光度法

a. 吸收系数法

$$标示量(\%) = \frac{\dfrac{A}{E_{1cm}^{1\%} l \times 100} n}{c_{标示}} \times 100\%$$

b. 对照法

$$标示量(\%) = \frac{c_{对} \dfrac{A_{供}}{A_{对}} n}{c_{标示}} \times 100\%$$

三、含量限度

含量限度的制定，要根据药物的性质、生产实际以及测定方法的准确度结合起来进行综合考虑。

① 仅从测定方法上考虑，若选用准确度较高的重量法或容量法，通常测定误差为0.3%～0.5%，含量限度可定为99.0%～100.0%；如选用非水滴定、比色、分光光度等方法，由于方法的测定误差较大，通常测定误差为1%～2%，且影响因素较多，含量限度就不应定得太高。否则，就不合理。非水滴定的药物一般只定在98.0%或98.5%以上，许多激素类药物本身较难纯化，测定方法又采用分光光度，故含量限度定为97.0%～103.0%，甚至96.0%～104.0%。

② 根据药物的给药途径的不同制定，如维生素 C，口服用的含量限度为不得少于99.0%，注射用的不得少于99.5%。而药物制剂由于生产中准确控制含量较难，且临床使用时的剂量也有一定的幅度，并考虑到样品检验的称量误差、测定方法和测定误差，故含量限度允许有较宽的范围，通常标示量为 0.1g 以上，含量限度为95.0%～105.0%；标示量为 0.1g 以下，含量限度为90.0%～110.0%。

第二节　药物含量测定常用的分析方法

一、化学分析法

以药物的化学反应为基础，能够准确测定药品有效成分或指标性成分的含量的分析方法称药品含量测定的化学分析法，包括重量法和容量法。

由于容量法是使用滴定管将已知准确浓度的试剂溶液，滴加到被测物质的溶液中，直到所加的试剂与被测组分恰好定量反应完为止，根据滴定液的浓度和所消耗的体积，计算出待测组分的含量，故又称为滴定分析法。滴定中滴加的标准溶液与待测组分恰好反应完全这一点，称为"化学计量点"；而指示剂发生颜色变化的转变点，称为"滴定终点"。实际操作中滴定终点（实际终点）与化学计量点（理论终点）不可能恰好重合，它们之间往往存在很小的误差，该误差称为"滴定误差"。滴定误差的大小，取决于滴定反应和指示剂的性能及用量，所以选择适当的指示剂是滴定分析的重要环节。

滴定分析法是化学分析中的重要方法之一，在药物分析中具有重要的实用价值，占据重要的地位。本节只讨论滴定分析法。

1. 有关概念

(1) 基准物质　指能用于直接配制或标定标准溶液的物质。基准物质应满足的条件如下。

① 试剂的组成应与它的化学式完全相符。

② 试剂纯度应足够高，一般大于 99.9％以上，杂质含量不影响分析的准确度。

③ 试剂性质稳定。

④ 试剂按反应式定量进行，应无副反应。

（2）滴定度（T）　即每毫升滴定液相当于被测物质的质量（克或毫克）。

2. 滴定液（标准溶液）的配制和标定

（1）直接法　准确称取一定量基准物质，溶解后配成一定体积的溶液，根据物质的质量和体积即可计算出该滴定液的准确浓度。如精制 EDTA、$K_2Cr_2O_7$、优级纯 $AgNO_3$ 的配制。

（2）间接法　很多物质不能直接用来配制标准溶液，但可将其先配制成一种近似于所需浓度的溶液，然后用基准物质来标定其准确浓度。如 HCl、NaOH、$KMnO_4$、$Na_2S_2O_3$ 滴定液等。

（3）滴定液的标定　是指根据规定的方法，用基准物质或标准溶液准确测定滴定液浓度的过程。

（4）校正因子（F）　表示滴定液准确浓度与标示浓度的比值。其范围应在 1.05～0.95 之间，超出该范围应加入适当的溶质或溶剂予以调整，并重新标定。

【例 5-1】　盐酸滴定液（0.1mol/L）的配制与标定

配制方法：取盐酸 9.0ml，加水稀释至 1000ml，即得。

标定方法：基准物为无水碳酸钠，指示剂为甲基红-溴甲酚绿混合指示剂，每 1ml 的盐酸滴定液（0.1mol/L）相当于 5.30mg 的无水碳酸钠。

如经标定后其真实浓度为 0.1012mol/L，则该滴定液的校正因子（F）值为：

$$F = \frac{真实浓度}{标示浓度} = \frac{0.1012}{0.1} = 1.012$$

（5）标定的注意事项

① 操作中所用的天平、滴定管、容量瓶和移液管均应校正合格。

② 标定工作应在室温（10～30℃）下进行，并记录标定时的温度。

③ 根据滴定液的消耗量选用适宜的滴定管，盛装滴定液前，先用少量滴定液淋洗三次，盛装滴定液后，应用小烧杯盖住管口。

④ 标定中的空白试验，是指在不加供试品或以等量溶剂代替供试液的情况下，按同法滴定所得的结果。

⑤ 标定工作应由初标者和复标者在相同条件下各做 3 份平行试验，3 份平行试验结果的相对标准偏差（RSD）不得大于 0.1％；初标者的平均值和复标者的平均值的相对标准偏差（RSD）也不得大于 0.1％；最后结果按初、复标二者的平均值计算，取 4 位有效数字。

⑥ 配制后的滴定液按药典规定的贮藏条件储存，并在瓶外贴上标签，注明滴定液名称、标示浓度、真实浓度或 F 值、配制和标定日期、标定时的温度、配制者、标定者、复标者等。

⑦ 当滴定液标定时间过长（一般不超过 3 个月）或标定与使用时的温度差超过 10℃时，应加温度补偿值或重新进行标定。

⑧ 当滴定液出现浑浊或其他异常情况时，不得使用；倒出剩余的滴定液不得再倒回原瓶，避免污染。

3. 滴定分析法的分类

（1）按反应方式分类　根据滴定反应的方式可分为直接滴定法、间接滴定法。

① 直接滴定法　用滴定液直接滴定被测物质溶液的方式，是最基本、最常用的滴定方式。如以盐酸滴定液滴定氢氧化钠溶液等，阿司匹林原料药的含量测定就是采用酸碱直接滴定法。

其含量计算公式：

$$含量（\%）=\frac{VFT}{W\times1000}\times100\%$$

做空白试验时，应扣除空白消耗的体积，即：

$$含量（\%）=\frac{(V_0-V)FT}{W\times1000}\times100\%$$

式中，V 为供试品消耗滴定液的体积，ml；V_0 为空白试验消耗滴定液的体积，ml；F 为滴定液浓度校正因子；T 为滴定度，mg/ml；W 为供试品的重量，g。

② 间接滴定法　包括剩余滴定法和置换滴定法。适用于反应物为固体，或直接滴定反应速度较慢、滴定缺乏合适指示剂等类型的反应。

a. 剩余滴定法（也称返滴定）。先使供试品 A 与一定过量的标准溶液 B_1 作用，反应完全后，再用另一种滴定液 B，滴定剩余的标准溶液 B_1，由实际消耗的滴定液 B_1 的量，计算供试品 A 的含量，同时用空白试验校正。如乳酸的含量测定。

剩余滴定法的含量计算公式：

$$含量（\%）=\frac{(V_0-V)FT}{W\times1000}\times100\%$$

式中，V 为供试品消耗滴定液的体积，ml；V_0 为空白试验消耗滴定液的体积，ml；F 为滴定液浓度校正因子；T 为滴定度，mg/ml；W 为供试品的重量，g。

b. 置换滴定法。对于不按确定的反应式进行（伴随有副反应）的反应，可以不直接滴定被测物质，而是先用适当试剂与被测物质反应，使其置换出另一生成物，再用滴定液滴定此生成物，这种方法称为置换滴定法。

（2）按反应的类型分类　根据反应的类型则分为酸碱滴定、氧化还原滴定、沉淀滴定、配位滴定、非水滴定等。

① 酸碱滴定法　在水溶液中以酸碱中和反应来测定物质含量的方法，可用来测定酸、碱、弱酸盐、弱碱盐等。

② 配位滴定法　以形成稳定配合物的配位反应为基础的滴定分析法。主要用于金属离子的测定，目前应用最广泛的配位滴定剂是 EDTA（乙二胺四乙酸），因此通常所谓的配位滴定法，主要是指使用 EDTA 滴定液的滴定法，一般选用金属指示剂指示滴定终点。如葡萄糖酸钙、硫酸锌的含量测定均采用此法，用铬黑 T 等作指示剂。

③ 氧化还原滴定法　以氧化还原反应为基础的一类滴定法。该法在药物分析中应用非常广泛，既可直接测定具有氧化性或还原性的物质，又可间接测定不具有氧化性或还原性的物质。在药物分析与检验中应用最多的有碘量法、铈量法和亚硝酸钠滴定法、溴量法。

a. 碘量法。以碘为氧化剂，或以碘化物为还原剂进行滴定的方法。按照滴定的方式分为直接碘量法、剩余碘量法和置换碘量法。

ⓐ 直接碘量法。用碘滴定液直接滴定还原性物质的方法。在滴定过程中 I_2 被还原为 I^-，该法只能在酸性、中性或弱碱性溶液中进行，一般用淀粉指示剂指示终点，淀粉遇碘变蓝色，反应极其灵敏。也可用碘自身的颜色指示终点，化学计量点后，溶液中稍过量的碘即显黄色而指示终点。如维生素 C 的含量测定。

ⓑ 剩余碘量法。在供试品（还原性物质）溶液中，先加入定量过量的碘滴定液，待 I_2 与待测组分反应完全后，再用硫代硫酸钠滴定液滴定剩余的碘，来求出待测组分含量的方

法。滴定时用淀粉作指示剂，在近终点时加入，因为当溶液中有大量碘存在时，碘易吸附在淀粉表面，影响终点的判断。如复方对乙酰氨基酚片中咖啡因的含量测定。

ⓒ 置换碘量法。如硫代硫酸钠滴定液的标定即采用该法，以重铬酸钾为基准物，加入碘化钾置换出定量的碘，碘再用硫代硫酸钠滴定液滴定。

> **【例 5-2】** 复方对乙酰氨基酚片中咖啡因的含量测定
>
> 精密称取本品的细粉适量（约相当于咖啡因 50mg），加稀硫酸 5ml，振摇数分钟使咖啡因溶解，过滤，滤液置于 50ml 容量瓶中，滤器与滤渣用水洗涤 3 次，每次 5ml，洗液并入容量瓶中，精密加入碘滴定液（0.05mol/L）25ml，用水稀释至刻度，摇匀，在约 25℃ 避光放置 15min，过滤，弃去初滤液，精密量取续滤液 25ml，用硫代硫酸钠滴定液（0.05mol/L）滴定，至近终点时，加淀粉指示剂 2ml，继续滴定至蓝色消失，并将滴定结果用空白试验校正，即得。每 1ml 的碘滴定液（0.05mol/L）相当于 5.305mg 的咖啡因（$C_8H_{10}N_4O_2 \cdot H_2O$）。
>
> 含量测定结果的计算公式为：
>
> $$标示百分含量(\%) = \frac{(V_0 - V)c \times 5.305 \times \frac{50}{25} \times \overline{W}}{0.1 \times W \times 标示量} \times 100\%$$
>
> 式中，V_0 为空白试验时消耗硫代硫酸钠滴定液的体积，ml；V 为供试品测定时消耗硫代硫酸钠滴定液的体积，ml；c 为硫代硫酸钠滴定液的浓度，mol/L；W 为样品的重量，g；$\overline{W}$ 为平均片重，g/片。

b. 铈量法。也称硫酸铈法，是以硫酸铈 $[Ce(SO_4)_2]$ 作为滴定液，在酸性条件下测定还原性物质的滴定方法。采用邻二氮菲作指示剂，化学计量点后，Fe^{2+} 被氧化成 Fe^{3+}，生成邻二氮菲铁，由红色转变为淡蓝色而指示终点。

铈量法由于不受制剂中淀粉、糖类的干扰，因此特别适合片剂、糖浆剂等制剂的测定。《中国药典》2020 年版采用铈量法测定的药物有硫酸亚铁片及硫酸亚铁缓释片、葡萄糖酸亚铁及其制剂、富马酸亚铁及其制剂等。

> **【例 5-3】** 硫酸亚铁片的含量测定
>
> 取本品 10 片，置于 200ml 容量瓶中，加稀硫酸 60ml 与新沸过的冷水适量，振摇使硫酸亚铁溶解，用新沸过的冷水稀释至刻度，摇匀，用干燥滤纸迅速过滤，精密量取续滤液 30ml，加邻二氮菲指示剂数滴，立即用硫酸铈滴定液（0.1mol/L）滴定。每 1ml 的硫酸铈滴定液（0.1mol/L）相当于 27.80mg 的 $FeSO_4 \cdot 7H_2O$。
>
> 注：使用新沸过的冷水溶解样品是为了避免水中的 O_2 氧化 Fe^{2+} 而干扰测定。
>
> 含量测定结果的计算公式为：
>
> $$标示百分含量(\%) = \frac{V \times 27.80 \times F \times 200 \times 10^{-3}}{30 \times 10 \times 标示量} \times 100\%$$
>
> 式中，V 为消耗硫酸铈滴定液的体积，ml；F 为浓度换算因数，$F = \frac{c}{0.1}$，其中 c 为硫酸铈滴定液的实际浓度（mol/L）。

c. 亚硝酸钠滴定法。利用亚硝酸钠滴定液在盐酸溶液中与具有芳伯氨基的化合物发生重氮化反应，定量生成重氮盐，根据消耗亚硝酸钠的量来计算药物含量的方法。如盐酸普鲁卡因的含量测定。

滴定条件如下。

ⓐ 过量盐酸：加快反应速度，重氮盐在酸性条件下稳定，防止偶氮化合物形成。

ⓑ 室温（10～30℃）条件：温度过高使亚硝酸逸失，过低反应速度太慢。

ⓒ 滴定时一般需加入 KBr 作为催化剂，加快重氮化反应速度。

ⓓ 滴定方式：开始时滴定管尖端插入液面下 2/3，在搅拌下迅速加入，避免亚硝酸损失；近终点时滴定管提出液面，淋洗、缓慢滴定。

ⓔ 终点指示法：永停滴定法或外指示剂法。

d. 溴量法。以溴的氧化作用和溴代作用为基础，配制溴酸钾和溴化钾混合溶液进行分析测定。在酸性溶液中生成的溴与被测物反应完成后，加入 KI 与剩余 Br_2 作用，用硫代硫酸钠滴定生成的碘。主要用来测定能和 Br_2 发生溴代反应或能被溴氧化的药物含量。如司可巴比妥钠的含量测定等。常用的滴定液有 $Na_2S_2O_3$ 滴定液和 Br_2 滴定液。

④ 沉淀滴定法　以沉淀反应为基础的滴定分析法。多以硝酸银为滴定液，测定能与 Ag^+ 反应生成难溶性银盐沉淀的分析法，称为银量法。可以测定 Cl^-、Br^-、I^-、CN^-、SCN^- 等离子。

银量法按所用指示剂的不同分为铬酸钾指示剂法、铁铵矾指示剂法和吸附指示剂法。

a. 铬酸钾指示剂法。在中性溶液中，用硝酸银滴定液滴定氯化物或溴化物，以 K_2CrO_4 作指示剂，Ag^+ 和 CrO_4^{2-} 形成砖红色沉淀指示终点。多用于 Cl^-、Br^- 的测定。

b. 铁铵矾指示剂法。用 NH_4SCN 为滴定剂，以硫酸铁铵为指示剂，在硝酸酸性［防止出现 $Fe(OH)_3$ 红棕色沉淀］溶液中测定 Ag^+ 的滴定方法，Fe^{3+} 和 SCN^- 形成红色配合物指示终点。

c. 吸附指示剂法。用硝酸银滴定液滴定，以吸附指示剂（荧光黄）确定终点的滴定方法，一般用以测定卤化物，滴定时避免阳光直射，因卤化银遇光易分解，使沉淀变为灰黑色。

⑤ 非水滴定法　在非水溶剂（有机溶剂与不含水的无机溶剂）中进行滴定分析的方法。在非水溶剂中滴定，可使原来在水中不能进行完全的反应顺利进行，还能使在水中不能溶解的药物溶解在非水溶液中，增大药物的溶解度，扩大滴定分析的应用范围。非水滴定法包括非水碱量法和非水酸量法（见表 5-1）。

表 5-1　非水碱量法和非水酸量法的比较

项　　目	非水碱量法	非水酸量法
溶剂	冰醋酸	二甲基甲酰胺等
滴定液	高氯酸	甲醇钠
指示剂	结晶紫	麝香草酚蓝
应用	弱碱性药物及其盐类	弱酸性药物

a. 非水碱量法。通常是以冰醋酸为溶剂，高氯酸为滴定液，测定弱碱性药物及其盐类的分析方法，在药物含量测定中应用非常广泛。

ⓐ 溶剂。非水碱量法宜选择酸性溶剂，冰醋酸是滴定弱碱性物质最常用的溶剂。市售的冰醋酸中含有水分，水分的存在可影响滴定突跃，故一般按计算量加入醋酐，以除去水分。

ⓑ 滴定液。非水碱量法通常使用高氯酸的冰醋酸溶液作滴定液，因为高氯酸在冰醋酸中有较强的酸性，且绝大多数有机碱的高氯酸盐易溶于有机溶剂，有利于滴定的进行。

市售高氯酸为含 $HClO_4$ 70.0%～72.0% 的水溶液，故需加入计算量的醋酐除去水分。

高氯酸滴定液受温度影响较大，因此样品的测定与标定应在同一温度进行，若温度差超过 2℃以上，应重新标定或带温度补偿值加以校正。校正公式：

$$c_1 = \frac{c_0}{1 + 0.0011(T_1 - T_0)}$$

式中，c_0 为高氯酸滴定液的标定浓度；c_1 为样品测定温度下的高氯酸滴定液的浓度；T_0 为高氯酸滴定液校正时的温度；T_1 为样品测定时的温度。

ⓒ 指示剂。非水碱量法可用指示剂或电位法指示终点，常用的指示剂为结晶紫。

b. 非水酸量法。通常是在碱性溶液中，以甲醇钠为滴定液，麝香草酚蓝或偶氮紫为指示剂，二甲基甲酰胺、乙二胺等为溶剂，滴定弱酸性药物的分析方法。主要用于滴定极弱的酸类如酚类、酰亚胺类药物的含量测定，如乙琥胺。

c. 非水滴定法的注意事项

ⓐ 所有仪器、样品均不得有水分存在，水分影响终点的灵敏度。

ⓑ 冰醋酸具有挥发性，因此标准溶液应密闭，防止挥发以及水分进入，盛装标准溶液的滴定管应以一干燥小烧杯盖上。

ⓒ 标准溶液应贮藏于棕色瓶中，或用黑布包裹，避光密闭保存，颜色变黄说明高氯酸部分分解，不得使用。

ⓓ 结晶紫指示剂不能放置过久。

ⓔ 以无水冰醋酸配制的高氯酸滴定液，含水量不得超过 0.2%，不能加入过多的醋酐，以免在滴定过程中发生乙酰化反应，使测定结果偏低。高氯酸（70%~72%）不得与醋酐直接混合，以免发生剧烈反应，使溶液显黄色，应先用无水冰醋酸将高氯酸稀释后，再缓缓滴加醋酐，滴速不宜过快。

ⓕ 高氯酸滴定液标定时，其消耗量一般约为 8ml，应使用 10ml 的滴定管。

二、光谱分析法

光谱法是通过测定被测物质在特定波长处或一定波长范围内的吸光度或发光强度，对该物质进行定性和定量分析的方法。《中国药典》收载的光谱分析法有紫外-可见分光光度法、荧光分析法、原子吸收分光光度法、火焰光度法、红外分光光度法等。本节主要介绍紫外-可见分光光度法。

物质吸收紫外和可见光区的电磁波产生的吸收光谱称为紫外-可见吸收光谱，利用紫外-可见吸收光谱进行定性和定量分析的方法称为紫外-可见分光光度法。

1. 基本原理

当一束平行的单色光通过一均匀的有色溶液时，一部分被溶液吸收，另一部分则透过溶液，溶液的浓度高对光的吸收大，则透过小。光线透过溶液的强度用透光率（T）表示，代表透过光的强度占入射光强度的百分比；透光率的倒数，反映了物质对光的吸收强度，用其对数值作为吸光度（A）。

当单色光强度、溶液的温度不变时，溶液对光的吸光度与溶液的浓度及液层的厚度的乘积成正比。这就是分光光度法定量的基础，即朗伯-比尔定律。其关系式如下：

$$A = \lg \frac{1}{T} = ECl$$

式中，A 为吸光度；T 为透光率；l 为液层厚度，cm；E 为吸收系数，常用百分吸收系数（$E_{1cm}^{1\%}$），即溶液浓度为 1%（g/ml）、液层厚度为 1cm 时的吸光度值；C 为 100ml 溶液中所含被测物质的量（按干燥品或无水物计算），g。

物质对光的选择性吸收波长，以及相应的吸收系数是该物质的物理常数。当已知某纯物质在一定条件下的吸收系数后，可在同样条件将该供试品配成溶液，测定其吸光度，即可由上式计算出供试品中被测物质的含量。

2. 仪器的基本结构

紫外-可见分光光度计的应用波长范围一般为 $200\sim400nm$ 的紫外光区、$400\sim760nm$ 的可见光区。主要由辐射源（光源）、色散系统（单色器）、吸收池、检测系统（检测器）、数据处理器、自动记录器及显示器等部件组成，见图 5-1。

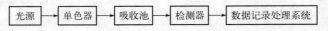

$$光源 \rightarrow 单色器 \rightarrow 吸收池 \rightarrow 检测器 \rightarrow 数据记录处理系统$$

图 5-1　紫外-可见分光光度计部件组成示意

紫外-可见
分光光度
计结构

（1）光源　提供一定强度、稳定且具有连续光谱的光，紫外光区通常采用氢灯或氘灯，可见光区采用钨灯。

（2）单色器　单色器的作用是将来自光源的复合光色散成按一定波长顺序排列的连续光谱，并从中分离出一定宽度的谱带。由狭缝、准直镜、色散元件（棱镜或光栅）、聚焦透镜组成。

（3）吸收池　一般用石英吸收池，既可用于紫外光区，也可用于可见光区；玻璃吸收池由于吸收紫外光，故只能用于可见光区。

（4）检测器　常用的有光电池、光电管等，可将接受的光信号转变为成比例的电信号，再经过处理和记录就可得到紫外吸收光谱或吸光度值。

（5）数据记录处理系统　讯号处理和显示系统给出透光率 T（%）或者吸光度 A 的数值。

3. 仪器的校正和检定

（1）波长的准确度　由于温度变化对机械部分的影响，仪器的波长经常会略有变动，因此除应定期对仪器进行全面检定外，还应于每次测定前校正测定波长。常用汞灯中的较强谱线或氘灯的特定谱线为参照进行校正，以仪器显示的波长数值与单色光的实际波长值之间的误差表示，应在 $\pm1.0nm$ 范围内。

（2）吸光度的准确度　可用重铬酸钾的硫酸溶液检定。取在 120℃ 干燥至恒重的基准重铬酸钾约 60mg，精密称定，用 0.005mol/L 硫酸溶液溶解并稀释至 1000ml，在规定的波长处测定并计算其吸收系数，并与规定的吸收系数比较，应符合表 5-2 中的规定。

表 5-2　仪器检定用重铬酸钾硫酸溶液的吸收系数

波长/nm	235（最小）	257（最大）	313（最小）	350（最大）
吸收系数 $E_{1cm}^{1\%}$ 的规定值	124.5	144.0	48.62	106.6
吸收系数 $E_{1cm}^{1\%}$ 的许可范围	123.0～126.0	142.8～146.2	47.0～50.3	105.5～108.5

（3）杂散光的检查　杂散光是一些不在谱带范围内且与所需波长相隔较远的光，一般来源于光学仪器表面的瑕疵。杂散光的检查方法是配制一定浓度的碘化钠和亚硝酸钠溶液，在 1cm 的吸收池中，在杂散光影响比较显著的波长处测定透光率，应符合表 5-3 的规定。

表 5-3　杂散光检查用试剂、浓度、波长及要求

试　剂	浓度/(g/100ml)	测定用波长/nm	透光率/%
碘化钠	1.00	220	<0.8
亚硝酸钠	5.00	340	<0.8

（4）**吸光度的测定**　为保证吸光度测定的准确，《中国药典》2020 年版对吸光度的测定做了以下要求。

① 溶剂。含有杂原子的有机溶剂，通常均具有很强的末端吸收。因此，当做溶剂使用时，它们的使用范围均不能小于截止使用波长。例如甲醇、乙醇的截止使用波长为 205nm。另外，当溶剂不纯时，也可能增加干扰吸收。因此，在测定供试品前，应先检查所用的溶剂在供试品所用的波长附近是否符合要求，即将溶剂置 1cm 石英吸收池中，以空气为空白（即空白光路中不置任何物质）测定其吸光度。溶剂和吸收池的吸光度，在 220～240nm 范围内不得超过 0.40，在 241～250nm 范围内不得超过 0.20，在 251～300nm 范围内不得超过 0.10，在 300nm 以上时不得超过 0.05。

② 空白试验校正。吸光度的测定实际上是透光率的测定，透光率的大小不仅与供试品的吸收有关，还与溶剂、容器的吸收、光的散射和界面反射等有关。因此测定吸光度时应采用空白校正的方法，以扣除其他因素的影响。

③ 测定波长的检查。吸光度的测定一般是在最大吸收波长处，除另有规定外，采用 1cm 的石英吸收池，在规定的吸收峰波长±2nm 以内测试几个点的吸光度，或由仪器在规定波长附近自动扫描测定，以核对供试品的吸收峰波长位置是否正确，除另有规定外，吸收峰波长应在该品种项下规定的波长±2nm 以内，并以吸光度最大的波长作为测定波长。

④ 供试品溶液的浓度。溶液浓度的选择应考虑使吸光度在 0.3～0.7 范围内，此范围内测定吸光度的误差小。

⑤ 狭缝宽度的选择。若仪器狭缝宽度过大，单色光的纯度变差，可使测得的吸光度降低。狭缝宽度的选择，应以减小狭缝宽度时供试品的吸光度不再增加为准，由于吸收池和溶剂本身可能有空白吸收，因此测定供试品的吸光度后应减去空白读数，或由仪器自动扣除空白读数后再计算含量。

4. 在含量测定中的应用

（1）**对照品比较法**　按各品种项下的方法，分别配制供试品溶液和对照品溶液，在规定的波长处分别测定其吸光度后，按下式计算含量，即得。

$$含量(\%)=\frac{A_{供}c_{对}×稀释倍数}{A_{对}\dfrac{m_{供}}{V}}×100\%$$

式中，$A_{供}$ 为供试品溶液的吸光度；$A_{对}$ 为对照品溶液的吸光度；$c_{对}$ 为对照品溶液的浓度；$m_{供}$ 为供试品的称样量；V 为供试品溶液的体积。

对照品比较法可以在一定程度上克服测定条件对结果的影响，测定时，供试品溶液和对照品溶液的浓度及测定条件应一致。

（2）**吸收系数法**　按各品种项下的方法配制供试品溶液，在规定的波长处测定其吸光度，再以该品种在规定条件下的吸收系数计算含量。用本法测定时，应注意仪器的校正和检定。

紫外-可见
分光光度法
应用——
含量测定

$$A=E_{1cm}^{1\%}cl \Rightarrow c=\frac{A}{E_{1cm}^{1\%}l}$$

$$含量(\%)=\frac{m_{有效成分}}{m_{供}}=\frac{c_{有效成分}V}{M_{供}}$$

$$含量(\%)=\frac{\dfrac{c}{100}V×稀释倍数}{M_{供}}=\frac{\dfrac{A}{E_{1cm}^{1\%}l×100}V×稀释倍数}{M_{供}}×100\%$$

式中，A 为供试品溶液的吸光度；V 为供试品溶液的体积；$M_{供}$ 为供试品的称重量。

（3）标准曲线法　将一系列浓度不同的标准溶液按照一定操作过程分别进行测定，以吸光度为纵坐标，浓度为横坐标绘制标准曲线。在相同条件下处理待测物质并测定其吸光度，即可从标准曲线上查出其相应的浓度，求出其含量。由于影响因素较多，每次实验都要重新制作标准曲线。该法借助电脑的 Excel 电子表格计算。

5. 注意事项

① 空白溶液与供试品溶液必须澄清，不得有浑浊。如有浑浊，应预先过滤，并弃去初滤液。

② 测定时，除另有规定外，应以配制供试品溶液的同瓶溶剂为空白对照，采用 1cm 的石英吸收池。

③ 在测定时或改测其他供检品时，应用待测溶液冲洗吸收池 3～4 次，用干净绸布或擦镜纸擦净吸收池的透光面至不留斑痕（切忌把透光面磨损），放入样品室每次方向应一致。

④ 取吸收池时，应拿毛玻璃两面，切忌用手拿捏透光面，以免粘上油污。使用完后及时用测定溶剂冲净，再用纯化水冲净，用干净绸布或擦镜纸擦干，晾干后，放入吸收池盒中，防尘保存。若吸收池内外壁沾污，用脱脂棉缠在细玻璃棒上蘸上乙醇，轻轻擦拭，再用纯化水冲净。

⑤ 务必注意经常保持硅胶的干燥，目的是保护光学元件和光电放大器系统不致受潮损坏而影响仪器的正常工作。

⑥ 仪器经过搬动请及时检查并纠正波长精度，并应经常校准波长精度。

三、色谱分析法

1. 高效液相色谱法

高效液相色谱法系采用高压输液泵将规定的流动相泵入装有填充剂的色谱柱进行分离测定的色谱方法。注入的供试品，由流动相带入柱内，各成分在柱内被分离，并依次进入检测器，由记录仪、积分仪或数据处理系统记录色谱信号。

目前，应用最为广泛的是化学键合相色谱，即将固定相的官能团键合在载体上，形成的固定相称为化学键合相，不易流失是其特点，一般属于分配色谱法。

凝胶色谱
分离原理

（1）基本原理　待分离物质在两相间进行分配时，在固定相中溶解度较小的组分，在色谱柱中向前迁移速度较快；在固定相中溶解度较大的组分，在色谱柱中向前迁移速度较慢，从而达到分离的目的。

根据固定相与流动相极性的不同，高效液相色谱法又可分为正相色谱法和反相色谱法。

亲和色谱
分离原理

① **正相色谱法**　系指流动相的极性小于固定相的极性，一般用极性物质作固定相，非极性溶剂（如二氯甲烷、正己烷等）作流动相，主要用于分离极性化合物，极性小的组分先流出，极性大的组分后流出。

② **反相色谱法**　系指流动相的极性大于固定相的极性，一般用非极性物质作固定相，极性溶剂（如水、甲醇、乙腈等）作流动相，主要用于分离非极性或弱极性化合物，极性大的组分先流出，极性小的组分后流出。

离子交换色谱
分离原理

（2）固定相和流动相

① **常用的固定相**　最常用的固定相为化学键合相，按其极性可分为极性键合相和非极性键合相，十八烷基硅烷键合硅胶（C_{18} 或 ODS）和辛基硅烷键合硅胶（C_8）为最常用的非极性键合相，适用于反相色谱法；氨基和氰基硅烷键合相为常用的极性键合相，一般用于正相色谱法。

② **流动相**　液相色谱法的流动相一般按一定的比例混合而成，由于 C_{18} 链在水相环境中

不易保持伸展状态，故对于十八烷基硅烷键合硅胶为固定相的反相色谱系统，流动相中有机溶剂的比例通常应不低于 5%，否则 C_{18} 链的随机卷曲将导致组分保留值变化，造成色谱系统不稳定。流动相应满足如下要求：

应具有足够的纯度，一般选用色谱纯试剂；流动相与固定相应互不相溶；流动相对试样各组分应有适当的溶解度；黏度小；检测器对流动相不产生响应；流动相应经 $0.45\mu m$ 的微孔滤膜过滤，并需脱气处理。

（3）仪器的基本结构 高效液相色谱是目前应用最多的色谱分析方法，由流动相储液瓶、输液泵、进样器、色谱柱、检测器和记录器组成，见图 5-2 和图 5-3。仪器应定期检定并符合有关规定。

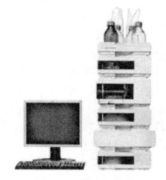

图 5-2 液相色谱仪

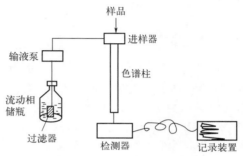

图 5-3 高效液相色谱仪示意图

高效液相色谱仪进样原理

① 色谱柱 由柱管和填充剂组成，柱管多用不锈钢制成，柱内填充剂有硅胶和化学键合固定相。

② 检测器 最常用的检测器为紫外检测器，其他常见的检测器有二极管阵列检测器（DAD）、荧光检测器、示差折光检测器、蒸发光散射检测器、电化学检测器和质谱检测器等。

高效液相色谱操作

《中国药典》中各品种项下规定的条件除固定相种类、流动相组成、检测器类型不得改变外，其余如色谱柱内径、长度、固定相牌号、载体粒度、流动相流速、混合流动相各组成的比例、柱温、进样量、检测器的灵敏度等，均可适当改变，以适应具体的色谱系统并达到系统适用性试验的要求。

（4）系统适用性试验 色谱系统的适用性试验是指用规定的对照品对色谱系统进行试验，应符合要求，如达不到要求，可对色谱分离条件作适当的调整。试验通常包括理论板数、分离度、灵敏度、重复性和拖尾因子等指标。其中，分离度和重复性更具实用意义。

① 色谱柱的理论板数（n） 塔板理论是把色谱柱看做由多块塔板叠加而成，在每块塔板内，样品在固定相和流动相中达到分配平衡。当混合组分流过色谱柱时，由于色谱柱的塔板相当多，因此分配系数有微小的差别，经多次分配平衡后，即可达到分离。塔板理论的假设实际上是把组分在两相间的连续转移过程，分解为间歇地在每个塔板中的分配平衡过程，也就是用分离过程的分解动作来说明色谱过程。色谱柱的塔板数越多，柱效越高。在规定的色谱条件下，注入供试品溶液或各品种项下规定的内标物质溶液，记录色谱图，得到供试品主成分峰或内标物质峰的保留时间 t_R 和半峰宽（$W_{h/2}$），按 $n=5.54\ (t_R/W_{h/2})^2$ 计算色谱柱的理论板数。

② 分离度（R） 无论是定性鉴别还是定量分析，均要求待测峰与其他峰、内标峰或特定的杂质对照峰之间有较好的分离度。分离度的计算公式为：

$$R=\frac{2(t_{R_2}-t_{R_1})}{W_1+W_2}$$

式中，t_{R_2} 为相邻两峰中后一峰的保留时间；t_{R_1} 为相邻两峰中前一峰的保留时间；W_1 及 W_2 为此相邻两峰的峰宽（见图 5-4）。

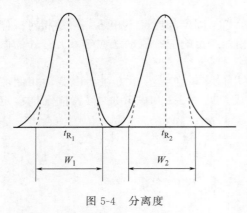

图 5-4　分离度

除另有规定外，待测物质色谱峰与相邻色谱峰之间的分离度应不小于 1.5。

③ 灵敏度　用于评价色谱系统检测微量物质的能力，通常以信噪比来表示。建立方法时，可通过测定一系列不同浓度的供试品或对照品溶液来测定信噪比。定量测定时，信噪比应不小于 10；定性测定时，信噪比应不小于 3。系统适用性试验中可以设置灵敏度试验溶液来评价色谱系统的检测能力。

④ 重复性　取各品种项下的对照溶液，连续进样 5 次，除另有规定外，其峰面积测量值的相对标准偏差应不大于 2.0%。采用内标法时，通常配制相当于 80%、100% 和 120% 的对照品溶液，加入规定量的内标溶液，配成 3 种不同浓度的溶液，分别至少进样 2 次，计算平均校正因子。其相对标准偏差应不大于 2.0%。

⑤ 拖尾因子（T）　用于评价色谱峰的对称性。为保证分离效果和测量精度，应检查待测峰的拖尾因子是否符合各品种项下的规定。以峰高作定量参数时，除另有规定外，T 值应在 0.95～1.05；以峰面积作定量参数时，一般的峰拖尾或前伸不会影响峰面积积分，但严重拖尾会影响基线和色谱峰起止的判断和峰面积积分的准确性，此时应在品种正文项下对拖尾因子作出规定。

（5）在含量测定中的应用　利用高效液相色谱法进行药物含量测定时，通常采用内标法和外标法。具体测定方法与杂质含量测定相同，详见本书第四章。

2. 气相色谱法

（1）气相色谱的分离原理　气相色谱法系采用气体为流动相（载气）流经装有填充剂的色谱柱进行分离测定的色谱方法。注入进样口的样品经加热汽化后，被载气带入色谱柱，由于其分配系数的不同进行分离，各组分先后进入检测器，信号记录仪、积分仪和数据处理系统记录色谱信号。分配系数小的组分先流出，分配系数大的组分后流出。

（2）色谱仪的基本结构　所用的仪器为气相色谱仪，由载气源、进样器、色谱柱、柱温箱、检测器和数据处理系统组成。

① 载气（流动相）　气相色谱法的流动相为气体，称为载气，如氦、氮和氢等，可由高压钢瓶或高纯度气体发生器提供，经过适当的减压装置，以一定的流速经过进样器和色谱柱，根据供试品的性质和检测器种类选择载气，除另有规定外，常用载气为氮气。

② 进样器　进样方式一般可采用溶液直接进样、自动进样或顶空进样。

溶液直接进样采用微量注射器、微量进样阀或有分流装置的气化室进样。采用溶液直接进样或自动进样时，进样口温度应高于柱温 30～50℃。进样量一般不超过数微升；柱径越细，进样量应越少，采用毛细管柱时，一般应分流以免过载。

顶空进样适用于固体和液体供试品中挥发性组分的分离和测定。将固态或液态的供试品制成供试液后，置于密闭小瓶中，在恒温控制的加热室中加热至供试品中挥发性组分在非气态和气态达到平衡后，由进样器自动吸取一定体积的顶空气注入色谱柱中。

③ 固定相和载体　色谱柱为填充柱或毛细管柱。填充柱的材质为不锈钢或玻璃，内径为 2～4mm，柱长为 2～4m，内装吸附剂、高分子多孔小球或涂渍固定液的载体，粒径为 0.18～0.25mm、0.15～0.18mm 或 0.125～0.15mm。常用载体为经酸洗并硅烷化处理的硅

藻土或高分子多孔小球，常用固定液有甲基聚硅氧烷、聚乙二醇等。毛细管柱的材质为玻璃或石英，内壁或载体经涂渍或交联固定液，内径一般为 0.25mm、0.32mm 或 0.53mm，柱长 5～60m，固定液膜厚 0.1～5.0μm，常用的固定液有甲基聚硅氧烷、不同比例组成的苯基甲基聚硅氧烷、聚乙二醇等。

新填充柱和毛细管柱在使用前需老化以除去残留溶剂及易流失的物质，色谱柱如长期未用，使用前应老化处理，使基线稳定。

④ 检测器　适合气相色谱法的检测器有火焰离子化检测器（FID）、热导检测器（TCD）、氮磷检测器（NPD）、火焰光度检测器（FPD）、电子捕获检测器（ECD）、质谱检测器（MS）等。火焰离子化检测器对碳氢化合物响应良好，适合检测大多数的药物；氮磷检测器对含氮、磷元素的化合物灵敏度高；火焰光度检测器对含磷、硫元素的化合物灵敏度高；电子捕获检测器适于含卤素的化合物；质谱检测器还能给出供试品某个成分相应的结构信息，可用于结构确证。除另有规定外，一般用火焰离子化检测器，氢气为燃气，空气作为助燃气。在使用火焰离子化检测器时，检测器温度一般应高于柱温，并不得低于 150℃，以免水汽凝结，通常为 250～350℃。

（3）色谱系统适用性试验　同高效液相色谱法。

（4）在含量测定中的应用

① 内标法加校正因子测定供试品中主成分含量。

② 外标法测定供试品中主成分含量。

③ 标准溶液加入法测定供试品中主成分含量。精密称（量）取待测成分对照品适量，配制成适当浓度的对照溶液，取一定量，精密加入供试品溶液中，根据外标法或内标法测定主成分含量，再扣除加入的对照溶液含量，即得供试液溶液中主成分含量。

也可按下述公式进行计算，加入对照品溶液前后校正因子应相同，即：

$$\frac{A_{is}}{A_X} = \frac{c_X + \Delta c_X}{c_X}$$

则待测组分的浓度 c_X 可通过如下公式进行计算：

$$c_X = \frac{\Delta c_X}{(A_{is}/A_X) - 1}$$

式中，c_X 为供试品中组分 X 的浓度；A_X 为供试品中组分 X 的色谱峰面积；Δc_X 为所加入的已知浓度的待测组分对照品的浓度；A_{is} 为加入对照品后组分 X 的色谱峰面积。

气相色谱法定量分析，当采用手工进样时，由于留针时间和室温等对进样量的影响，使进样量不易精确控制，最好采用内标法定量；而采用自动进样器时，由于进样重复性的提高，在保证进样误差的前提下，也可采用外标法定量。当采用顶空进样技术时，由于供试品和对照品处于不完全相同的基质中，采用标准溶液加入法以消除基质效应的影响；当标准溶液加入法与其他定量方法结果不一致时，应以标准加入法结果为准。

四、电化学分析法

电化学分析法是应用电化学原理和技术，利用化学电池内被分析溶液的组成及含量与其电化学性质的关系而建立起来的一类分析方法。其特点是灵敏度高，选择性好，设备简单，操作方便，应用范围广。

许多电化学分析法既可定性，又可定量；既能分析有机物，又能分析无机物，并且许多方法便于自动化，可用于连续、自动及遥控测定，在生产、科研和医药卫生等各个领域有着广泛的应用。

1. 电化学分析法的分类

根据测量的电信号不同，电化学分析法可分为电位法、电解法、电导法和伏安法。

(1) 电位法　通过测量电池电动势以求得待测物质含量的分析方法。若根据电极电位测量值，直接求算待测物的含量，称为直接电位法；若根据滴定过程中电极电位的变化以确定滴定的终点，称为电位滴定法。

(2) 电解法　根据通电时，待测物在电池电极上发生定量沉积的性质以确定待测物含量的分析方法。

(3) 电导法　根据测量分析溶液的电导以确定待测物含量的分析方法。

(4) 伏安法　将一微电极插入待测溶液中，利用电解时得到的电流-电压曲线为基础而演变出来的各种分析方法的总称。

2. 在含量测定中的应用

无论是哪一种类型的电化学分析法，都必须在一个化学电池中进行。

(1) 直接电位法　利用电池电动势与被测组分活（浓）度之间的函数关系，直接测定样品溶液中被测组分活（浓）度的电位法。常分为溶液 pH 值的测定和其他离子浓度的测定。

(2) 电位滴定法　根据滴定过程中指示电极电位的变化来确定滴定终点的方法。在等当点附近，由于被测物质浓度的突变而引起电位突跃，由此可以确定滴定终点。

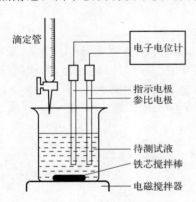

图 5-5　电位滴定的装置示意

电位滴定的装置示意如图 5-5 所示，在样品溶液中插入一支指示电极和一支参比电极，组成原电池。随着滴定剂的加入，被测离子与滴定剂发生化学反应，使被测离子的浓度不断变化，因而指示电极的电位也相应地变化。在化学计量点附近，被测离子浓度发生突变，引起电位突变，指示终点到达。被测离子的含量通过消耗滴定剂的量来计算。

电位滴定法与指示剂滴定法相比，具有客观可靠，准确度高，易于自动化，不受溶液有色、浑浊的限制等优点，是一种重要的分析方法。

(3) 永停滴定法　根据滴定过程中双铂电极电流的变化来确定化学计量点的电流滴定法，又称双电流或双安培滴定法。该法具有装置简单、准确和简便的优点，是药典上采用亚硝酸钠法进行含量测定和用 Karl-Fischer 法进行水分测定的法定方法。

课后练习题

一、最佳选择题

1. 置换碘量法中所用的滴定液为（　　）。

　　A. 碘滴定液　　B. 硫代硫酸钠滴定液　　　　C. 亚硝酸钠滴定液

　　D. 盐酸滴定液　　E. 硝酸银滴定液

2. 非水酸量法中所用的滴定液为（　　）。

　　A. 高氯酸滴定液　　　　　　B. 硫代硫酸钠滴定液

　　C. 亚硝酸钠滴定液　　　　　D. 盐酸滴定液

　　E. 甲醇钠滴定液

3. 亚硝酸钠滴定法测定药物含量时，一般需加入溴化钾，其目的是（　　）。

　　A. 使终点变色明显　　　　　B. 抑制生成的重氮盐分解

C. 避免亚硝酸逸失　　　　　　　　　D. 作为催化剂，加快重氮化反应速度

E. 防止偶氮化合物形成

4. 可用紫外分光光度法进行鉴别或含量测定的化合物是（　　　）。

A. 具有芳香环或共轭体系　　　　　　B. 具有羟基

C. 具有羧基　　　　　　　　　　　　D. 具有酯键

E. 以上均可以

5. 关于液相色谱法中流动相的叙述错误的是（　　　）。

A. 流动相一般为色谱纯

B. 流动相与固定液应互不相溶

C. 检测器对流动相不产生响应

D. 流动相应经 $0.45\mu m$ 的微孔滤膜过滤，不需脱气处理

E. 流动相对试样各组分应有适当的溶解度

二、多项选择题

1. 按滴定反应的方式可分为（　　　）。

A. 直接滴定法　　　　　　　　B. 置换滴定法　　　　　　　　C. 剩余滴定法

D. 酸碱滴定法　　　　　　　　E. 非水滴定法

2. 属于氧化还原滴定法的是（　　　）。

A. 碘量法　　　　　　　　　　B. 溴量法　　　　　　　　　　C. 铈量法

D. 亚硝酸钠滴定法　　　　　　E. 非水滴定法

3. 紫外分光光度计是由以下哪些部件组成的（　　　）。

A. 光源　　　　　B. 单色器　　　　C. 石英吸收池　　　D. 检测器　　　E. 数据处理器

4. 在色谱的系统适用性试验中（　　　）。

A. 理论塔板数越多，柱效越高

B. 定量分析时分离度应不小于1.5

C. 重复性要求其相对标准偏差应不大于2.0%

D. 理论塔板数越多，柱效越低

E. 拖尾因子是保证分离效果和测量精度

5. 液相色谱在药物杂质检查和含量测定中的应用方法有（　　　）。

A. 内标法加校正因子　　　　　　B. 外标法

C. 面积归一化法　　　　　　　　D. 加校正因子的主成分自身对照法

E. 不加校正因子的主成分自身对照法

三、配伍选择题

[1~5]

A. 结晶紫　　　　B. 淀粉　　　　C. 荧光黄　　　　D. 铬黑T　　　　E. 邻二氮菲

以下反应所用的指示剂：

1. 碘量法（　　　）。

2. 配位滴定法（　　　）。

3. 非水碱量法（　　　）。

4. 吸附指示剂法（　　　）。

5. 铈量法（　　　）。

[6~10]

A. 碘　　　　B. 硫酸铈　　　　C. EDTA　　　　D. 高氯酸　　　　E. 硝酸银

以下反应所用的滴定液：

6. 直接碘量法（　　）。

7. 配位滴定法（　　）。

8. 铈量法（　　）。

9. 非水滴定法（　　）。

10. 沉淀滴定法（　　）。

四、简答题

1. 维生素 B_1 片规格为 10mg，药典中规定本品含维生素 B_1（$C_{12}H_{17}ClN_4OS \cdot HCl$）应为标示量的 90.0%～110.0%，则每片中含多少克的维生素 B_1 为合格范围？

2. 烟酸片含量测定：取本品 10 片，精密称定 3.5840g，研细，精密称取 0.3729g，置于 100ml 锥形瓶中，置于水浴加热、溶解后，放冷，加酚酞指示剂 3 滴，用氢氧化钠滴定液（0.1005mol/L），滴定至粉红色，消耗 25.02ml。每毫升氢氧化钠滴定液（0.1005mol/L）相当于 12.31mg 的烟酸，求供试品中烟酸的标示百分含量（标示量 0.3g/片）。

3. 维生素 B_2 片含量测定：取 20 片，称重 0.2408g（标示量 10mg/片），研细，精密称取 0.0110g，置于 1000ml 容量瓶中，加冰醋酸 5ml 与水 100ml，加热溶解后加 4%NaOH 30ml，用水定容至刻度，按照分光光度法，在 444nm 处测吸光度为 0.312。$E_{1cm}^{1\%}=323$，计算标示量（%）。

第六章

药物制剂及工艺用水分析

【学习与素养目标】

1. 了解药物制剂检查的内容。
2. 熟悉制剂通则的有关规定。
3. 理解粒度、释放度测定法的操作方法，掌握重量（装量）差异检查法、崩解时限检查法、最低装量检查法、可见异物检查法、含量均匀度检查法、溶出度测定法的操作方法。
4. 掌握片剂、注射剂、胶囊剂、软膏剂的常规检查项目和方法。
5. 掌握饮用水、纯化水、注射用水、灭菌用注射用水的检查项目和方法。
6. 理解任何事物都是统一的联系，任何一个部分、成分或环节，都体现着普遍的联系。

第一节　药物制剂检查的主要项目

药物制剂除了对杂质进行检查外，还需检查是否符合剂型方面的要求。药物制剂检查的目的是保证药物的稳定性、均一性和有效性。

制剂必须进行质量控制，其依据是药品质量标准。《中国药典》2020 年版第四部对各制剂的质量控制通过"制剂通则"来实现，遵守"制剂通则"的各项规定是保证药品合格的前提条件。制剂通则是按照药物剂型分类，并针对剂型特点所规定的基本技术要求。《中国药典》2020 年版"制剂通则"收载的药物剂型有：片剂、注射剂、胶囊剂、颗粒剂、眼用制剂、鼻用制剂、栓剂、丸剂、软膏剂、乳膏剂、糊剂、吸入制剂、喷雾剂、气雾剂、凝胶剂、散剂、糖浆剂、搽剂、涂剂、涂膜剂、酊剂、贴剂、贴膏剂、口服溶液剂、口服混悬剂、口服乳剂、植入剂、膜剂、耳用制剂、洗、冲洗剂、灌肠剂、合剂、锭剂、煎膏剂（膏滋）、胶剂、酒剂、膏药、露剂、茶剂、流浸膏剂与浸膏剂。

药物制剂的检查分为常规检查和特殊检查。常规检查是以各种剂型的通用性为指标，对药物制剂的质量进行控制和评价。

剂型的通用性是指其所有品种均具有的基本属性，如片剂有重量差异、崩解时限，注射剂的装量、装量差异、可见异物、不溶性微粒、无菌、细菌内毒素或热原检查等。《中国药典》2020 年版第四部的制剂通则中每一种剂型下，都有其相应的检查项目，该类制剂均需符合这些检查项目的规定，这些检查项目称为常规检查项目。而对某些制剂还需做一些特殊的检查，如对小剂量的片剂、胶囊剂等，需做含量均匀度检查；对水溶性较差的药物片剂，需做溶出度检查。

药物制剂检查的主要项目包括重量（装量）差异检查、崩解时限检查、最低装量检查、可见异物检查、粒度检查、含量均匀度检查、溶出度测定、释放度测定。

一、重量（装量）差异检查（以片剂、注射剂为例）

片剂在生产过程中，因颗粒的均匀度、流动性、工艺、生产设备等方面的原因，会引起片剂之间的重量差异。药品的重量（装量）差异在一定限度内允许存在偏差，但若超过或少于限量，难以保证临床用药的准确剂量，因此需对片剂进行重量差异检查，对注射剂进行装量差异检查。

重量差异检查是指按规定称量方法测定每片片剂的重量与平均片重之间的差异程度。

1. 重量差异检查

（1）重量差异限度（片剂） 《中国药典》2020 年版规定片剂重量差异不得超过表 6-1 限度的规定。

表 6-1　片剂重量差异限度

平均片重或标示片重	重量差异限度
0.30g 以下	±7.5%
0.30g 及 0.30g 以上	±5%

（2）仪器 分析天平。

（3）操作方法

① 取供试品 20 片，精密称定总重量，求平均片重 $\overline{m}$。

② 分别精密称定各片的重量，m。

③ 计算每片重量与平均片重 $m-\overline{m}$。

重量差异检查
数据处理

（4）结果判定 每片重量与平均片重相比较（凡无含量测定的片剂或有标示片重的中药片剂，每片重量应与标示片重比较），按表 6-1 中的规定，超出重量差异限度的不得多于 2 片，并不得有 1 片超出限度 1 倍，判为合格。

（5）注意事项

① 糖衣片的片心应检查重量差异并符合规定，包糖衣后不再检查重量差异。薄膜衣片应在包薄膜衣后检查重量差异并符合规定。

② 凡规定检查含量均匀度的片剂，一般不再进行重量差异的检查。

③ 重量差异检查时，在称量后，均应仔细查对药片数。操作过程中应戴手套，避免用手直接接触供试品，用平头镊子拿取片剂；取出的药片，不得再放回供试品原包装容器内。

④ 遇到检查出超出重量差异限度的药片，宜另用容器保存，供必要时复核用。

2. 装量差异检查（注射用无菌粉末）

装量差异是指每瓶（支）注射用无菌粉末的装量与平均装量之间的差异限度。

（1）装量差异限度 《中国药典》2020 年版规定注射用无菌粉末的装量差异限度应符合表 6-2 的要求。

表 6-2　注射用无菌粉末装量差异限度

平均装量	装量差异限度	平均装量	装量差异限度
0.05g 及 0.05g 以下	±15%	0.15g 以上至 0.50g	±7%
0.05g 以上至 0.15g	±10%	0.50g 以上	±5%

（2）仪器 与片剂重量差异检查法相同。

（3）操作方法

① 另有规定外，取供试品 5 瓶（支），除去标签与铝盖，容器外壁用乙醇擦净，干燥后开启，分别迅速精密称定。

② 倾出内容物，容器用水或乙醇洗净，在适宜条件下干燥后，再分别精密称定每一容器的重量。

③ 求出每瓶（支）的装量与平均装量。

（4）结果判定　每瓶（支）的装量与平均装量相比较，装量差异限度应符合表 6-2 的要求，如果有 1 瓶（支）不符合规定，另取 10 瓶（支）复试，应符合规定。

（5）注意事项

① 凡规定检查含量均匀度的注射用无菌粉末，一般不再进行装量差异检查。

② 开启瓶装粉时注意避免玻璃屑等异物落入容器中。

③ 用水、乙醇洗涤倾去内容物后的容器时，不要将瓶外编号的字迹擦去，以免影响称量结果，并将空容器与原橡皮塞或安瓿颈部配对放于原固定位置。

> 【例 6-1】　烟酸片的重量差异检查
>
> 取烟酸片 20 片，按照重量差异法检查其重量差异。
>
> 20 片重：1.8611g
>
> 平均片重：0.09305g
>
> 20 片 的 重 量 分 别 为：0.0907g，0.0940g，0.0960g，0.0938g，0.0941g，0.0980g，0.0935g，0.0921g，0.0880g，0.0923g，0.0956g，0.0926g，0.0935g，0.0883g，0.0933g，0.0884g，0.0966g，0.0912g，0.0946g，0.0936g。
>
> 每片重量与平均片重相比较。
>
> 根据《中国药典》2020 年版规定的片剂重量差异限度为 ±7.5%，则片剂重量差异限度允许范围为：
>
> $$\overline{m} \pm \overline{m} \times 7.5\% = 0.09305 \pm 0.09305 \times 7.5\% = 0.08607 \sim 0.10003g$$
>
> 每片重量与平均片重相比较，都在允许片重范围。
>
> 结果判断：符合规定。

二、崩解时限检查

崩解是指口服固体制剂在规定条件下全部崩解溶散或成碎粒，除不溶性包衣材料或破碎的胶囊壳外，应全部通过筛网。

崩解时限是指固体制剂在规定方法和液体介质中，崩解溶散到小于 2.0mm 碎粒（或溶化、软化）所需时间的限度。

崩解时限检查法用于检查口服固体制剂在规定条件下的崩解情况。

1. 崩解时限测定法原理

将供试品放入崩解仪内，人工模拟胃肠道蠕动，检查供试品在规定溶剂、规定时限内能否崩解或溶散并全部通过筛网。崩解成碎粒、溶化或软化的现象，以供试品通过筛网或软化的时间来控制。

2. 仪器与装置

《中国药典》2020 年版采用升降式崩解仪；主要结构为一能升降的金属支架与下端镶有筛网的吊篮（图 6-1），并附有挡板（图 6-2）。升降的金属支架上下移动距离为 55mm± 2mm，往返频率为每分钟 30～32 次。

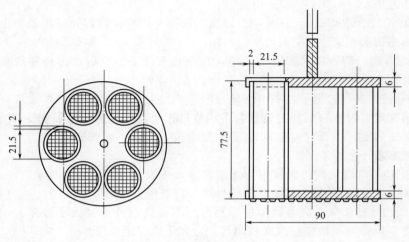

图 6-1　吊篮装置图（单位：mm）

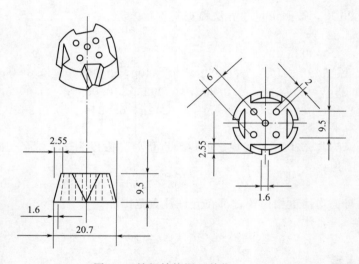

图 6-2　挡板结构图（单位：mm）

3. 仪器准备

将吊篮通过上端的不锈钢轴悬挂于金属架上，浸入 1000ml 烧杯中，并调节吊篮位置使其下降时筛网距烧杯底部 25mm，烧杯内盛有温度为 37℃±1℃ 的水，调节水位高度使吊篮上升时筛网在水面下 15mm 处。

4. 片剂崩解时限测定操作方法

（1）检查　除另有规定外，取供试品 6 片，分别置于吊篮的玻璃管中，启动崩解仪进行检查。

（2）结果判断

①　各片均应在 15min 内全部崩解。如果有一片不能完全崩解，应另取 6 片，按上述方法复试，均应符合规定。

②　薄膜衣片。按上述装置与方法检查并可改在盐酸溶液中（9→1000）中进行检查，应在 30min 内全部崩解。如有 1 片不能完全崩解，应另取 6 片复试，均应符合规定。

③　糖衣片。按上述装置与方法检查，化药糖衣片应在 1h 内全部崩解。中药糖衣片则每

管加挡板 1 块，各片均应在 1h 内全部崩解，如果供试品黏附挡板，应另取 6 片，不加挡板按上述方法检查，应符合规定。如有 1 片不能完全崩解，应另取 6 片复试，均应符合规定。

④ 肠溶衣。按上述装置与方法检查，先在盐酸溶液（9→1000）中检查 2h，每片均不得有裂缝、崩解或软化现象，然后将吊篮取出，用少量水洗涤后，每管加入挡板 1 块，再按上述方法在磷酸盐缓冲液（pH6.8）中进行检查，1h 内应全部崩解。如果供试品黏附挡板，应另取 6 片，不加挡板按上述方法检查，应符合规定。如有 1 片不能完全崩解，应另取 6 片复试，均应符合规定。

⑤ 可溶片。除另有规定外，水温为（20±5）℃，按上述方法和装量检查，各片均应在 3min 内全部崩解并溶化。如有 1 片不能完全崩解，应另取 6 片复试，均应符合规定。

⑥ 含片。除另有规定外，按方法检查，各片均不应在 10min 内全部崩解或溶化。如有 1 片不符合规定，应另取 6 片复试，均应符合规定。

⑦ 舌下片。除另有规定外，按方法检查，各片均应在 5min 内全部崩解并溶化。如有 1 片不能完全崩解，应另取 6 片复试，均应符合规定。

⑧ 结肠定位肠溶片。除另有规定外，按各品种项下规定检查，各片在盐酸溶液（9→1000）及 pH6.8 以下的磷酸盐缓冲液中均应不得有裂缝、崩解或软化现象，而在 pH7.5～8.0 的磷酸盐缓冲液中 1h 内应完全崩解。如果有 1 片不能完全崩解，应另取 6 片复试，均应符合规定。

⑨ 泡腾片。取 1 片，置 250ml 烧杯中，烧杯内盛有 200ml 水，水温为 15～25℃，有许多气泡放出，当片剂或碎片周围的气体停止逸出时，片剂应溶解或分散在水中，无聚集的颗粒剩留。除另有规定外，同法检查 6 片，各片均应在 5min 内崩解。如有 1 片不能完全崩解，应另取 6 片复试，均应符合规定。

⑩ 如有少量不能通过筛网，但已软化或轻质上漂且无硬心者，可作符合规定论。

5. 胶囊剂崩解时限检查与结果判断

（1）硬胶囊剂或软胶囊剂　除另有规定外，取供试品 6 粒，按片剂的装置与方法（化药胶囊如漂浮于液面，可加挡板；中药胶囊加挡板）检查。

硬胶囊应在 30min 内全部崩解，软胶囊应在 1h 内全部崩解。以明胶为基质的软胶囊可改在人工胃液中进行检查。如有 1 粒不能完全崩解，应另取 6 粒复试，均应符合规定。

（2）肠溶胶囊剂　除另有规定外，取供试品 6 粒，按上述装置与方法，先在盐酸溶液（9→1000）中不加挡板检查 2h，每粒的囊壳均不得有裂缝或崩解现象；然后将吊篮取出，用少量水洗涤后，每管加入挡板，再按上述方法，改在人工肠液中进行检查，1h 内应全部崩解。

如果有 1 粒不能完全崩解，另取 6 粒复试，均应符合规定。

（3）结肠肠溶胶囊剂　除另有规定外，取供试品 6 粒，按上述装置与方法，先在盐酸溶液（9→1000）中不加挡板检查 2h，每粒的囊壳均不得有裂缝或崩解现象；将吊篮取出，用少量水洗涤后，再按上述方法，在磷酸盐缓冲液（pH6.8）中不加挡板检查 3h，每粒的囊壳均不得有裂缝或崩解现象；然后将吊篮取出，用少量水洗涤后，每管加入挡板，再按上述方法，改在磷酸盐缓冲液（pH7.8）中检查，1h 内应全部崩解。

如果有 1 粒不能完全崩解，另取 6 粒复试，均应符合规定。

6. 注意事项

① 凡规定检查溶出度、释放度、融变时限或分散均匀性的制剂，不再进行崩解时限检查。

② 在测试过程中，烧杯内的水温或介质温度应始终保持在 37℃±1℃。

③ 测定时加入的挡板，应使挡板的 V 形槽呈正方向。

④ 人工胃液：取稀盐酸 16.4ml，加水约 800ml 与胃蛋白酶 10g，摇匀后，加水稀释成 1000ml。

⑤ 人工肠液：pH6.8 磷酸盐缓冲液（含胰酶）。

> **【例 6-2】** 碳酸氢钠片的崩解时限检查
>
> 　　取碳酸氢钠片 6 片，按照崩解时限检查法依法（《中国药典》2020 年版通则 0921）检查，在人工胃液中进行检查，应在 30min 内全部崩解。
>
> 　　仪器：六管崩解时限测定仪　　　　　介质：人工胃液
>
> 　　规定时限：30min　　　　　　　　　介质温度：37℃±1℃
>
> 　　检查结果：20min 内全部崩解并通过网筛
>
> 　　结果判断：符合规定。

三、最低装量检查

该法适用于固体、半固体和液体制剂。除制剂通则中规定检查重（装）量差异的制剂及放射性药品外，按此方法检查，应符合规定。最低装量检查法分为重量法与容量法。

1. 检查方法与操作

（1）重量法（适用于标示装量以重量计者）

① 仪器。分析天平。

② 检查。除另有规定外，取供试品 5 个（50g 以上者 3 个），除去外盖和标签，容器外壁用适宜的方法清洁并干燥，分别精密称定重量。

除去内容物，容器用适宜的溶剂洗净并干燥，分别精密称定空容器的重量。求出每个容器内容物的装量与平均装量。

③ 结果判定。每个容器内容物的装量与平均装量，均应符合表 6-3 的有关规定。如果有 1 个容器装量不符合规定，则另取 5 个（50g 以上者 3 个）复试，应全部符合表 6-3 的规定。

（2）容量法（适用于标示装量以容量计者）

① 仪器。量入式量筒（量入式注射器）。

② 检查。除另有规定外，取供试品 5 个（50ml 以上者 3 个），开启时注意避免损失，将内容物转移至预经标化的干燥量入式量筒中（量具的大小应使待测体积至少占其额定体积的 40%），黏稠液体倾出后，除另有规定外，将容器倒置 15min，尽量倾干净。

2ml 及以下者用预经标化的干燥量入式注射器抽尽。读出每个容器内容物的装量，并求其平均装量。

③ 结果判断。每个容器内容物的装量、平均装量，均应符合表 6-3 的有关规定。如果有 1 个容器装量不符合规定，则另取 5 个（50ml 以上者 3 个）复试，应全部符合规定。

表 6-3　制剂装量差异

标示装量	注射液及注射用浓溶液		口服及外用固体、半固体、液体、黏稠液体	
	平均装量	每个容器装量	平均装量	每个容器装量
20g(ml)以下	—	—	不少于标示装量	不少于标示装量的 93%
20g(ml)至 50g(ml)	—	—	不少于标示装量	不少于标示装量的 95%
50g(ml)以上	不少于标示装量	不少于标示装量的 97%	不少于标示装量	不少于标示装量的 97%

2. 注意事项

① 开启瓶盖时，应注意避免缺失。

② 所用注射器或量筒必须干净、干燥并经定期检定；其最大刻度值应与供试品的标示装量一致，或不超过标示装量的 2 倍。

③ 平均装量与每个容器装量（按标示装量计算的百分率），结果取三位有效数字。

④ 对于以容量计的小规格标示装量制剂，可改用重量法或按品种项下的规定方法检查。

【例 6-3】 硫酸锌口服液最低装量检查

取硫酸锌口服液（规格 100ml：0.2g）3 瓶，按照最低装量检查依法检查。开启瓶盖，开启时注意避免损失；将内容物分别倒入干燥并经标化的干燥量筒中，将容器倒置 15min，倾干净。读出每个量筒内容物的量分别为：99.1ml、100.9ml、100.3ml，判断口服液的最低装量是否符合规定。

$$平均装量 = \frac{99.1 + 100.9 + 100.3}{3} = 100.1(ml)$$

每瓶口服液的装量分别为：$\frac{99.1}{100} \times 100\% = 99.1\%$，$\frac{100.9}{100} \times 100\% = 100.9\%$，

$\frac{100.3}{100} \times 100\% = 100.3\%$

结果判断：每瓶口服液的装量均大于规定标准（97%），符合规定。

四、可见异物检查

可见异物是指存在于注射剂、眼用液体制剂和无菌原料药中，在规定条件下目视可以观测到的不溶性物质，其粒径或长度通常大于 $50\mu m$。

注射剂、眼用液体制剂应在符合《药品生产质量管理规范》（GMP）的条件下生产，产品在出厂前应采用适宜的方法逐一检查并同时剔除不合格产品。临用前，也在自然光下目视检查（避免阳光直射），如有可见异物，不得使用。

为了保证用药的安全性，须对注射剂、眼用液体制剂、无菌原料药进行可见异物检查，这是由于注射剂、眼用液体制剂、无菌原料药含有的不溶物、析出物或外来异物达到一定数量，注入人体内或滴入眼睛会引起不良反应。

可见异物检查法有灯检法和光散射法。一般常用灯检法，也可采用光散射法。灯检法不适用深色透明容器包装或液体色泽较深（一般深于各标准比色液 7 号）的品种，这些品种可选用光散射法；混悬型、乳状液型注射液和滴眼液不能使用光散射法。

1. 灯检法

（1）检查环境与检查人员条件

① 检查环境：在暗室中进行。

② 检查人员条件：远距离和近距离视力测验，均应为 4.9 及以上（矫正后视力应为 5.0 及以上）；应无色盲。

（2）检查装置 见图 6-3。

（3）操作方法

① 制剂的处理。除另有规定外，不同制剂的处理方法见表 6-4。

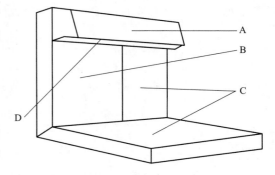

图 6-3 灯检法装置示意图

A—带有遮光板的日光灯光源（光照度可在 1000～4000lx 范围内调节）；B—不反光的黑色背景；C—不反光的白色背景和底部（供检查有色异物）；D—反光的白色背景（指遮光板内侧）

表 6-4 不同制剂的处理方法

制剂类型	供试品数量	处理方法
溶液型、乳状液及混悬型制剂	20 支(瓶)	除去容器标签,擦净容器外壁,必要时将药液转移至洁净透明的适宜容器内
注射用无菌粉末	5 支(瓶)	用适宜的溶剂及适当的方法使药粉全部溶解 如经真空处理的供试品,必要时应用适当的方法破真空,以便于药物溶解 低温冷藏的品种,应先将其放至室温,再进行溶解和检查
无菌原料药	按抽样要求称取各品种制剂项下的最大规格量 5 份	5 份供试品分别置洁净透明的适宜容器内,用适宜的溶剂及适当的方法使药物全部溶解

注:1. 配带有专用溶剂的注射用无菌制剂,应先将专用溶剂按注射液要求检查并符合注射液的规定后,再用其溶解注射用无菌制剂。

2. 注射用无菌制剂及无菌原料药溶解所用的适当方法应与其制剂使用说明书中注明的临床使用前处理的方式相同。除振摇外,如需其他辅助条件,则应在各品种正文中明确规定。

3. 临用前配制的滴眼剂所带的专用溶剂,应先检查合格后,再用其溶解滴眼用制剂。

② 检查。不同制剂经过处理后,将供试品置于遮光板边缘处,在明视距离(指供试品至人眼的清晰观测距离,通常为 25cm),分别在黑色和白色背景下,手持供试品颈部轻轻旋转和翻转容器使药液中可能存在的可见异物悬浮(但应避免产生气泡),轻轻翻摇后即用目检视,重复 3 次,总时限为 20s。供试品装量每支(瓶)在 10ml 及 10ml 以下的,每次检查可以手持 2 支(瓶)。50ml 或 50ml 以上大容量注射液按直、横、倒三步法旋转检视。供试品溶液中有大量气泡产生影响观察时,需静置足够时间至气泡消失后检查。

不同包装的供试品溶液检查时被观察样品所在处的光照度见表 6-5。

表 6-5 光照度一览表

供 试 品	光照度/lx
用无色透明容器包装的无色供试品溶液	1000～1500
用透明塑料容器包装的供试品溶液、用棕色透明容器包装的供试品溶液、有色供试品溶液	2000～3000
混悬型供试品或乳状液	约 4000

(4) 结果判定 供试品中不得检出金属屑、玻璃屑、长度超过 2mm 的纤维、最大粒径超过 2mm 的块状物、静置一定时间后轻轻旋转时肉眼可见的烟雾状微粒沉积物、无法计数的微粒群或摇不散的沉淀,以及在规定时间内较难计数的蛋白质絮状物等明显可见异物。

供试品中如检出点状物、2mm 以下的短纤维和块状物等微细可见异物,生化药品或生物制品若检出半透明的小于约 1mm 的细小蛋白质絮状物或蛋白质颗粒等微细可见异物,除另有规定外,应分别符合表 6-6、表 6-7 的规定。

表 6-6 生物制品注射液、滴眼剂结果判定

制剂类别	微细可见异物限度	
	初试 20 支(瓶)	初、复试 40 支(瓶)
注射液	装量 50ml 及以下,每支(瓶)中微细可见异物不得超过 3 个 装量 50ml 以上,每支(瓶)中微细可见异物不得超过 5 个 如仅有 1 支(瓶)超出,符合规定	2 支(瓶)以上超出,不符合规定
滴眼剂	如检出 2 支(瓶)超出,复试 如检出 3 支(瓶)超出,不符合规定	3 支(瓶)以上超出,不符合规定

表 6-7 非生物制品注射液、滴眼剂结果判定

制剂类别		微细可见异物限度	
		初试 20 支（瓶）	初、复试 40 支（瓶）
注射液	静脉用	如 1 支（瓶）检出，复试 如 2 支（瓶）或以上检出，不符合规定	超过 1 支（瓶）检出，不符合规定
	非静脉用	如 1～2 支（瓶）检出，复试 如 2 支（瓶）以上检出，不符合规定	超过 2 支（瓶）检出，不符合规定
滴眼剂		如 1 支（瓶）检出，符合规定 如 2～3 支（瓶）检出，复试 如 3 支（瓶）以上检出，不符合规定	超过 3 支（瓶）检出，不符合规定

既可静脉用也可非静脉用的注射液，以及脑池内、硬膜外、椎管内用的注射液应执行静脉用注射液的标准，混悬液与乳状液仅对明显可见异物进行检查。

注射用无菌制剂：5 支（瓶）检查的供试品中如检出微细可见异物，每支（瓶）中检出微细可见异物的数量应符合表 6-8 的规定；如有 1 支（瓶）超出下表中的限度规定，另取 10 支（瓶）同法复试，均应不超出表 6-8 中的限度规定。

表 6-8 注射用无菌制剂结果判定

制剂类别		每支（瓶）中微细可见异物限度
生物制品	复溶体积 50ml 及以下	≤3 个
	复溶体积 50ml 以上	≤5 个
非生物制品	冻干	≤3 个
	非冻干	≤5 个

无菌原料药：5 份检查的供试品中如检出微细可见异物，每份供试品中检出微细可见异物的数量应符合相应注射用无菌制剂的规定；如有 1 份超出限度规定，另取 10 份同法复试，均应不超出限度规定。

2. 光散射法

当一束单色激光照射溶液时，溶液中存在的不溶性物质使入射光发生散射，散射的能量与不溶性物质的大小有关。光散射法是通过对溶液中不溶性物质引起的光散射能量的测量，并与规定的阈值比较，以检查可见异物。

3. 注意事项

① 实验室检测时应避免引入可见异物。当制备注射用无菌粉末和无菌原料药供试品溶液时，或供试品溶液的容器不适于检测（如不透明、不规则形状容器等），需转移至适宜容器中时，均应在 100 级的洁净环境（如层流净化台）中进行。

② 用于可见异物检查的供试品，必须按规定随机抽样。

③ 注射用无菌粉末及无菌原料药所选用的适宜溶剂应无可见异物。

【例 6-4】 维生素 B_1 注射液可见异物检查

取维生素 B_1 注射液 20 支，按照可见异物检查灯检法依法检查。

检查结果：没有检出可见异物。

结果判断：符合规定。

五、粒度和粒度分布检查

粒度和粒度分布检查用于测定原料药和药物制剂的粒子大小或粒度分布。颗粒剂、含饮片原粉的眼用制剂、混悬型眼用制剂、混悬型软膏剂、含饮片细粉的软膏剂、混悬型气雾剂、混悬型凝胶剂、化学药局部用散剂、用于烧伤或严重创伤的中药局部用散剂、儿科用散剂等，除另有规定外，应进行粒度检查；丙泊酚乳状注射液、脂肪乳注射液（$C_{14\sim24}$）、蒙脱石、三硅酸镁、羧甲淀粉钠等，应进行粒度分布检查。

《中国药典》2020 年版采用显微镜法、筛分法和光散射法三种检查方法，其中前两种用于测定药物制剂的粒子大小或限度，第三种用于测定原料药或药物制剂的粒度分布。此处主要介绍显微镜法。

1. 仪器

显微镜、镜台测微尺和目镜测微尺（直尺式）、盖玻片、载玻片、计数器。

2. 检查方法

（1）目镜测微尺的标定　用来确定使用同一显微镜及特定倍数的物镜、目镜和镜筒长度时，目镜测微尺上每一格所代表的长度。

将镜台测微尺置于显微镜台上，对光调焦，并移动测微尺于视野中央；取下目镜，旋下接目镜的目镜盖，将目镜测微尺放入目镜筒中部的光栏上（正面向上），旋上目镜盖后返置镜筒上。此时在视野中可同时观察到镜台测微尺的像及目镜测微尺的分度小格，移动镜台测微尺和旋转目镜，使两种量尺的刻度平行，并令左边的"0"刻度重合；寻找第二条重合刻度，记录两条刻度的读数；并根据比值计算出目镜测微尺每小格在该物镜条件下所相当的长度（μm）。由于镜台测微尺每格相当于 $10\mu m$ ，则：

$$目镜测微尺每小格的长度 = \frac{10 \times 相重区间镜台测微尺的格数}{相重区间目镜测微尺的格数}$$

如镜台测微尺 15 格和目镜测微尺 34 格，则目镜测微尺在该目镜与物镜的组合下，每小格的度即为 $4.4\mu m$（$10\times15/34=4.4$）。

当测定时需要使用不同的放大倍数时，应分别标定。

（2）供试品的检查

① 取供试品，用力摇匀，黏度较大者可按各品种项下的规定加适量甘油溶液（1→2）稀释。

② 按照该剂型或各品种项下的规定，量取供试品，放到载玻片上，盖上盖玻片，轻压使颗粒分布均匀（注意防止气泡混入），半固体可直接涂在载玻片上，立即在 $50\sim100$ 倍显微镜下检视盖玻片全部视野，应无凝聚现象，并不得检出该剂型或各品种项下规定的 $50\mu m$ 及以上的粒子。

③ 再在 $200\sim500$ 倍的显微镜下检视该剂型或各品种项下规定的视野内的总粒数及规定大小的粒数，并计算其所占比例（％）。

3. 注意事项

① 应注意物镜、目镜的正确选择。

② 所用器具应清洁。

③ 盖上盖玻片时，用镊子夹取一盖玻片，先使其一边与药物接触，慢慢放下，以防止气泡混入，轻压使颗粒分布均匀。

④ 盖、载玻片应平整，光洁、无痕、透明度良好，以免引起散射等现象。

⑤ 直接取样时，取样量应适量，若量过多时，粒子重叠不易观察、判断；若过少则代表性差。

⑥ 如为混悬型软膏剂、混悬型眼用半固体制剂或混悬凝胶剂，在取样混匀过程中应缓慢混匀，以免产生气泡。

六、含量均匀度检查

含量均匀度是指单剂量的固体制剂、半固体制剂和非均相液体制剂含量符合标示量的程度。

在生产过程中，某些单剂量的剂型，辅料较多，由于工艺或设备的原因，或因分散性不好，难以混合均匀，可引起含量均匀度的差异，因此仅靠控制重量差异很难保证给药剂量的准确，故应检查含量均匀度。检查含量均匀度的目的是控制每一个单剂含量的均一性，以保证用药剂量准确。

各种固体制剂、半固体制剂和非均相液体制剂的含量测定，测定的是多个单剂的平均含量，而不是单剂含量，故药典规定含量均匀度检查法和含量测定要互相配合、同时进行，以全面控制制剂的质量，确保用药的安全和有效。

除另有规定外，片剂、硬胶囊剂、颗粒剂或散剂等，每一个单剂标示量小于 25mg 或主药含量小于每一个单剂重量 25% 者；药物间或药物与辅料间采用混粉工艺制成的注射用无菌粉末；内充非均相溶液的软胶囊；单剂量包装的口服混悬液、透皮贴剂和栓剂等品种项下规定含量均匀度应符合要求的制剂，均应检查含量均匀度。复方制剂仅检查符合上述条件的组分，多种维生素或微量元素一般不检查含量均匀度。

1. 仪器

分析天平。

2. 操作方法

除另有规定外，取供试品 10 片（个），按照各品种药片项下规定的方法进行。

① 分别测定每片（个）以标示量为 100 的相对含量 X。

② 求 10 片（个）相对含量的平均值 $\overline{X}$、标准差 S、标示量与平均值之差的绝对值 A。

$$S = \sqrt{\frac{\sum_{i=1}^{n}(X_i - \overline{X})^2}{n-1}} \qquad A = |100 - \overline{X}|$$

3. 结果判断

（1）$A + 2.2S \leq L$，符合规定。

（2）$A + S > L$，不符合规定。

（3）若 $A + 2.2S > L$，且 $A + S \leq L$，则应另取 20 片（个）复试。根据初、复试结果，计算 30 片（个）的均值 $\overline{X}$、标准差 S 和标示量与平均值之差的绝对值 A，然后按下述标准进行判断：

① 当 $A \leq 0.25L$ 时，若 $A^2 + S^2 \leq 0.25L^2$，则供试品的含量均匀度符合规定；若 $A^2 + S^2 > 0.25L^2$ 则不符合规定。

② 当 $A > 0.25L$ 时，若 $A + 1.7S \leq L$，则供试品的含量均匀度符合规定；若 $A + 1.7S > L$，则不符合规定。

上述公式中 L 为规定值，各剂型含量均匀度规定值见表 6-9。

表 6-9　各剂型含量均匀度规定值

剂　　　型	规定值
除另有规定外的各剂型	15.0
单剂量包装的口服混悬剂，内充混悬物的软胶囊剂，胶囊型或泡囊型粉雾剂，单剂量包装的眼用、耳用、鼻用混悬剂固体或半固体制剂	20.0
透皮贴剂、栓剂	25.0

　　如该品种项下规定含量均匀度的限度为 ±20％ 或其他数值时，$L=20.0$ 或其他相应的数值。

　　当各品种正文项下含量限度规定的上下限的平均值（T）大于 100.0（％）时，若 $\overline{X}<100.0$，则 $A=100-\overline{X}$；若 $100.0\leqslant\overline{X}\leqslant T$，则 $A=0$；若 $\overline{X}>T$，则 $A=\overline{X}-T$。同上法计算，判定结果，即得。当 $T<100.0$（％）时，应在各品种正文中规定 A 的计算方法。

　　当含量测定与含量均匀度检查所用检测方法不同时，而且含量均匀度未能从响应值求出每一个单剂含量的情况下，可取供试品 10 个，照该品种含量均匀度项下规定的方法，分别测定，得仪器测得的响应值 Y_i（可为吸光度、峰面积等），求其均值 $\overline{Y}$。另由含量测定法测得以标示量为 100 的含量 X_A，由 X_A 除以响应值的均值 $\overline{Y}$，得比例系数 K（$K=X_A/\overline{Y}$）。将上述诸响应值 Y_i 与 K 相乘，求得每一个单剂以标示量为 100 的相对含量 X_i（％），即 $X_i=KY_i$；同上法求 $\overline{X}$ 和 S 以及 A，计算，判定结果，即得。如需复试，应另取供试品 20 个，按上述方法测定，计算 30 个单剂的均值 $\overline{Y}$、比例系数 K、相对含量 X_i（％）、标准差 S 和 A，判定结果。

　　4. 注意事项

　　① 凡检查含量均匀度的制剂，一般不再检查重（装）量差异；当全部主成分均进行含量均匀度检查时，复方制剂一般亦不再检查重（装）量差异。

　　② 供试品的主药必须溶解完全，必要时可用乳钵研磨或超声处理，促使溶解，并定量转移至容量瓶中。

　　③ 测定时溶液必须澄清，过滤不清，可离心后，取澄清液测定。

　　【例 6-5】 艾司唑仑片含量均匀度的测定

　　取本品（标示量 1mg）10 片，分别置于 100ml 容量瓶中，加盐酸溶液（9→1000）适量，充分振摇，使艾司唑仑溶解，加盐酸溶液（9→1000）稀释至刻度，摇匀，过滤，取续滤液作为供试品溶液，按照紫外- 可见分光光度法，在 268nm 的波长处测定吸光度，10 片的吸光度分别为 0.355、0.349、0.356、0.352、0.355、0.354、0.350、0.349、0.352、0.356，按 $C_{16}H_{11}ClN_4$ 的吸收系数（$E_{1cm}^{1\%}$）为 352 计算，判断含量均匀度是否符合规定。

　　片剂的相对含量计算：

$$相对含量（\%）=\frac{A\times1\%\times DV}{E_{1cm}^{1\%}l\times标示量}\times100\%=\frac{0.355\times1\%\times1\times100}{352\times1\times1\times10^{-3}}\times100\%=100.9\%$$

　　其余 9 片的相对含量分别为：99.1％、101.1％、100.0％、100.9％、100.6％、99.4％、99.1％、100.0％、101.1％。

$$\overline{X}（\%）=\frac{100.9+99.1+101.1+100.0+100.9+100.6+99.4+99.1+100.0+101.1}{10}$$

$$=100.2\%$$

$$S = \sqrt{\frac{\sum_{i=1}^{n}(X-\overline{X})}{n-1}} = \sqrt{\frac{(100.9-100.2)^2 + \cdots + (101.1-102)^2}{9}} = 0.81$$

$$A = |100 - \overline{X}| = |100 - 100.2| = 0.2$$

$$A + 2.2S = 0.2 + 2.2 \times 0.81 = 2.0 < 15.0$$

结果判断：本品的含量均匀度符合规定。

七、溶出度与释放度测定

溶出度是指活性药物从片剂、颗粒剂或胶囊剂等普通制剂在规定条件下溶出的速率和程度在缓释制剂、控释制剂、肠溶制剂及透皮贴剂等制剂中，也称释放度。

片剂等口服的固体制剂服用后，在胃肠道要经过崩解、溶解之后，才能被机体吸收产生药效，而崩解是药物溶出的前提，但还不能客观反映药物在体内溶出的全过程。由于受辅料、工艺条件的影响，崩解后的药物溶出速度有所差别，对其疗效及生物利用程度会产生影响；再者，同一工厂不同批号的产品之间溶出速率有时也有差别。因此，溶出度是评价固体制剂内在质量的重要指标。

《中国药典》2020年版规定溶出度测定方法有七种：篮法、桨法、小杯法、桨碟法、转筒法、流池法和往复筒法。此处介绍前三种方法。

1. 基本原理

三种方法的基本原理相同，即将某种固体制剂的一定量置于溶出仪的吊篮（或烧杯）中，于37℃±0.5℃恒温，在规定的转速、介质中依法检查，在规定的时间内测定其溶出的量。

2. 检查方法

（1）篮法（第一法）

① 仪器装置。溶出度仪包括转篮（图6-4）、溶出杯、杯盖、搅拌桨，仪器一般配有6套以上测定装置。

② 仪器装置的调试。篮轴与电动机相连，由速度调节装置控制电动机的转速，使篮轴的转速在各品种项下规定转速的±4%范围之内。运转时整套装置应保持平稳，均不能产生明显的晃动或振动。

转篮旋转时，篮轴与溶出杯的垂直轴在任一点的偏离均不得大于2mm，转篮下缘的摆动幅度不得偏离轴心1.0mm。调整转篮底部距溶出杯的内底部25mm±2mm。

③ 检查。分别量取经脱气处理的溶出介质，放到各溶出杯内，加热使溶出介质温度恒定在37℃±0.5℃后，调整转速使其稳定。

取供试品6片（粒、袋），分别投到6个干燥的转篮内，将转篮降入溶出杯中（供试品表面不得有气泡），按各品种项下规定的转速启动仪器，开始计时；到规定的取样时间，在规定的取样点（转篮顶端至液面的中点，距溶出杯内壁不小于10mm处）吸取溶出液适量，立即用适当的微孔滤膜过滤，从取样至过滤应在30s内完成。取澄清滤液，按照该品种项下规定的方法测定，计算每片（粒、袋）的溶出量。

（2）桨法（第二法）

① 仪器装置。除将转篮换成搅拌桨（图6-5）外，其他装置和要求与第一法相同。

② 仪器装置的调试。桨杆旋转时，桨轴与溶出杯的垂直轴在任一点的偏差均不得大于2mm；搅拌桨旋转时A、B两点的摆动幅度不得超过0.5mm；桨叶底部距溶出杯的内底部25mm±2mm。

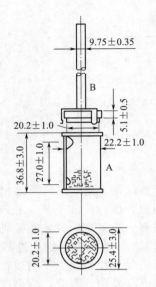

图 6-4　转篮结构（单位：mm）

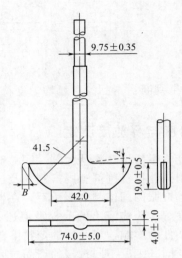

图 6-5　搅拌桨结构（单位：mm）

③ 检查。分别量取经脱气处理的溶出介质，置各溶出杯内，加热使溶出介质温度恒定在 37℃ ±0.5℃ 后，取供试品 6 片（袋、粒），分别投入 6 个溶出杯内（当品种项下规定需要使用沉降篮或其他沉降装置时，可将片剂或胶囊剂先装入规定的沉降篮内，图 6-6）。注意供试品表面上不要有气泡，按各品种项下规定的转速启动仪器，开始计时；至规定的取样时间，在规定的取样点吸取溶出液适量（取样位置应在桨叶顶端至液面的中点，距溶出杯内壁不小于 10mm 处；须多次取样时，操作同第一法），立即用适当的微孔滤膜过滤，自取样至过滤应在 30s 内完成。取澄清滤液，按照各品种项下规定的方法测定，计算每片（袋、粒）的溶出量。

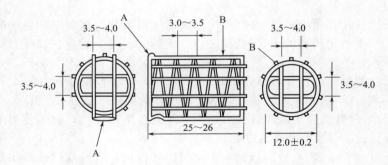

图 6-6　沉降篮结构（单位：mm）

A—耐酸金属卡；B—耐酸金属支架

（3）小杯法（第三法）

① 仪器装置（图 6-7、图 6-8）。搅拌桨、溶出杯及仪器装置和要求详见《中国药典》通则 0931。

② 仪器装置的调试。桨杆旋转时，桨轴与溶出杯的垂直轴在任一点的偏差均不得大于 2mm；搅拌桨旋转时 A、B 两点的摆动幅度不得超过 0.5mm；桨叶底部距溶出杯的内底部 15mm±2mm。

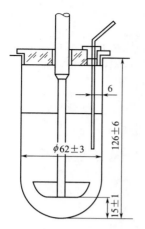

图 6-7　小杯法仪器装置（单位：mm）

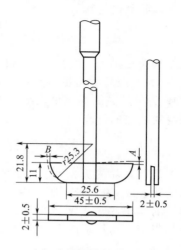

图 6-8　小杯法搅拌桨结构（单位：mm）

③ 检查。分别量取经脱气处理的溶出介质，置各溶出杯内（当品种项下规定需要使用沉降装置时，可将片剂或胶囊剂先装入规定的沉降装置内）。以下操作同第二法。取样位置应在桨叶顶端至液面的中点，距溶出杯内壁不小于 6mm 处。

3. 结果判断

取供试品 6 片（个），测定每片（个）的溶出量，按标示含量计算，进行判断。除另有规定外，符合表 6-10 规定条件之一，可判为符合规定。

表 6-10　溶出度结果判断一览表

规定限度	Q		
供试品数量	6 片（粒、袋）		
测定结果	每片（粒、袋）均不低于规定限度 Q	仅有 1～2 片（粒、袋）低于 Q，但不低于 $Q-10\%$，且其平均溶出量不低于 Q	有 1～2 片（粒、袋）低于 Q，其中仅有 1 片（粒、袋）低于 $Q-10\%$，但不低于 $Q-20\%$，且其平均溶出量不低于 Q
判断	符合规定	符合规定	复试

复试方法：另取 6 片（粒、袋）进行测定，初、复试的 12 片（粒、袋）中有 1～3 片（粒、袋）低于 Q，其中仅有 1 片（粒、袋）低于 $Q-10\%$，但不低于 $Q-20\%$，且其平均溶出量不低于 Q，亦可判定为符合规定。

以上结果判断中所示的 10%、20% 是指相对于标示量的百分率（%）。

4. 计算

溶出量以相当于标示量的百分数表示，计算每个溶出量，必要时计算其平均值。

$$溶出度（\%）=\frac{溶出量}{标示量}\times100\%$$

(1) 采用吸收系数 $E_{1cm}^{1\%}$ 的计算

$$溶出度（\%）=\frac{A\times1\%\times DV}{E_{1cm}^{1\%}l\times标示量}\times100\%$$

式中，A 为吸光度；D 为稀释倍数；V 为溶出介质的体积，ml；l 为吸收池厚度，cm。

（2）采用对照品时的计算

$$溶出度（\%）=\frac{ADVW_{\tau}}{A_{\tau}D_{\tau}V_{\tau}W}\times100\%$$

式中，A 为供试品的吸光度或峰面积；A_{τ} 为对照品的吸光度或峰面积；D 为供试品的稀释倍数；D_{τ} 为对照品的稀释倍数；V 为供试品溶出介质的体积，ml；V_{τ} 为对照品的溶解体积，ml；W 为供试品的标示量，mg；W_{τ} 为对照品的取样量，mg。

（3）自身对照法的计算

$$溶出度（\%）=\frac{ADVW_{\tau}}{A_{\tau}D_{\tau}V_{\tau}W}\times100\%$$

式中，A 为供试品的吸光度或峰面积；A_{τ} 为自身对照溶液的吸光度或峰面积；D 为供试品的稀释倍数；D_{τ} 为自身对照溶液的稀释倍数；V 为供试品溶出介质的体积，ml；V_{τ} 为自身对照溶液的体积，ml；W 为供试品的平均片重或平均装量，g；W_{τ} 为自身对照品的取用量（即约相当于平均片重或平均装量的供试品的量），g。

5. 注意事项

① 凡规定检查溶出度的制剂，可不再进行崩解时限检查。

② 一般滤膜的孔径不大于 $0.8\mu m$。滤膜应浸在蒸馏水中，至少浸泡一天以上。

③ 溶出介质应使用各品种项下规定的溶出介质，除另有规定外，室温下体积为 900ml，并应新鲜制备和经脱气处理（溶解的气体在试验过程中可能形成气泡，从而影响试验结果，尤其是对篮法的测定结果，因此溶解的气体应在试验之前除去。可采用下列方法进行脱气处理：取溶出介质，在缓慢搅拌下加热至约 41℃，并在真空条件下不断搅拌 5min 以上；或采用煮沸、超声、抽滤等其他有效的除气方法）；还应注意测定时如果转篮放置不当，也会产生气体附在转篮的下面，形成气泡致使片剂浮在上面，使溶出度大幅度下降。如果溶出介质为缓冲液，当需要调节 pH 值时，一般调节 pH 值至规定 pH 值±0.05 的范围之内。

④ 溶出介质实际量取的体积与规定体积的偏差应不超过±1%，加入适量已除去溶入气体的溶出介质至每个溶出槽内，溶出液温度应为 37℃±0.5℃，溶出液应预热。放入溶出介质的供试品表面上不要有气泡。

⑤ 用转篮法时，供试品进入溶出液后，立即开启仪器，同时计时。

⑥ 取样时，应按照品种各论中规定的取样时间取样，实际取样时间与规定时间的差异不得过±2%，自 6 杯中完成取样的时间应在 1min 内；需多次取样时，所量取溶出介质的体积之和应在溶出介质的 1% 之内，如超过总体积的 1% 时，应及时补充相同体积的、温度为 37℃±0.5℃ 的溶出介质，或在计算时加以校正。

⑦ 溶出仪转轴不用时应垂直挂置，不得平卧，以免转轴变形。溶出槽水保持清洁，定期更换。

⑧ 如胶囊壳对分析有干扰，应取不少于 6 粒胶囊，尽可能完全地除尽内容物，置同一溶出杯内，按该品种项下规定的分析方法测定每个空胶囊的空白值，做必要的校正。如校正值大于标示量的 25%，试验无效。如校正值不大于标示量的 2%，可忽略不计。

⑨ 实验结束后，应用水冲洗篮、篮体或搅拌桨。转篮必要时用水或其他溶剂超声处理、洗净。

【例 6-6】 对乙酰氨基酚片溶出度测定

取乙酰氨基酚片（标示量为 0.3g）6 片，按照溶出度测定法（《中国药典》第四部通则 0931 第一法）依法测定，以稀盐酸 24ml 加水至 1000ml 为溶出介质，转速为每分钟 100 转，经 30min 时，取溶液 5ml，过滤，精密量取续滤液 1ml，用 0.04% 氢氧化钠溶液稀释至 50ml，摇匀，按照紫外-可见分光光度法，在 257nm 的波长处测定 6 片的吸光度分别为：0.362、0.353、0.361、0.358、0.355、0.361，按 $C_8H_9NO_2$ 的吸收系数（$E_{1cm}^{1\%}$）为 715，计算每片的溶出量。限度为标示量的 80%。

$$溶出度（\%）=\frac{A\times 1\%\times D\times V}{E_{1cm}^{1\%}\times l\times 标示量}\times 100\%=\frac{0.362\times 1\%\times 50\times 1000}{715\times 1\times 0.3}\times 100\%=84.4\%$$

同法计算另五片的溶出量分别为：82.3%、84.1%、83.4%、82.8%、84.1%。

平均溶出量：83.5%

结果判断：该片剂的溶出度符合规定。

第二节　片剂的分析

片剂是指原料药物或与适宜的辅料混合，通过制剂技术压制而成的圆片状或异形片状的固体制剂。

《中国药典》2020 年版规定，片剂以口服普通片为主，另有含片、舌下片、口腔贴片、咀嚼片、分散片、可溶片、泡腾片、阴道片、阴道泡腾片、缓释片、控释片、肠溶片与口崩片等。

片剂分析的一般步骤为：外观性状检查（如色、嗅、味等）；鉴别试验；检查；含量测定。

《中国药典》2020 年版规定片剂相应的常规检查包括：重量差异检查或含量均匀度检查、崩解时限检查、溶出度或释放度检查、微生物限度检查等。

不同类别片剂的检查项目见表 6-11。

表 6-11　片剂的检查项目

片剂类型		重量差异	含量均匀度	崩解时限	溶出度（释放度、融变时限）	其他
普通片	糖衣片	包衣前检查	凡检查含量均匀度的，一般不再检查重量差异	检查，1h	凡检查溶出度（释放度、融变时限）的，一般不再检查崩解时限	
	薄膜衣片	包衣后检查		检查，30min		
含片		检查		检查，10min		
舌下片		检查		检查，5min		
口腔贴片		检查			溶出度或释放度	
咀嚼片		检查				硬度
分散片		检查			溶出度	分散均匀度
可溶片		检查		检查，3min		
泡腾片		检查		检查，5min		
阴道片		检查			融变时限	
阴道泡腾片		检查				发泡量检查
缓释片		检查			释放度	
控释片		检查			释放度	
肠溶片		检查		检查	释放度	

凡规定检查含量均匀度的片剂，一般不再进行重量差异检查；凡检查溶解度、释放度的片剂，不再进行崩解时限检查。

1. 重量差异检查

按照规定方法进行检查，应符合规定。

2. 崩解时限检查

按照片剂崩解时限检查法检查，应符合规定；阴道片按照融变时限检查法检查，应符合规定。咀嚼片不进行崩解时限检查。

3. 发泡量

除另有规定外，取 25ml 具塞刻度试管（内径 1.5cm，若片剂直径较大，可改为内径 2.0cm）10 支，按表 6-12 规定加水一定量，置 37℃±1℃ 水浴中 5min，各管中分别投入供试品 1 片，在 20min 内观察最大发泡量的体积，平均发泡体积不得少于 6ml，且少于 4ml 的不得超过 2 片。

表 6-12　加水量对照表

平均片重	加水量
1.5g 及 1.5g 以下	2.0ml
1.5g 以上	4.0ml

4. 分散均匀性

照崩解时限检查法检查，不锈钢丝网的筛孔内径为 710μm，水温为 15～25℃；取供试品 6 片，应在 3min 内全部崩解并通过筛网，如有少量不能通过筛网，但已软化成轻质上漂且无硬心者，符合要求。

分散片按照上述方法检查，应符合规定。

5. 微生物限度

以动物、植物、矿物来源的非单体成分制成的片剂，生物制品片剂，以及黏膜或皮肤炎症或腔道等局部用片剂（如口腔贴片、外用可溶片、阴道片、阴道泡腾片等），照非无菌产品微生物限度检查：微生物计数法和控制菌检查法及非无菌药品微生物限度标准检查，应符合规定。规定检查杂菌的生物制品片剂，可不进行微生物限度检查。

【例 6-7】 碳酸氢钠片的检查

碳酸盐：取本品，研细，精密称取适量（相当于碳酸氢钠 1.00g），加新沸过并用冰冷却的水 100ml，轻轻旋摇使碳酸氢钠溶解，加酚酞指示剂 4～5 滴，如显红色，立即加盐酸滴定液（0.5mol/L）1.30ml，应变为无色。

崩解时限：按照崩解时限检查法，在人工胃液中进行检查，应在 30min 内全部崩解。

重量差异：按照重量差异检查法，应符合规定。

第三节　胶囊剂的分析

一、胶囊剂分类

胶囊剂是指原料药物或加有辅料充填于空心胶囊或密封于软质囊材中的固体制剂。胶囊剂可分为硬胶囊和软胶囊。根据释放特性不同，还有缓释胶囊、控释胶囊、肠溶胶囊等。

硬胶囊（通称为胶囊）是指采用适宜的制剂技术，将药物或加适宜辅料制成粉末、颗粒、小片、小丸、半固体或液体等，充填于空心胶囊中的胶囊剂。

软胶囊是指将一定量的液体药物直接包封，或将固体药物溶解或分散在适宜的赋形剂中制备成溶液、混悬液、乳状液或半固体，密封于球形或椭圆形的软质囊材中的胶囊剂。可用滴制法或压制法制备。软质囊材是由胶囊用明胶、甘油或其他适宜的药用材料单独或混合制成。

缓释胶囊是指在规定的释放介质中缓慢地非恒速释放药物的胶囊剂。

控释胶囊是指在规定的释放介质中缓慢地恒速释放药物的胶囊剂。

肠溶胶囊是指硬胶囊或软胶囊用适宜的肠溶材料制备而得，或用经肠溶材料包衣的颗粒或小丸充填胶囊而制成的胶囊剂。肠溶胶囊不溶于胃液，但能在肠液中崩解而释放活性成分。

二、胶囊剂的常规检查

胶囊剂的分析步骤一般为：性状检查；鉴别试验；检查；含量测定。胶囊剂的常规检查项目有装量差异、崩解时限。有些胶囊剂还需要检查水分和微生物限度。缓释胶囊、控释胶囊和肠溶胶囊应符合"通则9013 缓释、控释和迟释制剂指导原则"的有关要求，并应进行释放度检查。

胶囊剂应整洁，不得有黏结、变形、渗漏或囊壳破裂现象，并应无异臭。溶出度、释放度、含量均匀度、微生物限度等应符合要求。必要时，内容物包衣的胶囊剂应检查残留溶剂。不同剂型的胶囊剂检查项目见表6-13。

表 6-13　胶囊剂检查项目

胶囊类型	装量差异	崩解时限	含量均匀度	溶出度（释放度）
硬胶囊	检查	检查，30min 内		
软胶囊（胶丸）	检查	检查，1h 内		
缓释胶囊	检查	检查，1h 内		释放度
控释胶囊	检查			释放度
结肠肠溶胶囊	检查	检查，1h 内		释放度

凡规定检查含量均匀度的胶囊剂，一般不再进行装量差异检查；凡规定检查溶出度或释放度的胶囊剂，可不进行崩解时限的检查。

1. 装量差异

按照装量差异方法检查，应符合规定。

2. 崩解时限

除另有规定外，按崩解时限检查法检查，均应符合规定。

3. 水分

取供试品内容物，照水分测定法（通则0832）测定。除另有规定外，不得过 9.0%。

中药硬胶囊剂按照上述方法检查，应符合规定。

硬胶囊内容物为液体或半固体者不检查水分。

4. 微生物限度

以动物、植物、矿物质来源的非单体成分制成的胶囊剂，生物制品胶囊剂，照非无菌产品微生物限度检查：微生物计数法和控制菌检查法及非无菌药品微生物限度标准检查，应符合规定。

规定检查杂菌的生物制品胶囊剂，可不进行微生物限度检查。

【例 6-8】 异维 A 酸软胶囊检查

崩解时限：按照重量差异检查法检查，应符合规定。

含量均匀度：避光操作。取本品 1 粒，用剪刀小心刺穿顶部，将内容物挤至 50ml 容量瓶中，剪开胶壳，置 25ml 小烧杯中，用二氯甲烷 10ml 分次将剪刀及胶壳上的内容物洗净，洗液合并于 50ml 容量瓶中，振摇使内容物溶解均匀，再用异辛烷稀释至刻度，摇匀，精密量取 2ml，置于另一 100ml 容量瓶中，用异辛烷稀释至刻度，摇匀，按照含量测定项下的方法测定含量，应符合规定（通则 0941）。

第四节　注射剂的分析

一、注射剂概况

注射剂系指原料药物与适宜的溶剂或分散介质制成的供注入体内的溶液、乳状液或混悬液及供临用前配制或稀释成溶液或混悬液的粉末或浓溶液的无菌制剂。

注射剂可分为注射液、注射用无菌粉末与注射用浓溶液。注射液包括溶液型、乳浊液型或混悬型注射液，可用于皮下注射、皮内注射、肌内注射、静脉注射、静脉滴注、鞘内注射、椎管内注射等。其中，供静脉滴注用的大容量注射液（除另有规定外，一般不小于 100ml，生物制品一般不小于 50ml）也可称为输液。中药注射剂一般不宜制成混悬型注射液。乳状液型注射液，不得用于椎管内注射。混悬型注射液不得用于静脉注射或椎管内注射。

注射用无菌粉末系指原料药物制成的供临用前用适宜的无菌溶液配制成澄清溶液或均匀混悬液的无菌粉末或无菌块状物。可用适宜的注射用溶剂配制后注射，也可用静脉输液配制后静脉滴注。无菌粉末用溶剂结晶法、喷雾干燥法或冷冻干燥法等制得。

注射用浓溶液系指原料药物与适宜辅料制成的供临用前稀释后静脉滴注用的无菌浓溶液。

1. 注射剂的组成

除注射用无菌粉末外，注射剂是由原料药溶解于溶剂中，配成一定的浓度，经过滤、灌封、灭菌而制成。其组成主要包含两部分：一是主药；二是溶剂。注射用的溶剂包括水性溶剂、植物油及其他非水性溶剂等。最常用的水性溶剂为注射用水，亦可用 0.9％氯化钠溶液或其他适宜的水溶液。非水溶剂有乙醇、丙二醇、聚乙二醇的水溶液。常用的油溶剂为注射用大豆油。

有些注射剂还根据药物的性质，添加了一些附加剂，如渗透压调节剂、pH 值调节剂、增溶剂、助溶剂、抗氧剂、抑菌剂、乳化剂、助悬剂等。

2. 注射剂的分析步骤

注射剂分析时，一般按照下面的操作步骤进行：性状检查；鉴别试验；检查（pH 检查、杂质检查、制剂检查）；含量测定。

二、注射剂的常规检查

《中国药典》2020 年版规定注射剂相应的常规检查项目包括：装量检查（注射液及注射用浓溶液）、装量差异检查（注射用无菌粉末）、渗透压摩尔浓度、可见异物检查、不溶性微粒检查、无菌检查、细菌内毒素或热原检查。

1. 装量检查（注射液及注射用浓溶液）

（1）取样　根据不同规格按规定取 3 或 5 支（瓶）[标示装量为不大于 2ml 者取供试品 5 支（瓶），2ml 以上至 50ml 者取供试品 3 支（瓶）]。

（2）检查

① 注射液及注射用浓溶液　开启后，将内容物分别用相应体积的干燥注射器及注射针头抽尽，注入经标化的量入式量筒内（量筒的大小应使待测体积至少占其额定体积的 40%），在室温下检视。

测定油溶液、乳状液或混悬液的装量时，先加温（如有必要）摇匀，再用干燥注射器及注射针头抽尽后，同前法操作，放冷，检视。

标示装量为 50ml 以上的注射液及注射用浓溶液按照最低装量检查法检查，应符合规定。

② 生物制品多剂量供试品　取供试品 1 支（瓶），按标示的剂量数和每剂的装量分别用注射器抽出，按（1）步骤测定单次剂量，应符合规定。

③ 预装式注射器和弹筒式装置的供试品　供试品与所配注射器、针头或活塞装配后将供试品缓慢连续注入容器（不排尽针头中的液体），按单剂量供试品要求进行装量检查，应不低于标示装量。

也可采用重量除以相对密度计算装量。准确量取供试品，精密称定，求出每 1ml 供试品的重量（即供试品的相对密度）；精密称定用干燥注射器及注射针头抽出或直接缓慢倾出供试品内容物的重量，再除以供试品相对密度，得出相应的装量。

（3）结果判断　每支（或单次剂量）的装量应不低于其标示装量。

（4）注意事项　开启注射液时，应避免内容物的损失。

2. 装量差异检查（注射用无菌粉末）

注射用无菌粉末的装量差异按装量差异检查法进行检查，应符合规定。

3. 渗透压摩尔浓度检查

生物膜，如人体的细胞膜或毛细血管壁，一般具有半透膜的性质，溶剂通过半透膜由低浓度溶液向高浓度溶液扩散的现象称为"渗透"，阻止渗透所需施加的压力即称为"渗透压"。处方中添加了渗透压调节剂的制剂，都应控制其渗透压摩尔浓度。

溶液的渗透压，依赖于溶液中溶质粒子的数量，通常以渗透压摩尔浓度来表示，它反映的是溶液中各种溶质对溶液渗透压贡献的总和。

渗透压摩尔浓度常采用测量溶液的冰点下降来间接测得。除另有规定外，静脉输液及椎管注射用注射液按各品种项下的规定，按照《中国药典》2020 年版通则 0632 渗透压摩尔浓度测定法检查，应符合规定。

4. 可见异物检查

注射剂按可见异物检查法进行检查，应符合规定。

5. 不溶性微粒检查

注射剂在可见异物检查符合规定后，应对静脉用、鞘内、椎管内注射剂（溶液型注射液、注射用无菌粉末、注用浓溶液）及供静脉注射用无菌原料药中不溶性微粒的大小及数量进行检查。

不溶性微粒检查法包括光阻法和显微计数法。

光阻法是将一定体积的注射液通过一窄小的检测区时，位于流体流向垂直方向上的光检测元件所能接受到的光能，因微粒的阻挡作用而减弱，由传感器输出的信号降低，这种信号变化与微粒的截面积成正比；再根据通过检测区注射液的体积，计算出被检测注射液每 1ml

（或每个容器）中含大于或等于 $10\mu m$ 和大于或等于 $25\mu m$ 的不溶性微粒数。

显微计数法是将一定体积的注射液过滤，使所含外来不溶性微粒截留在微孔上，在 100 倍显微镜下，用经标定的目镜测微尺分别计算其最长直径大于或等于 $10\mu m$ 和大于或等于 $25\mu m$ 的不溶性微粒数。根据过滤面积上的微粒总数，计算出被检测的注射液每 1ml（或每个容器）中含不溶性微粒的数量。

当光阻法测定结果不符合规定或供试品不适于用光阻法测定时，应采用显微计数法进行测定，并以显微计数法的测定结果作为判定依据。光阻法不适用于黏度过高和易析出结晶的制剂，也不适用于进入传感器时容易产生气泡的注射剂。

对于黏度过高，采用两种方法都无法直接测定的注射液，可用适宜的溶剂经适当稀释后测定。

取供试品进行不溶性微粒检查（《中国药典》2020 年版通则 0903），除另有规定外，光阻法和显微计数法结果判定标准应符合表 6-14。

表 6-14　光阻法和显微计数法结果判断标准

不溶性微粒检查方法	标示装量	判断标准
光阻法	100ml 或 100ml 以上的静脉用注射液	每 1ml 中含 $10\mu m$ 及 $10\mu m$ 以上的微粒不得过 25 粒，含 $25\mu m$ 及 $25\mu m$ 以上的微粒不得过 3 粒
	100ml 以下的静脉用注射液、静脉注射用无菌粉末、注射用浓溶液及供注射用无菌原料药	每个供试品容器（份）中含 $10\mu m$ 及 $10\mu m$ 以上的微粒不得过 6000 粒，含 $25\mu m$ 及 $25\mu m$ 以上的微粒不得过 600 粒
显微计数法	100ml 或 100ml 以上的静脉用注射液	每 1ml 中含 $10\mu m$ 及 $10\mu m$ 以上的微粒不得过 12 粒，含 $25\mu m$ 及 $25\mu m$ 以上的微粒不得过 2 粒
	100ml 以下的静脉用注射液、静脉注射用无菌粉末、注射用浓溶液及供注射用无菌原料药	每个供试品容器（份）中含 $10\mu m$ 及 $10\mu m$ 以上的微粒不得过 3000 粒，含 $25\mu m$ 及 $25\mu m$ 以上的微粒不得过 300 粒

6. 无菌检查

无菌检查法是用于检查药典要求无菌的药品、医疗器具、原料、辅料及其他品种是否无菌的一种方法。若供试品符合无菌检查法的规定，仅表明了供试品在该检验条件下未发现微生物污染。

无菌检查应在环境洁净度 B 级下的局部洁净度 A 级的单向流空气区域内或隔离系统中进行，其全过程应严格遵守无菌操作，防止微生物污染，防止污染的措施不得影响供试品中微生物的检出。

在进行供试品的无菌检查方法时，应先按照药典的要求进行培养基的适用性检查、方法的论证。

（1）培养基的准备及培养基的灵敏度检查　用于无菌检查的培养基主要如下（《中国药典》2020 年版通则 1101）。

① 硫乙醇酸盐流体培养基。

② 胰酪大豆胨液体培养基。

③ 中和或灭活用培养基。

④ 0.5％葡萄糖肉汤培养基。

⑤ 胰酪大豆胨琼脂培养基。

⑥ 沙氏葡萄糖液体培养基。

⑦ 沙氏葡萄糖琼脂培养基。

　　培养基可按《中国药典》2020 年版通则 1101 规定处方制备，亦可使用该处方生产的符合规定的脱水培养基或成品培养基，配制后应采用验证合格的灭菌程序灭菌。制备好的培养基应保存在 2～25℃、避光的环境，若保存于非密闭容器中，一般在 3 周内使用；若保存于密闭容器中，一般可在一年内使用，实际保存期应经验证确定。

　　（2）稀释液、冲洗液　稀释液、冲洗液一般有 0.1% 蛋白胨水溶液与 pH7.0 氯化钠-蛋白胨缓冲液，配制后应采用验证合格的灭菌程序灭菌。

　　（3）方法验证　当建立产品的无菌检查法时，应进行方法的验证，以证明所采用的方法适合于该产品的无菌检查。若该产品的组分或原检验条件发生改变时，检查方法应重新验证。验证时，按"供试品的无菌检查"的规定及要求进行操作。对每一试验菌应逐一进行验证。

　　（4）供试品的无菌检查准备

　　① 检验数量　检验数量是指一次试验所用供试品最小包装容器的数量。除另有规定外，出厂产品和上市产品监督检验的检验数量应符合表 6-15 的要求。

表 6-15　批出厂产品最少检验数量

供试品		批产量 N/个	接种每种培养基所需的最少检验数量
注射剂		≤100 100＜N≤500 ＞500	10% 或 4 个(取较多者) 10 个 2% 或 20 个(取较少者)
大体积注射剂(＞100ml)			2% 或 10 个(取较少者) 20 个(生物制品)
冻干血液制品	(＞5ml)	每柜冻干≤200 每柜冻干＞200	5 个 10 个
	(≤5ml)	≤100 100＜N≤500 ＞500	5 个 10 个 20 个
眼用及其他非注射产品		≤200 ＞200	5% 或 2 个(取较多者) 10 个
桶装无菌固体原料		≤4 4＜N≤50 ＞50	每个容器 20% 或 4 个(取较多者) 2% 或 10 个(取较多者)
抗生素固体原料药(≥5g)			6 个容器
生物制品原液或半成品			每个容器(每个容器制品的取样量为总量的 0.1% 或不少于 10ml，每开瓶一次，应如上法抽检)
体外用诊断制品半成品			每批(抽验量应不少于 3ml)
医疗器具		≤100 100＜N≤500 ＞500	10% 或 4 件(取较多者) 10 件 2% 或 20 个(取较少者)

　　注：若供试品每个容器中的装量不够接种两种培养基，那么表中的最少检验数量加倍。

　　一般情况下，供试品无菌检查若采用薄膜过滤法，应增加 1/2 的最小检验数量作阳性对照用；如果采用直接接种法，应增加供试品无菌检查时每个培养基容器接种的样品量作阳性对照用。

　　② 检验量　检验量是指一次试验所用的供试品总量（g 或 ml）。除另有规定外，每份培养基接种的供试品量按《中国药典》2020 年版规定进行。如果每支（瓶）供试品的装量按

规定足够接种两份培养基，则应分别接种硫乙醇酸盐流体培养基和胰酪大豆胨液体培养基。采用薄膜过滤法时，检验量应不少于直接接种法的供试品总接种量，只要供试品特性允许，应将所有容器内的全部内容物过滤。

③ 阳性对照　阳性对照菌液是为供试品做阳性对照试验使用的，阳性对照实验的目的是检查阳性菌在加入供试品的培养基中能否生长，以验证供试品有无抑制活性物质和实验条件是否符合要求。根据供试品特性选择阳性对照菌，见表6-16。

阳性对照试验的菌液制备与方法验证试验一致，加菌量小于100cfu，供试品用量同供试品无菌检查每份培养基接种的样品量。阳性对照管培养48～72h应生长良好。

表 6-16　阳性对照菌选择表

供试品	对照菌
无抑菌作用及抗革兰阳性菌为主的供试品	金黄色葡萄球菌
抗革兰阴性菌为主的供试品	大肠埃希菌
抗厌氧菌的供试品	生孢梭菌
抗真菌的供试品	白念珠菌

④ 阴性对照　供试品无菌检查时，应取相应溶剂和稀释液、冲洗液同种方法操作，作为阴性对照。阴性对照不得有菌生长。

无菌试验过程中，如果需使用表面活性剂、灭活剂、中和剂等试剂，应当证明其有效性，且对微生物无毒性。

(5) 供试品的无菌检查方法　无菌检查法包括薄膜过滤法和直接接种法。只要供试品性状允许，应采用薄膜过滤法。供试品无菌检查所采用的检查方法和检验条件应与验证的方法相同。

① 薄膜过滤法　薄膜过滤法应优先采用封闭式薄膜过滤器，也可使用一般薄膜过滤器。无菌检查用的滤膜孔径应不大于 $0.45\mu m$，直径约为 50mm。可根据供试品及其溶剂的特性选择滤膜材质。

水溶性供试液过滤前先将少量的冲洗液过滤以润湿滤膜。油类供试品，其滤膜和过滤器在使用前应充分干燥。为发挥滤膜的最大过滤效率，应注意保持供试品溶液及冲洗液覆盖整个滤膜表面。供试液经薄膜过滤后，如果需要用冲洗液冲洗滤膜，每张滤膜每次冲洗量一般为 100ml，且总冲洗量不得超过 1000ml，以避免滤膜上的微生物受损伤。

a. 水溶液供试品。取规定量，直接过滤，或混合至含适量稀释液的无菌容器内，混匀，立即过滤。如果供试品具有抑菌作用或含防腐剂，要用冲洗液冲洗滤膜，冲洗次数一般不少于 3 次。冲洗后，如果用封闭式薄膜过滤器，分别将 100ml 硫乙醇酸盐流体培养基及胰酪大豆胨液体培养基加入相应的滤筒内。如果采用一般薄膜过滤器，取出滤膜，将其分成 3 等份，分别置于含 50ml 硫乙醇酸盐流体培养基及胰酪大豆胨液体培养基的容器中，其中一份作阳性对照用。

b. 可溶于水的固体制剂供试品。取规定量，加适宜的稀释液溶解或按标签说明复溶，然后对照水溶液供试品项下的方法操作。

c. 非水溶性制剂供试品。取规定量，直接过滤；或置混合有含聚山梨酯 80 或其他适宜乳化剂的稀释液中，充分混合，立即过滤。用含 0.1%～1% 聚山梨酯 80 的冲洗液冲洗滤膜至少 3 次。滤膜于含或不含聚山梨酯 80 的培养基中培养。接种培养基按照水溶液供试品项下的方法操作。

d. β-内酰胺类抗生素供试品。取规定量，按水溶液或固体制剂供试品的处理方法处理，立即过滤，用适宜的冲洗液冲洗滤膜。再用含适量 β-内酰胺酶的冲洗液清除残留在滤筒、滤膜上的抗生素后接种培养基，必要时培养基中可加少量的 β-内酰胺酶；或将滤膜直接接种至含适量 β-内酰胺酶的培养基中。接种培养基按照水溶液供试品项下的方法操作。

e. 可溶于十四烷酸异丙酯的膏剂和黏性油剂供试品。取规定量，混合至适量的无菌十四烷酸异丙酯中，剧烈振摇，使供试品充分溶解，如果需要可适当加热，但温度不得超过44℃，趁热迅速过滤。对仍然无法过滤的供试品，在含有适量的无菌十四烷酸异丙酯的供试液中加入不少于 100ml 的稀释液，充分振摇萃取，静置，取下层水相作为供试液过滤。过滤后滤膜冲洗及接种培养基按照非水溶性制剂供试品项下的方法操作。

f. 装有药物的注射器供试品。取规定量，排出注射器中的内容物至无菌容器中，若需要可吸入稀释液或用标签所示的溶剂溶解，然后按照水溶液或非水溶性制剂供试品项下的方法操作。同时应采用直接接种法进行包装中所配置的无菌针头的无菌检查。

g. 具有导管的医疗器具（输血、输液袋等）供试品。取规定量，每个最小包装用 50～100ml 冲洗液，分别冲洗内壁，收集冲洗液于无菌容器中，然后按照水溶液供试品项下的方法操作。同时应采用直接接种法进行包装中所配置的针头的无菌检查。

② 直接接种法　直接接种法即取规定量的供试品分别接种至各含硫乙醇酸盐流体培养基和胰酪大豆胨液体培养基的容器中。除生物制品外，一般样品无菌检查时，两种培养基接种的瓶或支数相等；生物制品无菌检查时，硫乙醇酸盐流体培养基和胰酪大豆胨液体培养基接种的瓶或支数为 2：1。

a. 混悬液等非澄清水溶液供试品。取规定量，接种至各管培养基中。

b. 固体制剂供试品。取规定量，直接接种至各管培养基中，或加入适宜的溶剂溶解，或按标签说明复溶后，取规定量接种至各管培养基中。

c. 非水溶性制剂供试品。取规定量，混合，加入适量的聚山梨酯 80 或其他适宜的乳化剂及稀释剂使其乳化，接种至各管培养基中。或直接接种至含聚山梨酯 80 或其他适宜乳化剂的各管培养基中。

注意：除另有规定外，每个容器中培养基的用量应符合接种的供试品体积不得大于培养基体积的 10％，同时，硫乙醇酸盐流体培养基每管装量不少于 15ml，胰酪大豆胨液体培养基每管装量不少于 10ml。若供试品具有抑菌作用，可加入适量的无菌中和剂或灭活剂，或加大每个容器的培养基用量。供试品检查时，培养基的用量和高度应与方法验证试验一致。

（6）**培养及观察**　上述含培养基的容器按规定的温度培养 14 天。培养期间应逐日观察并记录是否有菌生长。如果在加入供试品后或在培养过程中，培养基出现浑浊，培养 14 天后，不能从外观上判断有无微生物生长，可取该培养液适量转种至同种新鲜培养基中，细菌培养 2 天、真菌培养 3 天，观察接种的同种新鲜培养基是否再出现浑浊；或取培养液涂片、染色、镜检，判断是否有菌。

（7）**结果判断**　阳性对照管应生长良好，阴性对照管不得有菌生长。否则，试验无效。

① 供试品管均澄清，或虽显浑浊但经确证无菌生长，判供试品符合规定。

② 供试品管中任何一管显浑浊并确证有菌生长，判供试品不符合规定，除非能充分证明试验结果无效，即生长的微生物非供试品所含。

当符合下列至少一个条件时，可判试验结果无效：

a. 无菌检查试验所用的设备及环境的微生物监控结果不符合无菌检查法的要求。

b. 回顾无菌试验过程，发现有可能引起微生物污染的因素。

c. 供试品管中生长的微生物经鉴定后，确证是因无菌试验中所使用的物品和（或）无菌操作技术不当引起的。

试验若经确认无效，应重试。重试时，重新取同量供试品，依法检查，若无菌生长，判供试品符合规定；若有菌生长，判供试品不符合规定。

(8) 注意事项

① 无菌检查应在 B 级洁净区中 A 级环境下操作。

② 无菌检查用具，使用前须灭菌处理。

③ 对照菌、实验菌不得污染杂菌。

7. 热原或细菌内毒素检查

供静脉滴注用注射剂，按各品种项下的规定，按照《中国药典》2020 年版通则热原检查法或细菌内毒素检查法进行检查，应符合规定。

> **【例 6-9】** 维生素 C 注射液的检查
>
> pH 值：应为 5.0～7.0。
>
> 颜色：取本品，用水稀释制成每 1ml 中含维生素 C 50mg 的溶液，按照紫外-可见分光光度法，在 420nm 的波长处测定，吸光度不得过 0.06。
>
> 草酸：取本品，用水稀释制成每 1ml 中含维生素 C 50mg 的溶液，精密量取 5ml，加稀醋酸 1ml 与氯化钙试液 0.5ml，摇匀，放置 1h，作为供试品溶液；精密称取草酸 75mg，置于 500ml 容量瓶中，加水溶解并稀释至刻度，摇匀，精密量取 5ml，加稀醋酸 1ml 与氯化钙试液 0.5ml，摇匀，放置 1h，作为对照溶液。供试品溶液产生的浑浊不得浓于对照溶液（0.3%）。
>
> 细菌内毒素：取本品，依法检查，每 1mg 维生素 C 中含内毒素量应小于 0.020EU。
>
> 装量：取供试品适量，按装量检查方法检查，应符合规定。
>
> 可见异物检查：取供试品适量，按可见异物检查方法检查，应符合规定。
>
> 无菌检查：取供试品适量，按无菌检查方法检查，应符合规定。

第五节　软膏剂的分析

一、软膏剂概况

软膏剂是指原料药物与油脂性或水溶性基质混合制成的均匀的半固体外用制剂。软膏剂常用的基质有油脂性基质和水溶性基质。油脂性基质常用的有凡士林、石蜡、液状石蜡、硅油、蜂蜡、硬脂酸、羊毛脂等；水溶性基质主要有聚乙二醇。

因原料药物在基质中分散状态不同，分为溶液型软膏剂和混悬型软膏剂。溶液型软膏剂是原料药物溶解（或共熔）于基质或基质组分中制成的软膏剂；混悬型软膏剂是原料药物细粉均匀分散于基质中制成的软膏剂。

软膏剂的分析步骤为：性状检查；鉴别；检查；含量测定。

二、软膏剂的常规检查

软膏剂的相应常规检查项目包括：粒度检查、装量检查、无菌检查、微生物限度检查。

1. 粒度检查

粒度检查用于检查原料和药物制剂的粒子大小。

除另有规定外，取适量的供试品，在载玻片上涂成薄层，薄层面积相当于盖玻片面积，共涂 3 片，按照粒度和粒度分布测定法（第一法）检查，均不得检出大于 180μm 的粒子。

除另有规定外，混悬型软膏剂、含饮片细粉的软膏剂按照上述方法检查，应符合规定。

2. 装量检查

取供试品按照最低装量检查法检查，应符合规定。

3. 无菌检查

用于烧伤［除程度较轻的烧伤（Ⅰ°或浅Ⅱ°）外］、严重创伤或临床必须无菌的软膏剂与乳膏剂，取供试品按照无菌检查法检查，应符合规定。

4. 微生物限度检查

微生物限度检查法是检查非规定灭菌制剂及其原料、辅料受微生物污染程度的方法。检查主要包括微生物计数法及控制菌检查法两部分。

（1）环境要求　微生物限度检查应在环境洁净度 B 级下的局部洁净度 A 级的单向流空气区域内进行。检验全过程必须严格遵守无菌操作，防止再污染，防止污染的措施不得影响供试品中微生物的检出。单向流空气区域、工作台面及环境应定期按《医药工业洁净室（区）悬浮粒子、浮游菌和沉降菌的测试方法》的现行国家标准进行洁净度验证。

供试品检查时，如果使用了表面活性剂、中和剂或灭活剂，应证明其有效性及对微生物无毒性。

检验结果以 1g、1ml、10g、10ml 或 10cm^2 为单位报告，特殊品种可以最小包装单位报告。

（2）微生物计数法　微生物计数法系用于能在有氧条件下生长的嗜温细菌和真菌的计数方法，主要用来测定非无菌制剂及其原辅料受微生物污染的程度，评价其一般卫生质量及安全性。

微生物计数包括需氧菌总数计数以及霉菌和酵母菌总数计数，其方法分为平皿法、薄膜过滤法和最大概率数（most probable number，MPN）法三种。应根据供试品理化特性和微生物限度标准等因素合理选择计数方法，以确保试验结果的准确性和可靠性。除另有规定外，上述三种方法均不适用于活菌制剂的检查。在供试品微生物计数前，应对所用的培养基和计数方法进行适用性试验。

采用方法适用性试验确认的计数方法对供试品进行需氧菌总数计数、霉菌和酵母菌总数计数。需氧菌总数计数采用胰酪大豆胨琼脂培养基或胰酪大豆胨液体培养基，霉菌和酵母菌总数计数采用沙氏葡萄糖琼脂培养基。

① 供试品检查

a. 平皿法。按照方法适用性试验确认的方法，制备供试品溶液及其稀释液，并采用倾注法或涂布法将供试品及其稀释液分别接种至胰酪大豆胨琼脂培养基和沙氏葡萄糖琼脂培养基中，各稀释级、每种培养基至少制备两个平板。

除另有规定外，胰酪大豆胨琼脂培养基平板在 30～35℃培养 3～5 天，沙氏葡萄糖琼脂培养基平板在 20～25℃培养 5～7 天，观察菌落生长情况，点计各平板上所有菌落数并报告。菌落蔓延生长成片的平板不宜计数。点计菌落数后，计算各稀释级供试液的平均菌落数，按菌数报告规则报告菌数。若同稀释级两个平板的菌落数平均值不小于 15，则两个平板的菌落数不能相差 1 倍或以上。

菌数报告规则：作为菌数报告的依据，需氧菌总数测定宜选取平均菌落数小于 300cfu 的稀释级，霉菌和酵母菌总数测定宜选取平均菌落数小于 100cfu 的稀释级。取最高的平均菌落数，计算 1g、1ml 或 10cm^2 供试品中所含的微生物数，取两位有效数字报告。

如各稀释级的平板均无菌落生长，或仅最低稀释级的平板有菌落生长，但平均菌落数小于 1 时，以＜1 乘以最低稀释倍数的值报告菌数。

b. 薄膜过滤法。按照方法适用性试验确认的方法，取相当于 1g、1ml 或 10cm^2 供试品制备供试品溶液（若供试品所含的菌数较多，可取适宜稀释级的供试品溶液），加至适量稀释液中，立即过滤，冲洗；冲洗后取出滤膜，将菌面朝上贴于胰酪大豆胨琼脂培养基或沙氏葡萄糖琼脂培养基上培养。培养条件和计数方法同平皿法，每张滤膜上的菌落数应不超过 100cfu。

菌数报告规则：以相当于 1g、1ml 或 10cm^2 供试品的菌落数报告菌数；若滤膜上无菌落生长，以"＜1"报告菌数（每张滤膜过滤 1g、1ml 或 10cm^2 供试品），或＜1 乘以最低稀释倍数的值报告菌数。

c. MPN 法。按照方法适用性试验确认的方法，制备供试品溶液及稀释液，接种至胰酪大豆胨液体培养基，在 30～35℃培养 3～5 天，记录每一稀释级微生物生长的管数，从表 6-22 中查找每 1g（或 1ml）供试品中需氧菌总数的最大概率数。

阴性对照试验：以稀释液代替供试液进行阴性对照试验，阴性对照试验应无菌生长。

② 结果判定 需氧菌总数是指胰酪大豆胨琼脂培养基上生长的总菌落数（包括真菌菌落数）；霉菌和酵母菌总数是指沙氏葡萄糖琼脂培养基上生长的总菌落数（包括细菌菌落数）。若因沙氏葡萄糖琼脂培养基上生长的细菌使霉菌和酵母菌的计数结果不符合微生物限度要求，可使用含抗生素（如氯霉素、庆大霉素）的沙氏葡萄糖琼脂培养基或其他选择性培养基（如玫瑰红钠琼脂培养基）进行霉菌和酵母菌总数测定。使用选择性培养基时，应进行培养基适用性检查。若采用 MPN 法，测定结果为需氧菌总数。除另有规定外，各品种的微生物限度标准见表 6-17～表 6-20。

表 6-17 非无菌化学药品制剂、生物制品制剂、不含药材原粉的中药制剂的微生物限度标准

给药途径	需氧菌总数 /(cfu/g、cfu/ml 或 cfu/10cm^2)	霉菌和酵母菌总数 /(cfu/g、cfu/ml 或 cfu/10cm^2)	控制菌
口服给药① 固体制剂 液体制剂	10^3 10^2	10^2 10^1	不得检出大肠埃希菌（1g 或 1ml）；含脏器提取物的制剂还不得检出沙门菌（10g 或 10ml）
口腔黏膜给药制剂 齿龈给药制剂 鼻用制剂	10^2	10^1	不得检出大肠埃希菌、金黄色葡萄球菌、铜绿假单胞菌（1g、1ml 或 10cm^2）
耳用制剂 皮肤给药制剂	10^2	10^1	不得检出金黄色葡萄球菌、铜绿假单胞菌（1g、1ml 或 10cm^2）
呼吸道吸入给药制剂	10^2	10^1	不得检出大肠埃希菌、金黄色葡萄球菌、铜绿假单胞菌、耐胆盐革兰阴性菌（1g 或 1ml）
阴道、尿道给药制剂	10^2	10^1	不得检出金黄色葡萄球菌、铜绿假单胞菌、白念珠菌（1g、1ml 或 10cm^2）；中药制剂还不得检出梭菌（1g、1ml 或 10cm^2）
直肠给药 固体制剂 液体制剂	10^3 10^2	10^2 10^2	不得检出金黄色葡萄球菌、铜绿假单胞菌（1g、1ml 或 10cm^2）
其他局部给药制剂	10^2	10^2	不得检出金黄色葡萄球菌、铜绿假单胞菌（1g、1ml 或 10cm^2）

注：① 化学药品制剂和生物制品制剂若含有未经提取的动植物来源的成分及矿物质，还不得检出沙门菌（10g 或 10ml）。

表 6-18　非无菌含药材原粉的中药制剂的微生物限度标准

给药途径	需氧菌总数 /(cfu/g、cfu/ml 或 cfu/10cm^2)	霉菌和酵母菌总数 /(cfu/g、cfu/ml 或 cfu/10cm^2)	控制菌
固体口服给药制剂 　不含豆豉、神曲等发酵 原粉 　含豆豉、神曲等发酵原粉	10^4(丸剂 3×10^4) 10^5	10^2 5×10^2	不得检出大肠埃希菌(1g);不得检出沙门菌(10g);耐胆盐革兰阴性菌应小于 10^{2}cfu(1g)
液体口服给药制剂 　不含豆豉、神曲等发酵 原粉 　含豆豉、神曲等发酵原粉	5×10^2 10^2	10^2 10^2	不得检出大肠埃希菌(1ml);不得检出沙门菌(10ml);耐胆盐革兰阴性菌应小于 10^{2}cfu(1ml)
固体局部给药制剂 　用于表皮或黏膜不完整 　用于表皮或黏膜完整	10^3 10^4	10^2 10^2	不得检出金黄色葡萄球菌、铜绿假单胞菌(1g 和 10cm^2);阴道、尿道给药制剂还不得检出白念珠菌、梭菌(1g 或 10cm^2)
液体局部给药制剂 　用于表皮或黏膜不完整 　用于表皮或黏膜完整	10^2 10^2	10^2 10^2	不得检出金黄色葡萄球菌、铜绿假单胞菌(1ml);阴道、尿道给药制剂还不得检出白念珠菌、梭菌(1ml)

表 6-19　非无菌药用原料及辅料的微生物限度标准

给药途径	需氧菌总数 (cfu/g 或 cfu/ml)	霉菌和酵母菌总数 (cfu/g 或 cfu/ml)	控制菌
药用原料及辅料	10^3	10^2	*

　*未做统一规定。

表 6-20　中药提取物及中药饮片的微生物限度标准

给药途径	需氧菌总数 (cfu/g 或 cfu/ml)	霉菌和酵母菌总数 (cfu/g 或 cfu/ml)	控制菌
中药提取物 研粉口服用贵细饮片、直接 口服及泡服饮片	10^3 *	10^2 *	* 不得检出沙门菌(10g);耐胆盐革兰阴性菌应小于 10^{4}cfu(1g)

　*未做统一规定。
　注：各品种项下规定的微生物限度标准解释如下。
　10^{1}cfu：可接受的最大菌数为 20。
　10^{2}cfu：可接受的最大菌数为 200。
　10^{3}cfu：可接受的最大菌数为 2000，依此类推。
　若供试品的需氧菌总数、霉菌和酵母菌总数的检查结果均符合该品种项下的规定，判供试品符合规定；若其中任何一项不符合该品种项下的规定，判供试品不符合规定。

　　(3) 控制菌检查法　控制菌检查法是用于在规定的条件下，检查供试品中是否存在特定微生物（控制菌或其他致病菌），防止由于特定微生物污染，对患者的健康造成潜在风险的一种检查方法。检出结果以一次为准，不再复试。
　　在对供试品进行控制菌检查前，应进行培养基适用性检查和控制菌检查方法适用性试验。供试品检查方法如下。
　　供试品的控制菌检查包括供试品检查、阳性对照试验和阴性对照试验。阳性对照试验对照菌的加量应不大于 100cfu，应检出相应的控制菌；阴性对照试验以稀释剂代替供试品溶液，阴性对照试验应无菌生长。只有阳性对照试验和阴性对照试验均符合要求，供试品的检查结果才有效。当控制菌未检出（耐胆盐革兰阴性菌不超过限值）时，控制菌检查判定为合格。

供试品检查试验一般包括供试品溶液制备、预培养、选择分离培养、鉴定试验、结果判断五个步骤。其中，预培养的目的是恢复供试品中污染微生物的正常生长能力或使其扩增到一定数量便于检出，除控制菌耐胆盐革兰阴性菌为恢复培养外，其他均为增菌培养；选择分离培养的目的是利用选择培养基将可能染有的控制菌从其他菌中分离出来；鉴定试验是当有疑似菌生长时，鉴定其是否为控制菌；结果判断是根据前述现象及鉴定结果，判断供试品中是否检出控制菌（或耐胆盐革兰阴性菌的最大概率数）。各品种项下微生物限度标准中规定检查的控制菌，按表 6-21 进行检查。

表 6-21　供试品控制菌检查方法

控制菌	供试品制备	预培养/增菌培养	选择分离培养及鉴定		结果判断标准
耐胆盐革兰阴性菌	用胰酪大豆胨液体培养基稀释制成 1:10 供试液	20～25℃、恢复但不增殖（约 2h）	定性试验	（1）取相当于 1g 或 1ml 供试品的预培养物接种至适宜体积肠道菌增菌液体培养基中，30～35℃ 培养 24～48h （2）取"（1）"培养物划线接种于紫红胆盐葡萄糖琼脂培养基平板上，30～35℃ 培养 18～24h	平板上无菌落生长，判供试品未检出耐胆盐革兰阴性菌
			定量试验	（1）取相当于 0.1g(ml)、0.01g(ml) 和 0.001g(ml) 供试品的预培养物及稀释液分别接种至适宜体积的肠道菌增菌液体培养基中，30～35℃ 培养 24～48h （2）取"（1）"培养物分别划线接种于紫红胆盐葡萄糖琼脂培养基平板上，30～35℃ 培养 18～24h	平板上有菌落生长，为阳性（＋），否则为阴性（－）。根据各培养管检查结果，从表 6-21 查找 1g(ml) 供试品中含有耐胆盐革兰阴性菌的可能菌数
大肠埃希菌	制成 1:10 供试液	取相当于 1g(ml) 供试品的供试液，接种至适宜体积的胰酪大豆胨液体培养基中，混匀，30～35℃ 培养 18～24h		（1）取增菌培养物 1ml 接种至 100ml 麦康凯液体培养基中，42～44℃ 培养 24～48h （2）取"（1）"培养物划线接种于麦康凯琼脂培养基平板上，30～35℃ 培养 18～72h	若平板上有菌落生长，应进行分离、纯化及鉴定试验，确证是否为大肠埃希菌；若平板上没有菌落生长，或虽有菌落生长但鉴定结果为阴性，判供试品未检出大肠埃希菌
沙门菌	取 10g(ml) 供试品直接接种或经处理后接种	接种至适宜的胰酪大豆胨液体培养基中，混匀，30～35℃ 培养 18～24h		（1）取增菌培养物 0.1ml 接种至 10mlRV 沙门增菌液体培养基中，30～35℃ 培养 18～24h （2）取少量"（1）"培养物划线接种于木糖赖氨酸脱氧胆酸盐琼脂培养基平板上，30～35℃ 培养 18～48h （3）若"（2）"平板上菌落生长良好，为淡红色或无色、透明或半透明、中心有或无黑色，用接种针挑选疑似菌落于三糖铁琼脂培养基高层斜面上进行斜面和高层穿刺接种，培养 18～24h，或采用其他适宜方法进一步鉴定	若平板上有疑似菌落生长，且三糖铁琼脂培养基的斜面为红色、底层为黄色，或斜面黄色、底层黄色或黑色，应进一步进行适宜的鉴定试验，确证是否为沙门菌；若平板上没有菌落生长，或虽有菌落生长但鉴定结果为阴性，或三糖铁琼脂培养基的斜面未见红色、底层未见黄色，或斜面黄色、底层未见黄色或黑色，判供试品未检出沙门菌

控制菌	供试品制备	预培养/增菌培养	选择分离培养及鉴定	结果判断标准
铜绿假单胞菌	制成1∶10供试液	取相当于1g（ml）供试品的供试液，接种至适宜体积的胰酪大豆胨液体培养基中，混匀，30～35℃培养18～24h	（1）取增菌培养物划线接种于溴化十六烷基三甲铵琼脂培养基平板上，30～35℃培养18～72h（2）取"（1）"平板上生长的菌落进行氧化酶试验（将洁净滤纸片置于平皿内，用无菌玻棒取菌落涂于滤纸片上，滴加新配制的1%二盐酸N,N-二甲基对苯二胺试液，在30s内若培养物呈粉红色并逐渐变为紫红色，为氧化酶试验阳性，否则为阴性），或采用其他适宜方法进一步鉴定	若平板上有菌落生长，且氧化酶试验阳性，应进一步进行适宜的鉴定试验，确证是否为铜绿假单胞菌；若平板上没有菌落生长，或虽有菌落生长但鉴定结果为阴性，或氧化酶试验阴性，判供试品未检出铜绿假单胞菌
金黄色葡萄球菌	制成1∶10供试液	取相当于1g（ml）供试品的供试液，接种至适宜体积的胰酪大豆胨液体培养基中，混匀，30～35℃培养18～24h	取增菌培养物划线接种于甘露醇氯化钠琼脂培养基平板上，30～35℃培养18～72h	若平板上有黄色菌落或外周有黄色环的白色菌落生长，应进行分离、纯化及鉴定试验，确证是否为金黄色葡萄球菌；若平板上没有与上述形态特征相符或疑似的菌落生长，或虽有相符或疑似的菌落生长但鉴定结果为阴性，判供试品未检出金黄色葡萄球菌
梭菌	制成1∶10供试液；取相当于1g（ml）供试品的供试液2份，其中1份置80℃保温10min后迅速冷却	将2份供试液分别接种至适宜体积的梭菌增菌培养基中，置厌氧条件下30～35℃培养48h	（1）取增菌培养物少量，分别涂抹接种于哥伦比亚琼脂培养基平板上，置厌氧条件下30～35℃培养48～72h（2）取"（1）"平板上生长的菌落，置洁净载玻片上，滴加3%过氧化氢试液，若菌落表面有气泡产生，为过氧化氢酶试验阳性，否则为阴性	若平板上有厌氧杆菌生长（有或无芽孢），且过氧化氢酶反应呈阴性，应进一步进行适宜的鉴定试验，确证是否为梭菌；若哥伦比亚琼脂培养基平板上没有厌氧杆菌生长，或虽有相符或疑似的菌落生长但鉴定结果为阴性，或过氧化氢酶反应呈阳性，判供试品未检出梭菌
白念珠菌	制成1∶10供试液	取相当于1g（ml）供试品的供试液，接种至适宜体积的沙氏葡萄糖液体培养基中，混匀，30～35℃培养3～5天	（1）取增菌培养物划线接种于沙氏葡萄糖琼脂培养基平板上，30～35℃培养24～48h（2）若沙氏葡萄糖琼脂培养基上有菌落生长呈乳白色，偶见淡黄色，表面光滑有浓酵母气味，培养时间稍久则菌落增大，颜色变深、质地变硬或有皱褶，则挑取疑似菌落接种至念珠菌显色培养基平板上，培养24～48h（必要时可延长至72h），或采用其他适宜方法进一步鉴定	若沙氏葡萄糖琼脂培养基平板上有疑似菌落生长，且疑似菌在念珠菌显色培养基平板上生长的菌落呈阳性反应，应进一步进行适宜的鉴定试验，确证是否为白念珠菌；若沙氏葡萄糖琼脂培养基平板上没有菌落生长，或虽有菌落生长但鉴定结果为阴性，或疑似菌在念珠菌显色培养基平板上生长的菌落呈阴性反应，判供试品未检出白念珠菌

表 6-22　耐胆盐革兰阴性菌的可能菌数（N）

各供试品量的检查结果			判定标准
0.1g 或 0.1ml	0.01g 或 0.01ml	0.001g 或 0.001ml	每 1g（或 1ml）供试品中可能的菌数/cfu
+	+	+	$N > 10^3$
+	+	−	$10^2 < N < 10^3$
+	−	−	$10^1 < N < 10^2$
−	−	−	$N < 10$

根据供试品控制菌检查结果，依据表 6-16～表 6-19 中各品种微生物限度标准中控制菌要求，判定供试品控制菌检查是否合格。

【例 6-10】　地蒽酚软膏的检查

粒度：除另有规定外，混悬型软膏剂取适量的供试品，涂成薄层，薄层面积相当于盖玻片面积，共涂 3 片，按照粒度和粒度分布测定法（第一法）依法检查，均不得检出大于 180μm 的粒子。

装量：按照最低装量检查法检查，应符合规定。

微生物限度：除另有规定外，照非无菌产品微生物限度检查：微生物计数法和控制菌检查法及非无菌药品微生物限度标准检查，应符合规定。

第六节　工艺用水的分析

水是药物生产中用量大、使用广的一种辅料，用于生产过程及药物制剂的制备。《中国药典》2020 年版中所收载的制药用水，因其使用的范围不同分为饮用水、纯化水、注射用水及灭菌注射用水。一般应根据各生产工序或使用目的与要求选用适宜的制药用水。药品生产企业应确保制药用水的质量符合预期用途的要求。制药用水的原水通常为饮用水。

一、饮用水

饮用水为天然水经净化处理所得的水，其质量必须符合现行中华人民共和国国家标准《生活饮用水卫生标准》。饮用水可作为药材净制时的漂洗、制药用具的粗洗用水。除另有规定外，也可作为饮片的提取溶剂。饮用水的分析项目与方法如下。

1. 性状

饮用水为澄明液体，不得有肉眼可见物及异臭、异味。

2. pH 值

用精密 pH 计测定，pH 值应为 6.5～8.5。

3. 总硬度（以碳酸钙计）

（1）原理　样中的钙、镁离子与铬黑 T 指示剂形成紫红色螯合物，这些螯合物的不稳定常数大于乙二胺四乙酸钙和镁螯合物的不稳定常数。当 pH 为 10 时，乙二胺四乙酸二钠先与钙离子，再与镁离子形成螯合物，滴定至滴终点时，溶液呈现出铬黑 T 指示剂的纯蓝色。

（2）试剂　氨-氯化铵缓冲液（pH10）；铬黑 T 指示剂；0.01mol/L EDTA-2Na 标准滴定液。

吸收 50.0ml 水样（硬度过高的水样，可取适量水样，用纯水稀释至 50ml；硬度过低的水样，可取 100ml），置 150ml 锥形烧瓶中，加入 1~2ml 氨-氯化铵缓冲液（pH10）及 5 滴铬黑 T 指示剂，立即用 0.01mol/L EDTA-2Na 滴定液滴定，充分振摇至溶液由紫红色变为纯蓝色为终点，同时做空白。

（3）计算

$$\rho(CaCO_3) = \frac{(V_1 - V_0)c \times 100.09 \times 1000}{V}$$

式中，$\rho(CaCO_3)$ 为总硬度（以 $CaCO_3$ 计），mg/L；V_0 为空白滴定消耗 0.01mol/L EDTA-2Na 标准滴定液的体积，ml；V_1 为滴定样品消耗 0.01mol/L EDTA-2Na 标准滴定液的体积，ml；c 为 EDTA-2Na 标准滴定液的浓度，mol/L；V 为水样的体积，ml；100.09 为与 1.00ml 乙二胺四乙酸二钠标准溶液［c（EDTA-2Na）＝1.0001mol/L］相当的毫克表示的总硬度（以碳酸钙计）。

饮用水的总硬度应不大于 450mg/L。

4. 硫酸盐

取饮用水 1.0ml，加水至 250ml，摇匀。精密量取 1.0ml，置 50ml 比色管中，加稀盐酸 2ml，加入 25％氯化钡溶液 5ml，用水稀释至 50ml，放置 10min。另取 10ml 标准硫酸钾溶液，同法操作，放置在黑色背景上比较，供试品管与标准管的颜色相比不得更深。

饮用水的硫酸盐不得大于 250mg/L。

5. 氯化物

取饮用水 1ml 加纯水使成 25ml，依法检查，如发生浑浊，与标准氯化钠溶液 25ml 制成的对照液比较，不得更浓。如 25ml 标准溶液太浓，不好比较，可改成取 1ml 饮用水稀释至 25ml，再取 5ml，与 5ml 标准溶液比较，不得更深。

饮用水的氯化物不得大于 250mg/L。

6. 砷盐

取饮用水 2.0ml，加纯化水至 100ml 摇匀后，精密量取 2.0ml 稀释液放入 50ml 比色管中，加入 5ml 盐酸与水适量使成 28ml，依法检查，其生成的砷斑与 2.0ml 标准砷溶液同法操作形成的砷斑比较，不得更浓。

饮用水的砷盐不得大于 0.01mg/L。

7. 重金属（铅）

取饮用水 1.0ml，放入 50ml 比色管中，加纯化水 25ml 与醋酸盐缓冲溶液（pH3.5）2ml，加入硫代乙酰胺试液 2ml，摇匀，放置 2min，与另取标准铅溶液 1.0ml 同法操作相比较，不得更深。

饮用水的铅含量不得大于 0.01mg/L。

8. 微生物限度检查

按微生物限度检查法检查，菌落总数不得超过 100 个，总大肠菌群不得检出。

（1）取样　于 500ml 玻璃瓶中加入 2ml 1.5％硫代硫酸钠溶液，加盖后高压蒸汽灭菌。取样前先用酒精灯将水龙头烧灼消毒，然后把水龙头完全打开，放水 1~3min 后取样。

（2）细菌总数检查（不得超过 100 个）

① 以无菌操作方法用灭菌吸管取 1ml 充分混匀的水样，注入灭菌平皿中，倾注约 15ml 已融化并冷却至 45℃的营养琼脂培养基，每个水样应倾注 2 个平皿，等培养基冷却后，将平皿置于 37℃恒温箱内培养 24h。

② 菌落计数。按微生物限度检查法菌落计数项进行计数。

③ 菌落计数报告。菌落数在 100 以内时，按实有数报告；大于 100 时，采用二位有效

数字，在二位有效字后面的数值，以四舍五入方法计算。

（3）总大肠菌群（不得检出）

① 取100ml水样接种到双料乳糖蛋白胨培养液中，取1ml水样接种到10ml的单料乳糖蛋白胨培养液中，另取出1ml水样注入9ml灭菌生理盐水中，混匀后吸取1ml（0.1m水样）注入10ml单料乳糖蛋白胨培养液中，每一稀释度接种五管。

对已处理过的出厂自来水，可直接接种5份10ml水样双料培养基，每份接种10ml水样。

② 分离培养。将产酸产气的发酵管分别转种在伊红美蓝琼脂培养基，于36℃±1℃恒温箱内培养18～24h。观察菌落形态，挑取符合下列特征的菌落做革兰染色，进行镜检和证实实验。

深紫黑色（有金属光泽的菌落）；紫黑色（不带或带金属光泽的菌落）；淡紫红色（中心较深的菌落）。

③ 证实实验。经上述染色、镜检为革兰阴性无芽孢杆菌者，同时接种乳糖蛋白胨培养液，置36℃±1℃恒温箱内培养18～24h，有产酸产气者，证实有大肠菌群存在。

④ 证实为总大肠菌群阳性管数，查大肠菌群最大概率数（MPN）检索表，报告每100ml水样中的总大肠菌群可能数。

二、纯化水

纯化水为饮用水经蒸馏法、离子交换法、反渗透法或其他适宜的方法制得的供药用的水，不含任何附加剂。纯化水可作为配制普通药物制剂用的溶剂或试验用水；可作为中药注射剂、滴眼剂等灭菌制剂所用药材的提取溶剂；口服、外用制剂配制用溶剂或稀释剂；非灭菌制剂用器具的精洗用水。也用作非灭菌制剂所用药材的提取溶剂。纯化水不得用于注射剂的配制与稀释。纯化水应符合纯化水项下的规定，其分析项目与方法如下。

1. 性状

无色的澄清液体；无臭。

2. 酸碱度

取纯化水10ml，加甲基红指示剂2滴，不得显红色；另取10ml纯化水，加溴麝香草酚蓝指示剂5滴，不得显蓝色。

3. 硝酸盐

（1）供试品管　取纯化水5ml放入试管中，置于冰浴中冷却，加10%氯化钾溶液0.4ml与0.1%二苯胺硫酸溶液0.1ml，摇匀，缓缓滴加硫酸5ml，摇匀，将试管在50℃水浴中放置15min，溶液产生蓝色。

（2）标准对照管　取0.3ml标准硝酸盐溶液放入试管中，加入4.7ml无硝酸盐的水，用同一方法处理。

（3）结果判断　供试品管与标准管的颜色相比不得更深（0.000006%）。

4. 亚硝酸盐

（1）供试品管　取纯化水10ml，放入纳氏管中，加对氨基苯磺酰胺的稀盐酸溶液（1→100）1ml与盐酸萘乙二胺溶液（0.1→100）1ml，产生粉红色。

（2）标准对照管　取0.2ml标准亚硝酸盐溶液，放入纳氏管中，加无亚硝酸盐的水9.8ml，用同一方法处理。

（3）结果判断　供试品管与标准管的颜色相比不得更深（0.000002%）。

5. 氨

（1）供试品管　取本品50ml，加入碱性碘化汞钾试液2ml，放置15min；如果显色，需制备对照液进行检查。

（2）标准对照管　吸取氯化铵溶液 1.5ml，加无氨的水 48ml 与碱性碘化汞钾试液 2ml 制成对照液。

（3）结果判断　供试品管与标准管相比较，颜色不得更深（0.00003％）。

6. 电导率

检查制药用水的电导率进而控制水中电解质总量。

（1）测定方法　可使用在线或离线电导率仪，记录测定温度。在表 6-23 中，测定温度对应的电导率值即为限度值。如果测定温度未在表 6-23 中列出，则应采用线性内插法计算得到限度值。

表 6-23　温度和电导率的限度（纯化水）

温度/℃	电导率/(μS/cm)	温度/℃	电导率/(μS/cm)
0	2.4	60	8.1
10	3.6	70	9.1
20	4.3	75	9.7
25	5.1	80	9.7
30	5.4	90	9.7
40	6.5	100	10.2
50	7.1		

（2）结果判定　如果测定的电导率值不大于限度值，判为符合规定；如果测定的电导率值大于限度值，则判为不符合规定。

7. 总有机碳

不得过 0.50mg/L。

8. 易氧化物

取纯化水 100ml，加稀硫酸 10ml，煮沸后，加高锰酸钾滴定液（0.02mol/L）0.1ml，再煮沸 10min，粉红色不得完全消失。

9. 不挥发物

取纯化水 100ml，置 105℃恒重的蒸发皿中，在水浴上蒸干，并在 105℃干燥至恒重，遗留残渣不得过 1mg。

10. 重金属

（1）供试品管　取纯化水 100ml，加水 19ml，蒸发至 20ml，放冷，加醋酸盐缓冲液（pH3.5）2ml 与水适量使成 25ml，加硫代乙酰胺试液 2ml，摇匀，放置 2min，显色。

（2）标准对照管　取标准铅溶液 1.0ml，加水 19ml，用同一方法处理。

（3）结果判断　供试品管与标准管的颜色相比不得更深（0.00001％）。

11. 微生物限度

取纯化水不少于 1ml，经薄膜过滤法处理，采用 R2A 琼脂培养基，30～35℃培养不少于 5 天，照"非无菌产品微生物限度检查：微生物计数法"检查，1ml 供试品中需氧菌总数不得过 100cfu。

R2A 琼脂培养基适用性检查试验照"非无菌产品微生物限度检查：微生物计数法"中"计数培养基适用性检查"的胰酪大豆胨琼脂培养基的适用性检查方法进行，试验菌株为铜绿假单胞菌和枯草芽孢杆菌。应符合规定。

12. 注意事项

总有机碳和易氧化物两项可选做一项。

三、注射用水

注射用水为纯化水经蒸馏所得的水，应符合细菌内毒素试验要求。注射用水必须在防止细菌内毒素产生的设计条件下生产、贮藏及分装。

注射用水可作为配制注射剂、滴眼剂等的溶剂或稀释剂及容器的精洗。

为保证注射用水的质量，应减少原水中的细菌内毒素，监控蒸馏法制备注射用水的各生产环节，并防止微生物的污染。应定期清洗与消毒注射用水系统。注射用水应符合注射用水项下的规定，其分析项目与方法如下。

1. 性状

注射用水为无色的澄明液体；无臭。

2. pH 值

取注射用水 100ml，加饱和氯化钾溶液 0.3ml，按《中国药典》2020 年版规定依法检查，pH 值应为 5.0～7.0。

3. 氨

（1）供试品管 取注射用水 50ml，加入碱性碘化汞钾试液 2ml，放置 15min；如果显色，需制备对照液进行检查。

（2）标准对照管 吸取氯化铵溶液 1.0ml，加无氨的水 48ml 与碱性碘化汞钾试液 2ml，制成对照液。

（3）结果判断 供试品与标准管比较，颜色不得更深（0.00002%）。

4. 硝酸盐与亚硝酸盐、电导率、总有机碳、不挥发物与重金属

按照纯化水项下的方法检查，应符合规定。

5. 细菌内毒素

取注射用水，依法检查，每 1ml 中含内毒素量应小于 0.25EU。

6. 微生物限度

取注射用水不少于 100ml，经薄膜过滤法处理，采用 R2A 琼脂培养基，30～35℃ 培养不少于 5 天，照"非无菌产品微生物限度检查：微生物计数法"检查，100ml 供试品中需氧菌总数不得过 10cfu。

R2A 琼脂培养基处方、制备及适用性检查试验照纯化水项下的方法检查，应符合规定。

四、灭菌注射用水

为注射用水按照注射剂生产工艺制备所得。不含任何添加剂。主要用于注射用灭菌粉末的溶剂或注射剂的稀释剂。其质量应符合灭菌注射用水项下的规定，分析项目与方法如下。

1. 性状

本品为无色的澄明液体；无臭。

2. pH 值

取灭菌注射用水 100ml，加饱和氯化钾溶液 0.3ml，依法测定，pH 值应为 5.0～7.0。

3. 氯化物、硫酸盐与钙盐

分别取 50ml 灭菌注射用水置于三支试管中，第一管中加硝酸 5 滴与硝酸银试液 1ml，第二管中加氯化钡试液 5ml，第三管中加草酸铵试液 2ml，均不得发生浑浊。

4. 二氧化碳

取灭菌注射用水 25ml，置于 50ml 具塞量筒中，加氢氧化钙试液 25ml，密塞振摇，放置，1h 内不得发生浑浊。

5. 易氧化物

取灭菌注射用水 100ml，加稀硫酸 10ml，煮沸后，加高锰酸钾滴定液（0.02mol/L）0.10ml，再煮沸 10min，粉红色不得完全消失。

6. 硝酸盐与亚硝酸盐、氨、电导率、不挥发物、重金属与细菌内毒素

按照注射用水项下的方法检查，应符合规定。

7. 其他

应符合注射剂项下有关的各项规定。

课后练习题

一、最佳选择题

1. 片重在 0.3g 或 0.3g 以上的片剂的重量差异限度为（　　）。

    A. ±7.5%　　　　　　　B. ±5.0%　　　　　　　C. 5%

    D. 7.0%　　　　　　　　E. 0.5%

2. 下列关于注射用无菌粉末装量差异检查说法错误的是（　　）。

    A. 应先除去标签与铝盖，容器外壁用乙醇擦净干燥后，再进行测定

    B. 凡规定检查含量均匀度的，一般不再进行装量差异检查

    C. 开启时，应注意避免玻璃屑等异物落入容器中

    D. 直接称取内容物的重量进行装量差异检查

    E. 应先称取瓶与药的总重量，再称取空瓶的重量，二者之差即为内容物的重量

3. 进行下列哪项检查后，仍需进行崩解时限检查（　　）。

    A. 溶出度　　　　　　　B. 释放度　　　　　　　C. 融变时限

    D. 分散均匀性　　　　　E. 装量差异检查

二、多项选择题

1. 下列需要进行可见异物检查的是（　　）。

    A. 注射剂　　　　　　　B. 滴眼剂　　　　　　　C. 口服液

    D. 注射用无菌粉末　　　E. 无菌原料药

2. 肠溶胶囊剂崩解时限测定时，需要的液体介质有（　　）。

    A. 盐酸溶液（9→1000）　B. 水　　　　　　　　　C. 人工肠液

    D. 生理盐水　　　　　　E. 碳酸钠溶液

三、配伍选择题

[1～5]

    A. 含量均匀度　　　　　B. 崩解时限　　　　　　C. 释放度

    D. 可见异物　　　　　　E. 溶出度

1. 检查口服固体制剂在规定条件下的崩解情况（　　）。

2. 存在于注射剂、眼用液体制剂中，在规定条件下目视可以观测到的不溶性物质（　　）。

3. 小剂量或单剂量的固体制剂、半固体制剂和非均相液体制剂的每片（个）含量符合标示量的程度（　　）。

4. 活性药物从固体制剂在规定条件下溶出的速率和程度（　　）。

5. 药物从缓释制剂、控释制剂、肠溶制剂及透皮贴剂在规定条件下释放的速率和程度（　　）。

四、简答题

1. 检查片剂重量差异有何意义？

2. 什么是含量均匀度？如何判断制剂的含量均匀度是否符合规定？

3. 片剂的常规检查项目有哪些？

4. 哪些制剂须检查释放度？

5. 灭菌用注射用水的分析项目有哪些？

6. 取盐酸异丙嗪片（标示量：25mg），按照溶出度与释放度测定法（按《中国药典》2020 年版通则 0931 第一法），以盐酸溶液（9→1000）900ml 为溶出介质，转速为每分钟 100 转，依法操作，经 45min 时，取溶液 10ml，过滤，精密量取续滤液 2.5ml，置于 10ml 容量瓶中，用水稀释至刻度，摇匀，按照紫外-可见分光光度法（《中国药典》2020 年版通则 0401），在 249nm 的波长处测定吸光度，按 $C_{17}H_{20}N_2S \cdot HCl$ 的吸收系数为 910 计算每片的溶出量，并判断溶出度是否符合标准。限度为标示量的 80%。已知 6 片供试品的吸光度分别为 0.523、0.518、0.513、0.505、0.531、0.528。

第二篇 典型药物分析

第七章

芳酸类药物的分析

【学习与素养目标】

1. 了解水杨酸类、苯甲酸类药物的结构特点及性质。
2. 熟悉水杨酸类、苯甲酸类典型药物的化学结构与分析方法间的关系。
3. 掌握水杨酸类、苯甲酸类典型药物鉴别方法、特殊杂质检查方法及含量测定方法。
4. 明白芳酸类药物分析每一项内容的意义所在，正确认识理论与实践、个人与社会的辩证关系。

　　芳酸类药物包括苯甲酸类、水杨酸类及其他酸类等药品。《中国药典》2020 年版收载的本类药物有阿司匹林、对氨基水杨酸钠、布洛芬、丙磺舒、贝诺酯、双水杨酯、甲芬那酸等。本章主要讨论水杨酸类、苯甲酸类药物的分析。

第一节 水杨酸类药物的分析

一、典型药物结构

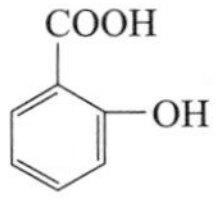

水杨酸 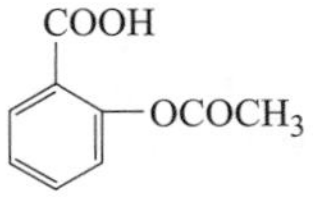　　　　阿司匹林 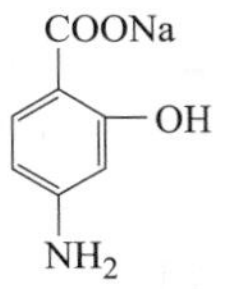　　　　对氨基水杨酸钠

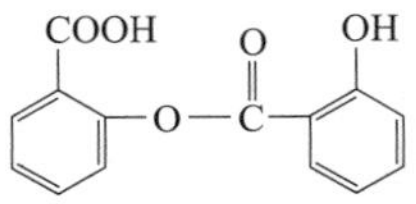

双水杨酯 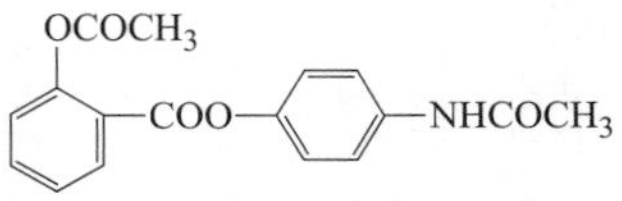　　　　　　　　贝诺酯

二、性质与鉴别

1. 性质

(1) 性状 水杨酸类药物大多数是结晶性的固体，少数为液体。如阿司匹林为白色结晶或结晶性粉末，无臭或微带醋酸味，味微酸，遇湿气即缓缓水解；阿司匹林肠溶片为肠溶包衣片，除去包衣后显白色。

(2) 溶解性 游离的水杨酸类药物，几乎不溶于水，易溶于有机溶剂中；芳酸的碱金属盐易溶于水；如阿司匹林在乙醇中易溶，在三氯甲烷或乙醚中溶解，在水或无水乙醚中微溶；在氢氧化钠溶液或碳酸钠溶液中溶解，但同时分解。

(3) 酸性 水杨酸类药物的 pK_a 在 3～6 之间；可与碱成盐。

(4) 紫外吸收 分子中都具有苯环，所以具有紫外吸收。

2. 鉴别

(1) 阿司匹林

① 取本品约 0.1g，加水 10ml，煮沸，放冷，加三氯化铁试液 1 滴，即显紫堇色。

本品含有酯基，水溶液加热或长时间放置后，会水解产生水杨酸；水杨酸在中性或弱酸性条件下，遇三氯化铁试液即呈紫堇色。本反应极为灵敏，只需要取稀溶液进行试验；若取样量大，产生颜色过深时可加水稀释后观察。

② 取本品约 0.5g，加碳酸钠试液 10ml，煮沸 2min 后，放冷，加过量的稀硫酸，即析出白色沉淀，并发生醋酸的臭气。

③ 本品的红外光吸收图谱应与对照的图谱（光谱集 5 图）一致（见图 7-1）。

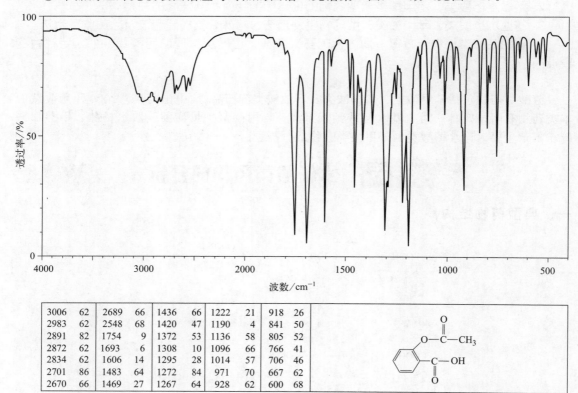

3006	62	2689	66	1436	66	1222	21	918	26
2983	62	2548	68	1420	47	1190	4	841	50
2891	82	1754	9	1372	53	1136	58	805	52
2872	62	1693	6	1308	10	1096	66	766	41
2834	62	1606	14	1295	28	1014	57	706	46
2701	86	1483	64	1272	84	971	70	667	62
2670	66	1469	27	1267	64	928	62	600	68

图 7-1 阿司匹林的红外光谱图

（2）阿司匹林肠溶片

① 取本品的细粉适量（约相当于阿司匹林 0.1g），加水 10ml，煮沸，放冷，加三氯化铁试液 1 滴，即显紫堇色。

② 在含量测定项下记录的色谱图中，供试品溶液主峰的保留时间应与对照品溶液主峰的保留时间一致。

三、杂质检查

1. 阿司匹林

阿司匹林需检查溶液的澄清度、游离水杨酸、易炭化物、有关物质、干燥失重、炽灼残渣及重金属（第一法）。下面仅介绍溶液的澄清度、游离水杨酸及有关物质。

（1）溶液的澄清度　取本品 0.50g，加温热至约 45℃ 的碳酸钠试液 10ml 溶解后，溶液应澄清。

此类不溶性杂质包括未反应的酚类或水杨酸精制时温度过高，发生脱羧反应生成的苯酚，以及合成工艺过程中由其他副反应生成的醋酸苯酯、水杨酸苯酯和乙酰水杨酸苯酯等。利用这些杂质不溶于碳酸钠试液，而阿司匹林可溶的原理进行检查。

（2）游离水杨酸　取本品约 0.1g，精密称定，置于 10ml 容量瓶中，加 1% 冰醋酸甲醇溶液适量，振摇使溶解，并稀释至刻度，摇匀，作为供试品溶液（临用新制）；取水杨酸对照品约 10mg，精密称定，置于 100ml 容量瓶中，加 1% 冰醋酸甲醇溶液适量使溶解并稀释至刻度，摇匀，精密量取 5ml，置 50ml 容量瓶中，用溶剂稀释至刻度，摇匀，作为对照品溶液。按照高效液相色谱法（通则 0512）试验。用十八烷基硅烷键合硅胶为填充剂；以乙腈-四氢呋喃-冰醋酸-水（20：5：5：70）为流动相；检测波长为 303nm。理论板数按水杨酸峰计算不低于 5000，阿司匹林峰与水杨酸峰的分离度应符合要求。立即精密量取供试品溶液、对照品溶液各 10μl，分别注入液相色谱仪，记录色谱图。供试品溶液色谱图中如有与水杨酸峰保留时间一致的色谱峰，按外标法以峰面积计算，不得过 0.1%。

阿司匹林在生产过程中因乙酰化不完全或精制及贮藏过程中水解可产生水杨酸，水杨酸对人体有毒性，并且会氧化变色，因此需控制水杨酸的量。采用 1% 冰醋酸甲醇溶液制备供试品溶液可防止阿司匹林进一步水解。

（3）有关物质　取本品约 0.1g，精密称定，置于 10ml 容量瓶中，加 1% 冰醋酸甲醇溶液适量，振摇使溶解，并稀释至刻度，摇匀，作为供试品溶液；精密量取供试品溶液 1ml，置于 200ml 容量瓶中，用 1% 冰醋酸甲醇溶液稀释至刻度，摇匀，作为对照溶液；精密量取对照溶液 1ml，置于 10ml 容量瓶中，用 1% 冰醋酸甲醇溶液稀释至刻度，摇匀，作为灵敏度溶液。按照游离水杨酸项下对照品溶液的制备方法，制备水杨酸对照品溶液。按照高效液相色谱法（通则 0512）试验。用十八烷基硅烷键合硅胶为填充剂；以乙腈-四氢呋喃-冰醋酸-水（20：5：5：70）为流动相 A，乙腈为流动相 B，按表 7-1 进行梯度洗脱；检测波长为 276nm。阿司匹林峰的保留时间约为 8min。阿司匹林峰与水杨酸峰的分离度应符合要求，灵敏度溶液色谱图中主成分峰高的信噪比应大于 10。分别精密量取供试品溶液、对照溶液、灵敏度溶液与水杨酸对照品溶液各 10μl，注入液相色谱仪，记录色谱图。供试品溶液色谱图中如有杂质峰，除水杨酸峰外，其他各杂质峰面积的和不得大于对照溶液主峰面积（0.5%）。供试品溶液色谱图中任何小于灵敏度溶液主峰面积的峰忽略不计。

表 7-1 阿司匹林有关物质检查的梯度洗脱程序

时间/min	流动相 A/%	流动相 B/%
0	100	0
60	20	80

阿司匹林中的"有关物质"是指除水杨酸外的苯酚（合成原料）、醋酸苯酯、水杨酸苯酯、水杨酸酐、水杨酰水杨酸、乙酰水杨酸苯酯、乙酰水杨酸酐及乙酰水杨酰水杨酸等杂质。

(4) 干燥失重 取本品，置五氧化二磷为干燥剂的干燥器中，在 60℃减压干燥至恒重，减失重量不得过 0.5%。

2. 阿司匹林肠溶片

阿司匹林肠溶片需检查游离水杨酸、溶出度及其他（重量差异）。下面仅介绍游离水杨酸的检查。

通常原料药检查的杂质，制剂不再检查。但阿司匹林在制剂生产过程中易水解生成水杨酸，因此，阿司匹林制剂仍然检查游离水杨酸。

取本品细粉适量（约相当于阿司匹林 0.1g），精密称定，置于 100ml 容量瓶中，加 1% 冰醋酸甲醇溶液适量，振摇使溶解，并稀释至刻度，摇匀，滤膜过滤，取续滤液作为供试品溶液（临用新制）；取水杨酸对照品约 15mg，精密称定，置于 50ml 容量瓶中，加 1%冰醋酸甲醇溶液适量使溶解并稀释至刻度，摇匀，精密量取 5ml，置于 100ml 容量瓶中，用 1% 冰醋酸甲醇溶液稀释至刻度，摇匀，作为对照品溶液。按照阿司匹林游离水杨酸项下的方法测定，按外标法以峰面积计算，不得过阿司匹林标示量的 1.5%。

四、含量测定

1. 阿司匹林

取本品约 0.4g，精密称定，加中性乙醇（对酚酞指示剂显中性）20ml 溶解后，加酚酞指示剂 3 滴，用氢氧化钠滴定液（0.1mol/L）滴定。每 1ml 氢氧化钠滴定液（0.1mol/L）相当于 18.02mg 的 $C_9H_8O_4$。按干燥品计算，含 $C_9H_8O_4$ 不得少于 99.5%。

阿司匹林结构中有游离羧基，因此，阿司匹林采用酸碱滴定法测定含量。为了防止局部阿司匹林的酯基水解，滴定应在不断振摇下稍快进行，温度控制在 40℃以下。但本法专属性较差，易受水杨酸及醋酸的干扰，不适用于水杨酸含量较高的样品。

【例 7-1】 阿司匹林的含量测定

称取供试品 2 份，分别为 0.3954g、0.4002g，氢氧化钠滴定液浓度为 0.1015mol/L，消耗滴定液体积分别为 21.56ml、21.82ml，计算阿司匹林的含量（干燥失重结果为 0.3%）。

$$供试品 \xrightarrow[0.1015mol/L]{NaOH\ 滴定液} 消耗滴定液的体积（ml）$$

$$供试品的百分含量（\%）=\frac{FTV \times 10^{-3}}{m_s} \times 100\%$$

式中，F 为滴定液的校正因子；T 为滴定度，mg/ml；V 为消耗滴定液的体积，ml；m_s 为供试品的重量，g。

按干燥品计算的供试品重量=称取的供试品重量×（1-干燥失重百分率）

$$=0.3954g \times (1-0.3\%)$$

$$=0.3942g$$

第 2 份供试品按干燥品计算的重量为 0.3990g。

$$阿司匹林的百分含量 = \frac{FTV \times 10^{-3}}{m_s} \times 100\%$$

$$= \frac{\dfrac{0.1015\text{mol/L}}{0.1\text{mol/L}} \times 18.02\text{mg/ml} \times 21.56\text{ml} \times 10^{-3}}{0.3942\text{g}} \times 100\%$$

$$= 100.04\%$$

第 2 份供试品的百分含量为 100.02%。

2 份的相对平均偏差为 0.01%。

2 份的平均含量为 100.03%。

结论：符合规定。

2. 阿司匹林肠溶片

按照高效液相色谱法（通则 0512）测定。

色谱条件与系统适用性试验　用十八烷基硅烷键合硅胶为填充剂；以乙腈-四氢呋喃-冰醋酸-水（20∶5∶5∶70）为流动相；检测波长为 303nm。理论板数按阿司匹林峰计算不低于 3000，阿司匹林峰与水杨酸峰的分离度应符合要求。

测定法　取本品 20 片，精密称定，充分研细，精密称取适量（约相当于阿司匹林 10mg），置于 100ml 容量瓶中，加 1% 冰醋酸甲醇溶液适量，强烈振摇使阿司匹林溶解，并稀释至刻度，滤膜过滤，精密量取续滤液 10μl，注入液相色谱仪，记录色谱图；另取阿司匹林对照品适量，精密称定，加 1% 冰醋酸甲醇溶液溶解并定量稀释制成每 1ml 中含 0.1mg 的溶液，同法测定。按外标法以峰面积计算，即得。

阿司匹林制剂中由于水杨酸含量高于原料药，制剂中又有辅料的干扰。因此，阿司匹林制剂全部采用了离子抑制-反相高效液相色谱法测定含量。

$$阿司匹林片标示量的百分含量(\%) = \frac{c_{对} \dfrac{A_{供}}{A_{对}} \times 100 \times \dfrac{m_{总}}{20}}{10 \times 10^{-3} \times m \times 标示量} \times 100\%$$

式中，$c_{对}$ 为对照品的浓度，g/ml；$A_{对}$ 为对照品峰面积；$A_{供}$ 为供试品峰面积；$m_{总}$ 为 20 片阿司匹林片的总重量，g；m 为供试品的重量，g；100 是稀释倍数，可用 D 表示。

第二节　苯甲酸类药物的分析

一、典型药物结构

苯甲酸及其钠盐　　羟苯乙酯　　　　　丙磺舒　　　　　　　甲芬那酸

二、性质与鉴别

1. 性质

（1）性状 本类药物大多数是结晶性的固体，少数为液体（苯甲酸苄酯）。

（2）弱酸性 因结构中有羧基，苯甲酸、丙磺舒、甲芬那酸均具有弱酸性。药用苯甲酸类药物的 pK_a 在 3～6 之间；可与碱成盐。

（3）溶解性 除了苯甲酸钠易溶于水外，游离的芳酸类药物在水中微溶或几乎不溶；易溶于有机溶剂中，苯甲酸、羟苯乙酯易溶于乙醇、乙醚等有机溶剂；丙磺舒、甲芬那酸在乙醇、乙醚、氯仿等有机溶剂中略溶、微溶或难溶，但均溶于氢氧化钠溶液。芳酸的碱金属盐易溶于水。

（4）紫外吸收 分子中都具有苯环，可用紫外分光光度法鉴别。

（5）红外吸收 分子中具有苯环和特征官能团，可用红外分光光度法鉴别。

2. 鉴别

（1）$FeCl_3$ 反应

① 苯甲酸（钠）

$$苯甲酸（钠）+FeCl_3 \xrightarrow{\text{碱性或者中性}} 赭色 \downarrow$$

② 丙磺舒

$$丙磺舒 \xrightarrow{NaOH} 钠盐 \xrightarrow{pH5.0\sim6.0} \xrightarrow{FeCl_3} 米黄色 \downarrow$$

（2）水解反应 苯甲酸盐（如苯甲酸钠）加硫酸分解生成苯甲酸升华物，可鉴别。

三、含量测定

1. 非水溶液滴定法（《中国药典》2020 年版中"苯甲酸钠"采用的方法）

（1）原理 苯甲酸钠具弱碱性，可以采用非水溶液滴定法测定含量。

（2）操作 取本品，经 105℃ 干燥至恒重，取约 0.12g，精密称定，加冰醋酸 20ml 使溶解，加结晶紫滴定液 1 滴，用高氯酸滴定液（0.1mol/L）滴定至溶液显绿色，并将滴定的结果用空白试验校正。每 1ml 高氯酸滴定液（0.1mol/L）相当于 14.41mg 的 $C_7H_5NaO_2$。

2. 高效液相色谱法（《中国药典》2020 年版中"苯甲酸钠"采用的方法）

（1）色谱条件与系统适用性试验 用十八烷基硅烷键合硅胶为填充剂；以乙腈-0.02% 甲酸（用氨水调 pH 值至 4.0）（30∶70）为流动相；检测波长为 230nm。理论板数按苯甲酸钠峰计算不低于 2000。

（2）操作 取本品适量，精密称定，用流动相溶解并定量稀释制成每 1ml 中含苯甲酸钠 0.1mg 的溶液，精密量取 20μl，注入液相色谱仪，记录色谱图；另取苯甲酸钠对照品，同法测定。按外标法以峰面积计算，即得。

（3）含量计算

$$标示量（\%）=\frac{c_R \dfrac{A_X}{A_R} D \overline{W}}{mS} \times 100\%$$

式中，c_R 为对照品溶液的浓度，g/ml；A_X 和 A_R 分别为供试品和对照品溶液的峰面积；D 为稀释倍数；$\overline{W}$ 为平均片重，g；m 为供试品的取样量，g；S 为标示量，g/片。

课后练习题

一、最佳选择题

1. 取某药物约 0.1g，加水 10ml，加热煮沸，放冷，加三氯化铁试液 1 滴，即显紫堇色，该药物应是（　　）。

    A. 阿司匹林　　　　　　　B. 苯甲酸　　　　　　　C. 水杨酸

    D. 对氨基水杨酸钠　　　　E. 布洛芬

2. 检查阿司匹林中的水杨酸时，所需要的试剂有（　　）。

    A. 稀硫酸铁铵试液　　　　B. 碳酸钠试液　　　　　C. 硝酸银

    D. 醋酸钠　　　　　　　　E. 碳酸氢钠试液

3. 《中国药典》2020 年版规定对氨基水杨酸钠含量的方法是（　　）。

    A. 亚硝酸钠滴定法　　　　B. 直接酸碱滴定法

    C. 双相滴定法　　　　　　D. 紫外分光光度法

4. 具芳香第一胺鉴别反应的药物是（　　）。

    A. 阿司匹林　　　　　　　B. 苯甲酸钠　　　　　　C. 水杨酸

    D. 贝诺酯　　　　　　　　E. 丙磺舒

二、多项选择题

1. 阿司匹林化学结构中可被用于其质量控制的部分是（　　）。

    A. 苯环　　　　　　　　　B. 羧基　　　　　　　　C. 酯键

    D. 酚羟基　　　　　　　　E. 以上都不是

2. 阿司匹林的特殊杂质有（　　）。

    A. 水杨酸　　　　　　　　B. 酚类　　　　　　　　C. 醋酸苯酯

    D. 苯甲酸　　　　　　　　E. 钠离子

3. 以下药物需要检查游离水杨酸杂质的是（　　）。

    A. 丙磺舒　　　　　　　　B. 布洛芬片　　　　　　C. 盐酸利多卡因

    D. 布比卡因　　　　　　　E. 阿司匹林片

4. 对氨基水杨酸钠的鉴别试验有（　　）。

    A. 钠盐的反应　　　　　　B. 水解反应　　　　　　C. 红外分光光度法

    D. 重氮-偶合反应　　　　　E. 紫外分光光度法

5. 《中国药典》中用直接滴定法测定含量的药物有（　　）。

    A. 水杨酸　　　　　　　　B. 苯甲酸　　　　　　　C. 双水杨酯

    D. 甲芬那酸　　　　　　　E. 贝诺酯

三、配伍选择题

[1～4]

    A. 直接酸碱滴定法　　　　B. 两步酸碱滴定法

    C. HPLC 法　　　　　　　D. 亚硝酸钠滴定法

1. 阿司匹林肠溶片含量测定用（　　）。

2. 阿司匹林含量测定用（　　）。

3. 对氨基水杨酸钠含量测定用（　　）。

4. 阿司匹林泡腾片含量测定用（　　）。

四、简答题

1. 简述苯甲酸钠含量测定的原理。

2. 比较阿司匹林原料与制剂杂质检查项目的差异，说明原因。

3. 测定含量时，如何计算相对平均偏差？对相对平均偏差有何要求？肠溶片如何去包衣？

4. 对比对氨基水杨酸钠及其肠溶片的含量限度要求，总结原料药及其制剂含量限度的区别。

5. 对氨基水杨酸钠及其肠溶片可以用亚硝酸钠法测定含量吗？

第八章

芳香胺类药物的分析

【学习与素养目标】

1. 了解芳香胺类药物的分类、结构特征及主要理化性质。
2. 掌握对乙酰氨基酚及其片剂的鉴别、杂质检查及含量测定技术。
3. 掌握盐酸普鲁卡因及其注射剂的鉴别、杂质检查及含量测定技术。
4. 通过了解沙利度胺（反应停）引起的海豹肢畸形儿事件，建立强烈的社会责任心。

第一节　概　述

氨基直接和芳香环相连的药物称为芳香胺类药物，芳香胺根据氨基的结构分为芳伯胺、芳仲胺和芳叔胺等。其中，芳伯胺有三点性质：重氮化-偶合反应、生成希夫（Schiff）碱的反应和氧化变色反应，本类药物的鉴别、杂质检查和含量测定一般都是围绕上述三种化学性质展开的。

根据药物的结构特征，芳香胺类药物又分为两大类：对氨基苯甲酸酯类和芳酰胺类。

一、对氨基苯甲酸酯类药物

1. 典型药物结构

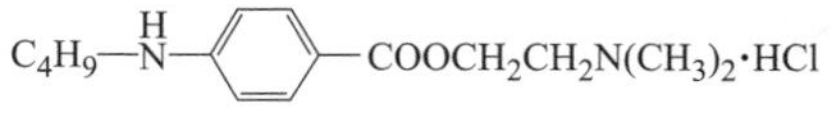

C_4H_9—NH—⟨ ⟩—$COOCH_2CH_2N(CH_3)_2 \cdot HCl$　　　　H_2N—⟨ ⟩—$COOCH_2CH_2N(C_2H_5)_2 \cdot HCl$

盐酸丁卡因 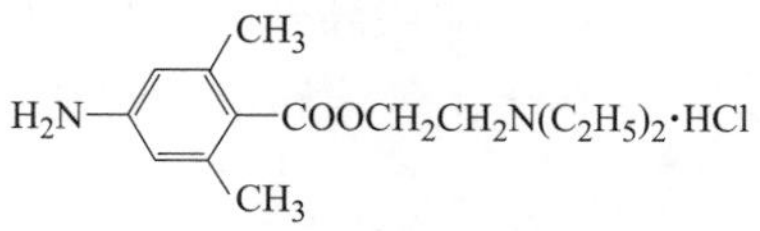　　　　　　　　　　　　　盐酸普鲁卡因

2. 理化性质

① 盐酸普鲁卡因具有芳伯氨基，根据芳伯氨基的三点性质，可用于定性或定量分析。

② 本类药物均具有弱碱性，能够和生物碱沉淀剂发生有色沉淀反应，均可用非水溶液滴定法测定含量。

③ 本类药物中均含有酯键，容易水解，水解之后产生碱性的气体，可用作鉴别。

④ 本类药物中均含有苯环，可用紫外光谱法进行分析。

二、芳酰胺类药物

1. 典型药物结构

$$HO-\langle\rangle-NHCOCH_3$$

对乙酰氨基酚

$$-NHCOCH_2N(C_2H_5)_2 \cdot HCl \cdot H_2O$$

盐酸利多卡因

2. 理化性质

① 药物的盐酸盐均可溶于水、乙醇，但是药物的游离碱的水溶性不好。

② 对乙酰氨基酚中有酚羟基，可以与三氯化铁反应呈现紫堇色。

③ 本类药物均具有潜在性的芳伯氨基，在酸性溶液中均可水解呈现出芳伯氨基的性质。

④ 盐酸利多卡因的侧链尾端有叔胺氮原子，显碱性，可以与酸成盐，也可以与生物碱沉淀剂发生有色沉淀反应。

⑤ 本类药物中均有苯环，均可用紫外吸收分析。

三、芳香胺类药物

1. 鉴别试验

(1) 含有酚羟基的药物与三氯化铁的呈色反应　对乙酰氨基酚和肾上腺素均具有酚羟基，可以与三氯化铁试液反应，溶液呈现出紫堇色。

(2) 含有芳伯氨基的或者潜在性芳伯氨基的药物可以发生重氮化-偶合反应　盐酸普鲁卡因在酸性溶液中与亚硝酸钠进行重氮化反应，生成的重氮盐再与碱性 β-萘酚偶合生成橙黄到猩红色的沉淀。对乙酰氨基酚和盐酸利多卡因具有潜在性的芳伯氨基，水解后产生的芳伯氨基也可以发生上述反应。

(3) 含有酯键（或酰胺键）的药物均可发生水解反应　对乙酰氨基酚、盐酸利多卡因、盐酸普鲁卡因和盐酸丁卡因均具有酯键（或酰胺键），均可以在碱性条件下发生水解反应，可用于鉴别。

(4) 与生物碱沉淀剂发生沉淀反应　盐酸普鲁卡因、盐酸利多卡因、盐酸丁卡因均具有叔胺氮原子，均可与生物碱沉淀剂发生有颜色的沉淀反应，可用于本类药物的鉴别。

(5) 含有苯环的药物均具有紫外吸收的特征　本类药物均具有苯环，在紫外区均具有紫外吸收的特征，可用于本类药物的鉴别和含量测定。

2. 杂质检查

(1) 检查对乙酰氨基酚中的对氨基酚

① **检查方法**　高效液相色谱法（《中国药典》2020 年版通则 0512）。取本品适量，精密称定，加甲醇-水（4∶6）溶解并定量稀释制成每 1ml 中约含 20mg 的溶液，作为供试品溶液（临用新制）；取对氨基酚对照品适量，精密称定，加甲醇-水（4∶6）溶解并定量稀释制成每 1ml 中约含 0.1mg 的溶液，作为对照品溶液；精密量取对照品溶液与供试品溶液各 1ml，置同一 100ml 容量瓶中，用甲醇-水（4∶6）稀释至刻度，摇匀，作为对照溶液。精密量取供试品溶液与对照溶液，分别注入液相色谱仪，记录色谱图至主峰保留时间的 4 倍。

② **检查条件**　用辛烷基硅烷键合硅胶为填充剂；磷酸盐缓冲液（取磷酸氢二钠

8.95g，磷酸二氢钠 3.9g，加水溶解至 1000ml，加入 10％四丁基氢氧化铵溶液 12ml)-甲醇（90：10）为流动相；检测波长为 245nm；柱温为 40℃；进样体积 20μl，理论板数按对乙酰氨基酚峰计算应不低于 2000，对氨基酚与对乙酰氨基酚峰之间的分离度应符合要求。

③ 检查结果　供试品溶液色谱图中如有与对氨基酚保留时间一致的色谱峰，按外标法以峰面积计算，含对氨基酚不得过 0.005％，其他单个杂质峰面积不得大于对照品溶液中对乙酰氨基酚峰面积的 0.1 倍（0.1％），其他各杂质峰面积的和不得大于对照品溶液中对乙酰氨基酚峰面积的 0.5 倍（0.5％）。

（2）检查对乙酰氨基酚中的对氯苯乙酰胺

① 检查方法　高效液相色谱法（《中国药典》2020 年版通则 0512）。取本品适量，精密称定，加甲醇-水（4：6）溶解并定量稀释制成每 1ml 中约含 20mg 的溶液，作为供试品溶液（临用新制）；取对氯苯乙酰胺对照品与对乙酰氨基酚对照品各适量，精密称定，加甲醇-水（4：6）溶解并定量稀释制成每 1ml 中约含对氯苯乙酰胺 1μg 与对乙酰氨基酚 20μg 的混合溶液，作为对照品溶液。精密量取供试品溶液与对照品溶液，分别注入液相色谱仪，记录色谱图。

② 检查条件　用辛烷基硅烷键合硅胶为填充剂；磷酸盐缓冲液（取磷酸氢二钠 8.95g，磷酸二氢钠 3.9g，加水溶解至 1000ml，加入 10％四丁基氢氧化铵 12ml)-甲醇（60：40）为流动相；检测波长为 245nm；柱温为 40℃；进样体积 20μl，理论板数按对乙酰氨基酚峰计算应不低于 2000，对氯苯乙酰胺与对乙酰氨基酚峰之间的分离度应符合要求。

③ 检查结果　按外标法以峰面积计算，含对氯苯乙酰胺不得过 0.005％。

（3）检查盐酸普鲁卡因中的对氨基苯甲酸

① 检查方法　高效液相色谱法（《中国药典》2020 年版通则 0512）。取本品，精密称定，加水溶解并定量稀释制成每 1ml 中含 0.2mg 的溶液，作为供试品溶液；取对氨基苯甲酸对照品适量，精密称定，加水溶解并定量稀释制成每 1ml 中约含 1μg 的溶液，作为对照品溶液。精密量取供试品溶液与对照品溶液，分别注入液相色谱仪，记录色谱图。

② 检查条件　用十八烷基硅烷键合硅胶为填充剂；以甲醇-磷酸盐缓冲液（0.05mol/L 磷酸二氢钾，0.1％庚烷磺酸钠，用磷酸调节 pH 值至 3.0）（32：68）为流动相；检测波长为 279nm，理论板数按对氨基苯甲酸峰计应不低于 2000，普鲁卡因峰与对氨芬苯甲酸峰的分离度应大于 2.0。

③ 检查结果　按外标法以峰面积计算，含量不得过 0.5％。

3. 含量测定

（1）非水溶液滴定法　盐酸布比卡因等药物侧链上的叔胺氮原子具有碱性，可以在非水溶液中与高氯酸滴定液定量反应，一般以冰醋酸为溶剂、高氯酸为滴定液、结晶紫为指示剂，但是如果药物为氢卤酸盐，在滴定时可以加入一定的醋酸汞试液，以除去氢卤酸的干扰。

（2）紫外分光光度法　对乙酰氨基酚在紫外区（257nm）有特征吸收，可以在适宜的溶剂和浓度下，用紫外分光光度法测定含量。

（3）酸碱中和法　盐酸丁卡因由于是强酸弱碱盐，呈现出酸性，因此可以采用酸碱中和法测定含量，用氢氧化钠为滴定液，电极电位法指示终点，以两次突跃点体积差计算。

（4）高效液相色谱法　由于本类药物多具有酯键或酰胺碱，容易水解，且水解后的产物与药物在化学性质上具有一定的相似性，因此，《中国药典》2020 年版多采用高效液相色谱法测定本类药物的含量，如盐酸普鲁卡因注射液、盐酸利多卡因等。

第二节　对乙酰氨基酚及其片剂的质量检验

对乙酰氨基酚具有解热镇痛的作用，在临床上常用作解热镇痛药的一种复方成分起作用，目前市场上使用的解热镇痛药多含有这一成分。《中国药典》2020 年版收载的相关药品有对乙酰氨基酚原料、对乙酰氨基酚片、对乙酰氨基酚注射剂、对乙酰氨基酚栓、对乙酰氨基酚胶囊等。

一、对乙酰氨基酚的鉴别

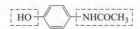

1. 与三氯化铁试液的反应——酚羟基的鉴别

本品中含有酚羟基，可以与三氯化铁试液反应生成紫堇色配合物。

注意事项：请注意与阿司匹林、丙磺舒相比较和区分。

2. 水解后的重氮化-偶合反应——芳伯氨基的鉴别

对乙酰氨基酚在盐酸酸性介质中受热，可水解生成对氨基酚，具有芳伯氨基的结构，能与亚硝酸钠、碱性 β-萘酚试液作用生成红色偶氮化合物。

注意事项：如果是对乙酰氨基酚制剂，为了消除制剂中辅料的干扰，一般采用乙醇溶解并提取制剂中的对乙酰氨基酚，蒸干溶剂后，取残渣进行鉴别。

3. 红外光谱法——酰胺基、酚羟基和苯环

对乙酰氨基酚中具有酰胺基、酚羟基和苯环等官能团，在红外区有特征吸收，因此可以采用红外光谱法测定本品，并与《药品红外光谱集》相比较，应该符合规定。

二、对乙酰氨基酚的杂质检查

本品的原料药需检查酸度、乙醇溶液的澄清度与颜色、氯化物、硫酸盐、有关物质、对氯苯乙酰胺、干燥失重、灼炽残渣、重金属等项目，对乙酰氨基酚片需检查溶出度及应符合片剂项下有关规定。

1. 酸度

影响药物的酸度主要包括以下两方面：一方面是生产过程中可能引进酸性杂质；另一方面是贮存过程中水解产生醋酸。药典规定本品 1% 水溶液 pH 值应该控制在 5.5～6.5 之间。

《中国药典》2020 年版规定其检查方法：取本品 0.10g，加水 10ml 使溶解，依法测定（通则 0631），pH 值应该为 5.5～6.5。

2. 乙醇溶液的澄清度和颜色

由于在对乙酰氨基酚生产过程中需要用铁粉作为还原剂，因此可能会带入产品中，致使乙醇溶液产生混浊，而中间体对氨基酚的有色氧化物在乙醇溶液中显示橙红色或棕色，故需要检查此项目。

《中国药典》2020 年版规定其检查方法：取本品 1.0g，加乙醇 10ml 溶解后，溶液应该澄清无色；如显浑浊，与 1 号浊度标准液（通则 0902 第一法）比较，不得更浓；如显色，与棕红色 2 号或者橙红色 2 号标准比色液（通则 0901 第一法）比较，不得更深。

3. 有关物质

在制备过程中要经过对氨基酚乙酰化，如果乙酰化过程不完全或者产品贮存过程中发生水解，均会产生对氨基酚。该杂质不仅对人体有毒，并且会使产品颜色加深，影响产品外观，因此应严格控制其限量，以前的药典均使用目视比色法和薄层色谱法，但是《中国药典》2020 年版采用高效液相色谱法检查。具体方法见本章第一节。

4. 对氯苯乙酰胺杂质检查

由于对乙酰氨基酚在生产过程中会产生对氯苯乙酰胺，会影响到产品的纯度，因此，《中国药典》2020 年版对氯苯乙酰胺进行限量检查。具体方法见本章第一节。

5. 溶出度检查（片剂）

《中国药典》2020 年版规定其检查方法：取本品，按照溶出度与释放度测定法（通则 0931 第一法），以稀盐酸 24ml 加水至 1000ml 为溶出介质，转速为 100r/min，依法操作，经过 30min 时，取溶液 5ml，过滤，精密量取续滤液适量，用 0.04% 氢氧化钠溶液稀释成每 1ml 中含对乙酰氨基酚 5～10μg，摇匀，按照紫外-可见分光光度法（通则 0401），在 257nm 波长处测定吸光度，按 $C_8H_9NO_2$ 的吸收系数（$E_{1cm}^{1\%}$）为 715 计算每片的溶出量，限度为标示量的 80%，应符合规定。

三、对乙酰氨基酚的含量测定

1. 原料药

（1）基本原理　由于本品具有苯环，在 0.4% 氢氧化钠溶液中，在 257nm 波长处有最大吸收，因此可以用紫外分光光度法测定其原料药及其制剂的含量。

（2）测定方法　取本品约 40mg，精密称定，置于 250ml 容量瓶中，加 0.4% 氢氧化钠溶液 50ml 溶解后，加水至刻度，摇匀，精密量取 5ml，置于 100ml 容量瓶中，加 0.4% 氢氧化钠溶液 10ml，加水至刻度，摇匀，按照紫外-可见分光光度法（通则 0401），在 257nm 的波长处测定吸光度，按 $C_8H_9NO_2$ 的吸收系数（$E_{1cm}^{1\%}$）为 715 计算，即得。

（3）注意事项

① 平行测定两份样品并计算含量，两次平行试验的相对偏差不得超过 0.5%，取其算术平均值为测定结果。

② 计算公式：

$$含量（\%）=\frac{\dfrac{A\times1\%}{E_{1cm}^{1\%}l}DV}{W}\times100\%$$

式中，A 为吸光度；D 为稀释倍数；V 为溶液体积，ml；W 为取样量，g；l 为吸收池厚度，cm；$E_{1cm}^{1\%}$ 为吸收系数。

③ 在实验过程中空白试液为 0.4% 氢氧化钠溶液，实验中所用的容量瓶和移液管均应该校正洗净后使用。

2. 片剂

（1）测定方法　取本品 20 片，精密称定，研细，精密称取适量（约相当于对乙酰氨基酚 40mg），置于 250ml 容量瓶中，加 0.4% 氢氧化钠溶液 50ml 与水 50ml，振摇 15min，用水稀释至刻度，摇匀，过滤，精密量取续滤液 5ml，置 100ml 容量瓶中，加 0.4% 氢氧化钠溶液 10ml，用水稀释至刻度，摇匀。测定法见对乙酰氨基酚含量测定项下。

（2）注意事项

① 片剂要尽量研细，否则影响药物的溶出，不溶性的辅料可能会对测定有干扰，因此要先过滤。

② 平行测定两份样品并计算含量，两次平行试验的相对偏差不得超过 0.5%，取其算术平均值为测定结果。

③ 注意试验过程中称取的质量。

$$取样量 =（1+10\%）\times 主药规定量 \times 平均片重/标示量$$

④ 计算公式：

$$标示量（\%）= \frac{\dfrac{\dfrac{A \times 1\%}{E_{1cm}^{1\%} l} DV}{W} \overline{W}}{理论标示量} \times 100\%$$

公式中的符号同上，其中 $\overline{W}$ 为平均片重，g。

第三节　盐酸普鲁卡因及其注射剂的质量检验

盐酸普鲁卡因具有良好的局部麻醉作用及毒性低、无成瘾性的特点，是临床上广泛使用的局部麻醉药。《中国药典》2020 年版收载的相关药品有盐酸普鲁卡因原料药、盐酸普鲁卡因注射液和注射用盐酸普鲁卡因等。

一、盐酸普鲁卡因的鉴别

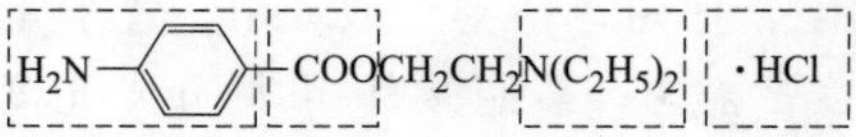

$$H_2N-\!\!\!\!\!\text{（苯环）}\!-COOCH_2CH_2N(C_2H_5)_2 \cdot HCl$$

1. 芳伯氨基的反应

本品具有游离的芳伯氨基，能与亚硝酸钠试液发生反应生成重氮盐，再与碱性 β-萘酚试液作用生成猩红色的偶氮化合物。

2. 水解反应

本品具有酯键，在碱性条件下加热，酯键可以发生水解，生成具有挥发性的碱性气体，能够使湿润的红色石蕊试纸变蓝，同时，生成的对氨基苯甲酸钠放冷，加盐酸酸化，即析出对氨基苯甲酸白色沉淀。

3. 红外光谱法

本品的红外吸收图谱应该与对照的图谱一致，见图 8-1。

4. 氯化物的鉴别

本品为盐酸盐，显氯化物的鉴别反应，可用于本品的鉴别。

$$Cl^- + Ag^+ \xrightarrow{HNO_3} AgCl\downarrow（白色）$$

二、盐酸普鲁卡因的杂质检查

《中国药典》中规定盐酸普鲁卡因原料药需检查的项目有酸度、溶液澄清度、对氨基苯甲酸、干燥失重、灼炽残渣、铁盐及重金属检查等，盐酸普鲁卡因注射液规定检查 pH 值、

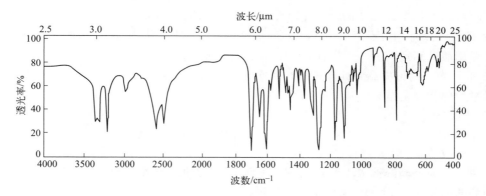

图 8-1　盐酸普鲁卡因红外吸收谱图

有关物质、细菌内毒素及应符合注射剂项下有关规定等。

1. 酸度

本品的原料药在生产过程中会引入酸性杂质，故应控制其酸度。

《中国药典》2020 年版规定其检查方法：取本品 0.40g，加水 10ml 溶解后，加甲基红指示剂 1 滴，如显红色，加氢氧化钠滴定液（0.02mol/L）0.20ml，应变为橙色。

2. 铁盐检查

生产过程中一般用铁粉作为还原剂，如果带入产品中，可能会导致产品的不稳定，因此《中国药典》规定检查铁盐，含量不得超过 0.001%。

《中国药典》2020 年版规定其检查方法：取炽灼残渣项下遗留的残渣，加盐酸 2ml，置水浴上蒸干，再加稀盐酸 4ml，微温溶解后，加水 30ml 与过硫酸铵 50mg，依法检查（通则 0807），与标准铁溶液 1.0ml 制成的对照品比较，不得更深（0.001%）。

3. 对氨基苯甲酸（原料药）

由于盐酸普鲁卡因生产或者贮存过程中易发生水解，会产生对氨基苯甲酸，而对氨基苯甲酸会进一步脱羧形成苯胺，苯胺氧化产物会使盐酸普鲁卡因产生毒性，故应检查对氨基苯甲酸杂质，《中国药典》2020 年版规定使用高效液相色谱法测定，原料药中对氨基苯甲酸限量为 0.5%，注射液有关物质中对氨芬苯甲酸限量为 1.2%。具体方法见本章第一节。

三、盐酸普鲁卡因的含量测定

1. 原料药

（1）基本原理　本品具有芳伯氨基，能与亚硝酸钠滴定液作用生成重氮盐，可用于其原料药的含量测定，根据消耗的亚硝酸钠的量，计算其含量。

（2）测定方法　取本品约 0.6g，精密称定，按照永停滴定法（通则 0701），在 15～25℃，用亚硝酸钠滴定液（0.1mol/L）滴定。每 1ml 亚硝酸钠滴定液（0.1mol/L）相当于 27.28mg 的 $C_{13}H_{20}N_2O_2 \cdot HCl$。

（3）注意事项

① 反应过程中应该使用 2g 溴化钾作为催化剂，加快反应速度。

② 滴定时，滴定管的尖端应插入液面下 2/3 处，用亚硝酸钠滴定液迅速滴定，且边滴边搅拌。

③ 接近终点时，将滴定管尖端提出液面，用少量水洗涤滴定管尖端，洗液并入溶液中，缓慢滴定至电流计指针突然偏转，并不再回复为止，即为滴定终点。

④ 接近终点时，由于溶液中游离的芳伯胺浓度非常低，反应速度将会非常慢，因此每加一滴亚硝酸钠滴定液后，要搅拌 1～5min 后再判断终点。

⑤ 平行测定两份样品并计算含量，两次平行实验的结果的相对偏差不得超过 0.2%，取其算术平均值为测定结果。

⑥ 计算公式：

$$含量(\%)=\frac{FTV}{W}\times100\%$$

式中，F 为亚硝酸钠浓度校正因子；T 为亚硝酸钠滴定液的滴定度，g/ml；V 为消耗的亚硝酸钠的体积，ml；W 为供试品取样量，g。

2. 注射液

(1) 基本原理　由于盐酸普鲁卡因注射液中所含的水解产物可能比较多，且存在辅料的干扰，因此《中国药典》2020 年版采用了高效液相色谱法测定其主药的含量。

(2) 测定方法　采用高效液相色谱法。

用十八烷基硅烷键合硅胶为填充剂；以含 0.1% 庚烷磺酸钠的 0.05mol/L 磷酸二氢钾溶液（用磷酸调节 pH 值至 3.0)-甲醇（68：32）为流动相；检测波长为 290nm，理论板数按盐酸普鲁卡因峰计算应不低于 2000。盐酸普鲁卡因峰与相邻杂质峰的分离度应符合要求。

精密量取本品适量，用水定量稀释制成每 1ml 中含盐酸普鲁卡因 0.02mg 的溶液，作为供试品溶液，精密量取 10μl，注入液相色谱仪，记录色谱图；另取盐酸普鲁卡因对照品，精密称定，加水溶解并定量稀释制成每 1ml 中含盐酸普鲁卡因 0.02mg 的溶液，同法测定。按外标法以峰面积计算，即得。

标示量百分比计算公式：

$$标示量(\%)=\frac{\dfrac{c_R A_X}{A_R}}{c_{标示}}\times100\%$$

式中，$c_{标示}$ 为注射液的标示量，g/ml 或者 mg/ml；A_X 为供试品溶液的峰面积或者峰高；A_R 为对照品溶液的峰面积或者峰高；c_R 为对照品溶液的浓度，g/ml 或 mg/ml。

课后练习题

一、最佳选择题

1. 具芳伯氨基的芳胺类药物，重氮化反应的适宜条件是（　　）。

　　A. 弱碱性　　　　B. 中性　　　　C. 碱性　　　　D. 酸性　　　　E. 强酸性

2. 对乙酰氨基酚的含量测定方法：取本品约 40mg，精密称定，置于 250ml 容量瓶中，加 0.4% 氢氧化钠溶液 50ml 溶解后，加水至刻度，摇匀，精密量取 5ml，置于 100ml 容量瓶中，加 0.4% 氢氧化钠溶液 10ml，加水至刻度，摇匀，按照分光光度法，在 257nm 的波长处测定吸光度，按 $C_8H_9NO_2$ 的吸收系数（$E_{1cm}^{1\%}$）为 715 计算，即得。若样品称样量为 $m(g)$，测得的吸光度为 A，则含量百分率的计算式为（　　）。

　　A. $(A/715)\times(250/5)\times(1/m)\times100\%$　　　　B. $(A/715)\times(100/5)\times250\times(1/m)\times100\%$

    C. $A715\times(250/5)\times(1/m)\times100\%$　　　　D. $A715\times(100/5)\times250\times(1/m)\times100\%$

    E. $(A/715)\times(1/m)\times100\%$

3. 亚硝酸钠滴定法测定盐酸普鲁卡因及其制剂的含量的原理与哪项无关（　　）。

    A. 氧化还原反应　　　　B. 中和反应　　　　　　C. 重氮化反应

    D. 芳香第一胺的反应　　E. 重氮化-偶合反应

4. 取某药物适量，加水溶解，加氢氧化钠试液使溶液呈碱性，即析出白色沉淀，加热沉淀则变为油状物，继续加热，则产生可使红色石蕊试纸变蓝的气体。试验中所产生的油状物为（　　）。

    A. 普鲁卡因的盐　　　　B. 对氨基苯甲酸　　　　C. 水解产物

    D. 二乙氨基乙醇　　　　E. 普鲁卡因

二、多项选择题

1. 盐酸普鲁卡因的鉴别试验有（　　）。

    A. 重氮化-偶合反应　　B. 与芳醛的缩合反应　　C. 水解反应

    D. 氯化物的反应　　　　E. 红外光谱法

2. 对乙酰氨基酚中应检查的杂质为（　　）。

    A. 有关物质　　　　　　B. 对氨基酚　　　　　　C. 乙醇溶液澄清度与颜色

    D. 对氨基苯甲酸　　　　E. 对氯酚

3. 经长久贮存或高温加热，盐酸普鲁卡因注射液变黄的原因是（　　）。

    A. 该药物水解产生对氨基苯甲酸　　　　B. 苯甲酸脱羧产生苯胺

    C. 苯胺被氧化为黄色化合物　　　　　　D. 芳伯氨基的缩合反应

    E. 该药物的成盐反应

4. 能和三氯化铁发生呈色反应的药物为（　　）。

    A. 水杨酸　　　　　　　B. 对氨基水杨酸　　　　C. 苯甲酸

    D. 肾上腺素　　　　　　E. 对乙酰氨基酚

三、配伍选择题

[1～2]

    A. 酮体　　　　　　　　B. 对氨基苯甲酸　　　　C. 对氨基酚

    D. 间氨基酚　　　　　　E. 游离水杨酸

下列药物需检查的特殊杂质是：

1. 对乙酰氨基酚（　　）。

2. 盐酸普鲁卡因注射液（　　）。

[3～5]

    A. 非水溶液滴定法　　　B. 紫外-可见分光光度法　C. 反相高效液相色谱法

    D. 亚硝酸钠滴定法　　　E. 气相色谱法

以下药物《中国药典》2020年版采用的含量测定方法为：

3. 盐酸普鲁卡因（　　）。

4. 对乙酰氨基酚胶囊（　　）。

5. 对乙酰氨基酚泡腾片（　　）。

[6～9]

    A. 非水溶液滴定法　　　B. 紫外-可见分光光度法　C. 反相高效液相色谱法

    D. 酸碱滴定法

    E. 与亚硝基铁氰化钠在碱性条件下反应显色，与对照管进行比较

以下药物的分析《中国药典》2020年版采用的方法为：

6. 对乙酰氨基酚颗粒溶出度的测定 （　　　）。

7. 对乙酰氨基酚颗粒检查对氨基酚 （　　　）。

8. 对乙酰氨基酚栓剂含量测定 （　　　）。

9. 对乙酰氨基酚检查对氨基酚 （　　　）。

四、简答题

1. 为什么盐酸普鲁卡因注射液中需检查对氨基苯甲酸杂质？简述其检查原理。

2. 试述亚硝酸钠滴定法的原理及注意事项。

3. 试述芳胺类药物的主要鉴别试验。

4. 试述芳胺类药物非水溶液滴定法的应用。

第九章

巴比妥类药物的分析

【学习与素养目标】

1. 了解巴比妥类药物的基本结构及主要理化性质。
2. 熟悉巴比妥类药物结构、性质与分析方法的关系。
3. 掌握巴比妥类药物的主要鉴别方法。
4. 掌握银量法测定巴比妥类药物含量的原理和计算。
5. 明白巴比妥类药物分析每一项内容的意义所在，培养一丝不苟的科学态度和为国为民的社会责任。

巴比妥类药物是一类临床常用的催眠镇静药。由于这类药物应用广泛，容易因不合理使用而引起中毒，因而需要对本类药物的原料、制剂进行分析，有时也需要对生物样品中微量巴比妥类药物进行分析。

第一节 概 述

一、巴比妥类药物的基本结构

巴比妥类药物的基本结构通式：

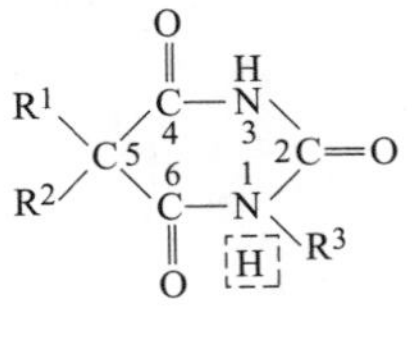

多数为 5,5-取代的巴比妥类药物，少数有 1,5,5-取代的巴比妥类药物，还有 5,5-取代的硫代巴比妥类药物。

1. 5,5-取代的巴比妥类药物

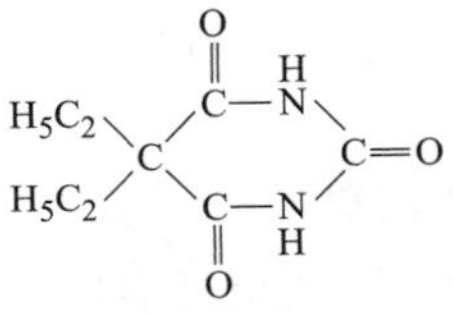

巴比妥 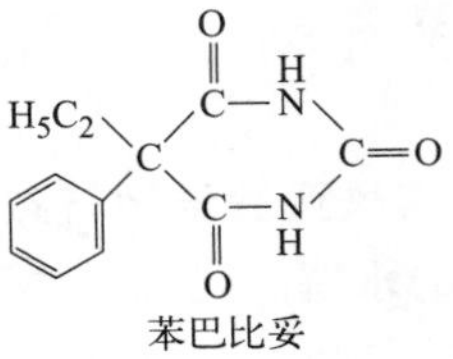   苯巴比妥

2. 5,5 位是烯丙基和异丙基的巴比妥类药物

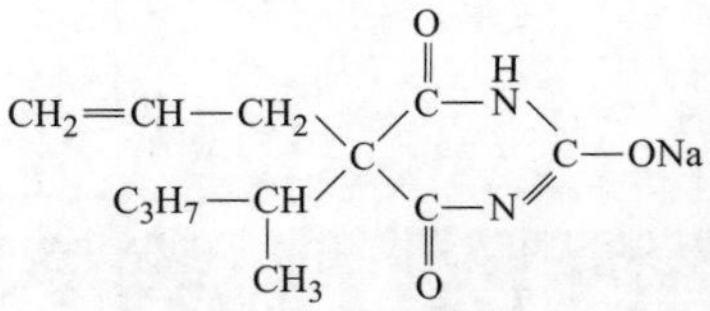

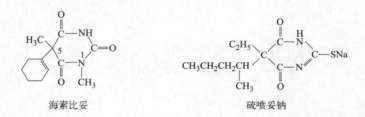

司可巴比妥钠

3. 5 位通常是乙基的巴比妥类药物

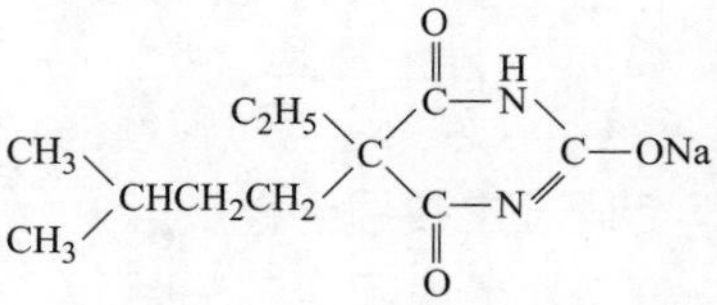

异戊巴比妥钠

4. 1,5,5-取代的巴比妥类药物

海索比妥　　　　　　　　　　硫喷妥钠

二、巴比妥类药物的物理性质

① 白色结晶或结晶性粉末，具有一定熔点。

② 在空气中较稳定，加热多升华。

③ 含硫巴比妥类药物难溶于水，易溶于乙醇及有机溶剂；其钠盐则溶于水而难溶于有机溶剂。

三、巴比妥类药物的化学性质

1. 弱酸性——与强碱成盐

巴比妥类药物分子结构中都有 1,3-二酰亚胺基团，能发生酮式和烯醇式的互变异构，在水溶液中可以发生电离，因此，本类药物的水溶液显弱酸性（pK_a 为 7.3～8.4），可与强碱形成水溶性的盐类，一般为钠盐。

由弱酸与强碱形成的巴比妥钠盐，其水溶液呈碱性，加酸酸化后，析出结晶性的游离巴比妥类药物，可用有机溶剂将其提取出来。上述这些性质可用于巴比妥类药物的分离、鉴别、检查和含量测定。

2. 水解反应——具有酰亚胺结构与碱液共沸生成氨气

（1）巴比妥类药物的水解　巴比妥类药物的分子结构中含有酰亚胺结构，与碱液共沸即水解，释放出氨气，可使红色石蕊试纸变蓝。

【例 9-1】　异戊巴比妥和巴比妥的鉴别试验

取异戊巴比妥或巴比妥 0.2g，加氢氧化钠试液 10ml，加热煮沸，则产生具氨臭的气体。

（2）钠盐的水解　巴比妥类药物在吸湿的情况下也能水解，一般情况下室温和 pH10 以下水解较慢，pH11 以上随着碱度的增加水解速度加快。

3. 与重金属离子反应

巴比妥类药物分子结构中含有丙二酰脲或酰亚胺基团，在 pH 值合适的溶液中，可与某些重金属离子，如 Ag^+、Cu^{2+}、Co^{2+}、Hg^{2+} 等反应呈色或产生有色沉淀。虽然这类化学反应的专属性不强，但仍常用于本类药物的鉴别和含量测定。

（1）与银盐的反应　巴比妥类药物的分子结构中含有酰亚胺基团，在碳酸钠溶液中，生成钠盐而溶解，再与硝酸银溶液反应，首先生成可溶性的一银盐，加入过量的硝酸银溶液，则生成难溶性的二银盐白色沉淀。此反应可用于本类药物的鉴别和含量测定。

（2）与铜盐的反应　巴比妥类药物在吡啶溶液中生成的烯醇式异构体与铜吡啶试液反应，形成稳定的配位化合物，产生类似双缩脲的呈色反应。巴比妥类药物呈紫堇色或生成紫色沉淀，含硫巴比妥类药物则呈现绿色。

（3）与钴盐的反应　巴比妥类药物在碱性溶液中可与钴盐反应，生成紫堇色配位化合物。本反应在无水条件下比较灵敏，生成的有色产物也较稳定。试剂应不含水。常用溶剂为无水甲醇或乙醇；钴盐为醋酸钴、硝酸钴或氧化钴；碱以有机碱为佳，一般采用异丙胺。此反应可用于本类药物的鉴别和含量测定。

（4）与汞盐的反应　巴比妥类药物与硝酸汞或氯化汞溶液反应，可生成白色汞盐沉淀，此沉淀能在氨试液中溶解。

4. 与香草醛的反应

巴比妥类药物分子结构中，丙二酰脲基团中的氢比较活泼，可与香草醛在浓硫酸存在下发生缩合反应，生成棕红色产物。

5. 紫外吸收光谱特征

巴比妥类药物的紫外吸收光谱随着其电离级数不同，发生显著的变化，如图 9-1 所示。

硫代巴比妥类药物的紫外吸收光谱则不同，在酸性或碱性溶液中均有较明显的紫外吸收（见图 9-2）。

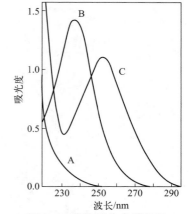

图 9-1　紫外吸收光谱特征
A—H_2SO_4 溶液（0.05mol/L）；
B—pH9.9 缓冲溶液；C—NaOH 溶液（0.1mol/L）（pH 13）

6. 薄层色谱行为特征

巴比妥类药物具有不同的分子结构，其色谱行为亦不同，可用于鉴别，常用方法主要为薄层色谱法（TLC）。

一般采用对照品（或标准品）比较法，要求供试品斑点的 R_f 值应与对照品斑点一致。

7. 显微结晶

巴比妥类药物可根据其本身或与某种试剂的反应产物的特殊晶型，进行同类或不同类药物的鉴别。此法亦适用于生物样品中微量巴比妥类药物的检验。

（1）药物本身的晶形　巴比妥为长方形，苯巴比妥为球形→花瓣状，见图 9-3。

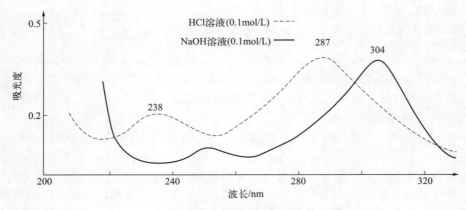

图 9-2   硫喷妥的紫外吸收光谱

（2）反应产物的晶形（见图 9-4）

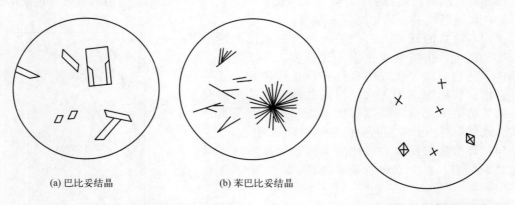

(a) 巴比妥结晶   (b) 苯巴比妥结晶

图 9-3   巴比妥与苯巴比妥的显微结晶示意图   图 9-4   巴比妥铜吡啶结晶示意图

① 巴比妥＋铜吡啶试液→"十"字形紫色结晶。

② 苯巴比妥＋铜吡啶试液→细小不规则或似菱形的浅紫色结晶。

注意：其他巴比妥类药物不能形成结晶，可区别。

第二节   巴比妥类药物的鉴别试验与特殊杂质检查

一、鉴别试验

1. 丙二酰脲类的鉴别试验

丙二酰脲类的鉴别反应有银盐反应和铜盐反应，具体如下。

（1）银盐反应   取供试品约 0.1g，加碳酸钠试液 1ml 与水 10ml，振摇 2min，过滤，滤液中逐滴加入硝酸银试液，即生成白色沉淀，振摇，沉淀即溶解；继续滴加过量的硝酸银试液，沉淀不再溶解。

（2）铜盐反应   取供试品约 50mg，加吡啶溶液（1→10）5ml，溶解后，加铜吡啶试液 1ml，即显紫色或生成紫色沉淀。

2. 测定熔点

熔点是一种物质在规定的测定方法下，由固态转变为液态的温度。纯物质的熔点是一定的，作为药物的物理常数，常用于药物的鉴别；熔点也能反映药物的纯度。

巴比妥类药物本身可直接用《中国药典》2020 年版规定的方法测定熔点。供试品应重结晶干燥后测定。

① 司可巴比妥钠的熔点约为 97℃。

② 苯巴比妥钠的熔点为 174～178℃。

3. 利用特殊取代基或元素的鉴别试验

根据巴比妥类药物分子中 5 位取代基或分子中特殊元素反应，可用于本类药物的鉴别。

(1) 利用不饱和取代基的鉴别试验

① 具有不饱和取代基的巴比妥类药物具有还原性，如司可巴比妥钠。

② 与碘或溴试液反应：亲电加成反应，使碘试液的棕黄色消失。

③ 与高锰酸钾的反应：氧化反应，使紫色的高锰酸钾转变为棕色的二氧化锰。

> **【例 9-2】** 司可巴比妥钠的鉴别
>
> 取本品 0.1g，加水 10ml 溶解后，加碘试液 2ml，所显棕黄色在 5min 内消失。

(2) 利用芳环取代基的鉴别试验　具有芳环取代基的巴比妥类药物，《中国药典》2020 年版收载有苯巴比妥及其钠盐，可用以下方法鉴别。

① 硝化反应　含有芳香取代基的巴比妥类药物，与硝酸钾及硫酸共热，可发生硝化反应，生成黄色硝基化合物。

> **【例 9-3】** 苯巴比妥的鉴别
>
> 取本品约 50mg，置试管中，加甲醛试液 1ml，加热煮沸，冷却，沿管壁缓缓加硫酸 0.5ml，使成两液层，置水浴中加热，接界面显玫瑰红色。

② 与硫酸-亚硝酸钠的反应　苯巴比妥可与硫酸-亚硝酸钠反应，生成橙黄色产物，并随即变为橙红色。

③ 与甲醛-硫酸的反应　苯巴比妥与甲醛-硫酸反应，生成玫瑰红色产物。

(3) 硫元素的反应　硫代巴比妥类分子中含有硫元素，可在氢氧化钠溶液中与铅离子反应生成白色沉淀；加热后，沉淀转变为黑色的硫化铅。本试验可用于硫代巴比妥类与巴比妥类的区别。

$$硫喷妥钠 + Pb^{2+}（黑色）\xrightarrow{\text{NaOH}} 白色 \downarrow \rightarrow PbS \downarrow （黑色）$$

> **【例 9-4】** 注射用硫喷妥钠的鉴别
>
> 取本品约 0.2g，加氢氧化钠试液 5ml 与醋酸铅试液 2ml，生成白色沉淀；加热后，沉淀变为黑色。

二、特殊杂质检查

1. 苯巴比妥的特殊杂质

(1) 酸度　控制副产物苯基丙二酰脲。指示剂为甲基橙。

（2）中性或碱性物质　控制 2-苯基丁酰胺、2-苯基丁酰脲及其分解产物。采用 NaOH 溶液不溶性残渣法。

2. 司可巴比妥钠的特殊杂质

（1）溶液澄清度　控制水不溶性杂质。

（2）中性或碱性物质　控制中性或碱性物质及司可巴比妥的分解产物。

第三节　巴比妥类药物的含量测定

一、银量法

1. 原理

在碳酸钠溶液中巴比妥类与硝酸银首先生成可溶性一银盐，继续滴定，稍过量的银离子就和巴比妥类的一银盐形成难溶性二银盐沉淀，使溶液变浑浊而指示终点。

2. 应用

测定原料药及其制剂的含量。

3. 方法的改进

① 以甲醇及 3％碳酸钠替代丙酮为溶剂。

② 电位法替代目视法指示终点克服温度变化影响和目视法的主观性倾向。

> **【例 9-5】**　苯巴比妥钠的含量测定
>
> 取本品约 0.2g，精密称定，加甲醇 40ml 使溶解，再加新制的 3％无水碳酸钠溶液 15ml，按照电位滴定法，用硝酸银滴定液（0.1mol/L）滴定。每 1ml 硝酸银滴定液（0.1mol/L）相当于 25.42mg 的 $C_{12}H_{11}N_2NaO_3$。

4. 注意事项

① 反应摩尔比（1∶1）。

② $AgNO_3$ 滴定液应新鲜配制。

③ 银电极使用前应进行处理。

④ 无水碳酸钠应新配，因碳酸钠会吸收二氧化碳，导致测定时溶液碱度不足。

二、溴量法

1. 原理

针对结构中的双键特征，与溴定量地发生加成反应。

2. 应用

司可巴比妥钠及其胶囊的鉴别及含量测定。

3. 计算

> **【例 9-6】**　若司可巴比妥钠的相对分子质量为 260.27，溴滴定液的浓度为 0.1mol/L，请计算滴定度？
>
> 由于 2mol Br 相当于 1mol 司可巴比妥钠，$M=260.27$g/mol
>
> 所以，$T=cM/n=(0.1$mol/L$\times260.27$g/mol$)/2=13.01$mg/ml

三、紫外分光光度法

巴比妥类药物在酸性介质中几乎不电离，无明显的紫外吸收，但在碱性介质中电离为具有紫外吸收特征的结构，因此可采用紫外分光光度法测定其含量。

本法专属性强、灵敏度高，被广泛应用于巴比妥类药物及其制剂的测定，以及固体制剂的溶出度和含量均匀度的检查，也常用于体内巴比妥类药物的检测。

1. 直接测定的紫外分光光度法

本法是将供试品溶解后，根据供试品溶液的 pH 值，选用其相应的 λ_{max}，直接测定对照品溶液和供试品溶液的吸光度，再计算药物的含量。

2. 提取分离后的紫外分光光度法

如果巴比妥类药物的供试品中有干扰物质存在时，可采用提取分离的方法除去干扰物质后，再用紫外分光光度法测定。

四、HPLC 法

高效液相色谱法多用于制剂及体液中巴比妥类药物的含量测定。目前，临床上为了提高巴比妥类药物的疗效，减少毒副反应、为超剂量中毒诊断治疗提供依据，需要进行血清浓度监测，而高效液相色谱法是最常用的监测方法之一。见图 9-5。

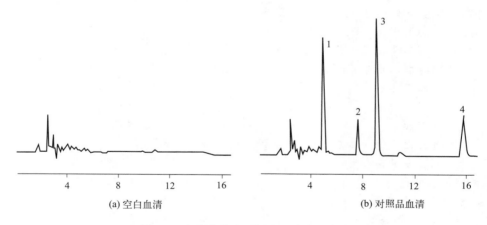

(a) 空白血清　　　　　　　　(b) 对照品血清

图 9-5　空白血清和对照品血清 HPLC 图

1—苯巴比妥；2—苯妥英；3—卡马西平；4—阿普唑仑（内标）

课后练习题

一、最佳选择题

1. 与铜吡啶试液反应，显绿色的药物是（　　）。

    A. 苯巴比妥　　　　　　　B. 盐酸利多卡因　　　　　　C. 司可巴比妥钠

    D. 注射用硫喷妥钠　　　　E. 对乙酰氨基酚

2. 银量法测定苯巴比妥的含量，《中国药典》2020 年版指示终点的方法是（　　）。

    A. 形成二银盐的浑浊　　　B. 铁铵矾指示剂　　　　　　C. 吸附指示剂法

    D. 电位法　　　　　　　　E. 永停滴定法

3. 苯巴比妥片含量均匀度测定，《中国药典》2020 年版采用的方法是（　　）。

A. 紫外-可见分光光度法　B. 高效液相色谱法　　　C. 银量法

D. 溴量法　　　　　　　E. 气相色谱法

4. 苯巴比妥鉴别项下不包括（　　　）。

A. 红外光谱法　　　　　B. 丙二酰脲类的鉴别反应

C. 与甲醛-硫酸的反应　　D. 与亚硝酸钠-硫酸的反应

E. 制备衍生物测定熔点

二、多项选择题

1. 苯巴比妥的特殊杂质检查项目有（　　　）。

A. 干燥失重　　　　　　B. 炽灼残渣　　　　　　C. 乙醇溶液的澄清度

D. 有关物质　　　　　　E. 中性或碱性物质

2. 巴比妥类药物的鉴别反应包括有（　　　）。

A. 烯丙基的反应　　　　B. 与银盐的反应　　　　C. 三氯化铁反应

D. 与甲醛-硫酸的反应　　E. 水解后重氮化-偶合反应

3. 《中国药典》2020 年版用制备衍生物测熔点进行鉴别的药物是（　　　）。

A. 阿司匹林　　　　　　B. 苯巴比妥　　　　　　C. 盐酸利多卡因

D. 司可巴比妥钠　　　　E. 注射用硫喷妥钠

4. 《中国药典》2020 年版收载的"丙二酰脲试验"是（　　　）。

A. 巴比妥类药物与亚硝酸钠-硫酸的反应

B. 巴比妥类药物与甲醛-硫酸的反应

C. 巴比妥类药物与银盐的反应

D. 巴比妥类药物与铜盐的反应

E. 巴比妥类药物与烯丙基的反应

三、配伍选择题

[1～4]

A. 阿司匹林　　　　　　B. 苯巴比妥　　　　　　C. 盐酸普鲁卡因

D. 司可巴比妥钠　　　　E. 注射用硫喷妥钠

能发生下列反应的药物是：

1. 使碘试液褪色（　　　）。

2. 具有硫元素反应（　　　）。

3. 直接重氮化-偶合反应（　　　）。

4. 与亚硫酸钠-硫酸反应呈色（　　　）。

[5～8]

A. 紫外-可见分光光度法　B. 高效液相色谱法　　　C. 银量法

D. 溴量法　　　　　　　E. 非水溶液滴定法

以下药物《中国药典》2020 年版采用的含量测定方法是：

5. 苯巴比妥（　　　）。

6. 司可巴比妥钠（　　　）。

7. 注射用硫喷妥钠（　　　）。

8. 苯巴比妥片（　　　）。

四、简答题

1. 举例简述巴比妥类药物的结构特点。

2. 简述巴比妥类药物的物理性质。

3. 简述丙二酰脲类反应（2 个）的反应现象。

4. 简述硫喷妥钠与其他巴比妥类药物区别的反应及现象。

5. 简述司可巴比妥钠与其他巴比妥类药物区别的反应及现象。

6. 简述苯巴比妥与其他巴比妥类药物区别的反应及现象。

7. 简述钠盐的两个鉴别反应及现象。

8. 简述银量法测定巴比妥类药物含量的原理、终点现象及指示剂。

9. 称取司可巴比妥钠供试品 0.1045g，用溴量法测定含量，总共加入溴滴定液（0.1mol/L）25.00ml，剩余的溴加入适量碘化钾置换后，用硫代硫酸钠滴定液（0.1mol/L）滴至终点时用去 16.52ml，空白试验用去硫代硫酸钠滴定液（0.1mol/L）24.53ml。按每 1ml 溴滴定液（0.1mol/L）相当于 13.01mg 的 $C_{12}H_{17}N_2O_3Na$，计算司可巴比妥钠的百分含量。

10. 苯巴比妥 0.4045g，加入新制的碳酸钠试液 16ml 使溶解，加丙酮 12ml 与水 90ml，用硝酸银滴定液（0.1025mol/L）滴定至终点，消耗硝酸银滴定液 16.88ml，求苯巴比妥的百分含量？每 1ml 0.1mol/L 硝酸银相当于 23.22mg 的 $C_{12}H_{22}N_2O_3$。

第十章

杂环类药物的分析

【学习与素养目标】

1. 了解吡啶类药物、吩噻嗪类药物的结构特征。
2. 理解异烟肼、盐酸氯丙嗪的构性关系与质量分析方法的联系。
3. 掌握异烟肼、盐酸氯丙嗪的鉴别试验、杂质检查方法和含量测定方法。
4. 理解认真分析问题，才能有效解决问题的道理。

杂环化合物是指碳环中夹杂有非碳原子的环状有机化合物，其中的非碳原子称为杂原子，杂原子一般为氮、氧、硫等。杂环化合物在自然界分布广泛，种类繁多，其中不少具有生理活性，如某些生物碱、维生素、抗生素等；化学合成药物中，杂环类药物也占有相当数量，是现代药物中应用最为广泛的一大类药物。

本章所要讨论的杂环类药物，主要指化学合成的杂环类药物，一些天然的杂环类药物以及可以合并于生物碱、维生素、抗生素类的化学合成的杂环类药物，则分别在其他相关章节中介绍。

常见的杂环类药物，根据其所含有的杂原子的数目和种类、环的元数不同，可分为许多不同的大类，如呋喃类、吡啶酮类、吡啶及哌啶类、喹啉类、托烷类、吩噻嗪类等。而各大类又可以根据环上取代基的类型、数目、位置不同衍生出数目众多的同系列药物。

本章选择应用较广泛的两类药物及其典型药物：吡啶类的异烟肼、尼可刹米等，吩噻嗪类的氯丙嗪、异丙嗪和奋乃静等，进行重点讨论。

第一节　吡啶类药物的分析

本类药物均含有吡啶环结构，《中国药典》2020 年版收载的本类药物主要有异烟肼、尼可刹米、异烟腙、丙硫异烟胺等。下面以最常用且具有代表性的抗结核药物异烟肼和中枢兴奋药物尼可刹米为例，就其结构特点、鉴别、杂质检查和含量测定等有关问题进行讨论。

一、典型药物结构

吡啶　　　　异烟肼　　　　　　　尼可刹米

1. 异烟肼

无色结晶,白色或类白色的结晶性粉末;无臭,味微甜后苦;遇光渐变质。

2. 尼可刹米

无色至淡黄色的澄清油状液体;放置冷处,即成结晶;有轻微的特臭,味苦;有引湿性。

二、性质与鉴别

1. 性质

(1) 溶解性 异烟肼在水中易溶,在乙醇中微溶,在乙醚中极微溶解。尼可刹米能与水、乙醇、三氯甲烷或乙醚任意混合。

(2) 弱碱性 吡啶类药物的母核吡啶环上的氮原子为碱性氮原子,故具有弱碱性,可用于含量测定。

(3) 吡啶环的特性 本类药物分子结构中均含有吡啶环,可发生开环反应(特性反应),可用于定性鉴别、含量测定。

(4) 酰肼基的特性 异烟肼吡啶环 γ 位上被酰肼基取代,酰肼基具有较强的还原性,也可与某些含羰基的试剂发生缩合反应,可用于定性鉴别、含量测定。

(5) 水解特性 尼可刹米分子中,吡啶环 β 位上被酰胺基取代,遇碱水解后,释放出具有碱性的二乙胺,可用于鉴别。

本类药物的分子结构中均含有芳杂环,在紫外光区有特征吸收。

2. 鉴别试验

(1) 吡啶开环反应(戊烯二醛反应) 吡啶环为芳杂环结构,性质稳定,但在一定条件下也可发生开环反应,产生的醛类产物可与羰基试剂缩合,生成有色物质。

当溴化氰作用于吡啶环,使环上氮原子由 3 价转变成 5 价,吡啶环水解形成戊烯二醛,再与芳伯胺(如苯胺、联苯胺等)缩合,形成有色的戊烯二醛衍生物。沉淀颜色随所用芳胺不同而有所差异,如与苯胺缩合形成黄至黄棕色产物,与联苯胺则形成粉红至红色产物。

戊烯二醛反应适用于吡啶环 α、α' 位未取代,以及 β 或 γ 位为烷基或羧基的衍生物。异烟肼和尼可刹米均有具有此反应。

方法:取本品 1 滴,加水 50ml,摇匀,分取 2ml,加溴化氰试液 2ml 与 2.5% 苯胺溶液 3ml,摇匀,溶液渐显黄色。

《中国药典》2020 年版中收录的尼可刹米及其注射液均采用此法鉴别。

用于异烟肼鉴别时,应先用高锰酸钾或溴水将其氧化为异烟酸,再与溴化氰作用,然后再与芳香第一胺缩合形成有色的戊烯二醛衍生物。

(2) 还原反应 异烟肼的酰肼基具有还原性,并可与某些含羰基的试剂发生缩合反应。当异烟肼与硝酸银作用,即生成白色异烟酸银盐沉淀(可溶于稀硝酸),并生成氮气和金属银,有黑色浑浊出现,同时试管壁上生成银镜。

方法:取异烟肼约 10mg,置试管中,加水 2ml 溶解后,加氨制硝酸银试液 1ml,即发生气泡与黑色浑浊,并在试管壁上生成银镜。

《中国药典》2020 年版中收录的异烟肼、注射用异烟肼均采用此法鉴别。

(3) 沉淀反应 本类药物可与重金属盐类(氯化汞、硫酸铜、碘化铋钾)及苦味酸等沉淀试剂形成沉淀。

① **与氯化汞反应** 如异烟肼、尼可刹米可与氯化汞形成白色沉淀。

② 与硫酸铜反应　异烟肼与硫酸铜-枸橼酸试液（碱性）作用产生淡绿色沉淀，加热后沉淀变为红棕色。反应中，异烟肼首先与硫酸铜-枸橼酸作用产生淡绿色异烟铜配合物沉淀；加热后，铜离子氧化肼基为氮气，自身被还原生成红棕色氧化亚铜沉淀。

方法：取本品 2 滴，加水 1ml，摇匀，加硫酸铜试液 2 滴与硫氰酸铵试液 3 滴，即生成草绿色沉淀。

③ 与碘化铋钾反应　异烟肼可与碘化铋钾试液（酸性）作用，生成红棕色沉淀。

尼可刹米不与碘化铋钾反应生成沉淀，但可与碱性碘化汞钾试液反应生成沉淀。

(4) 水解反应　尼可刹米加氢氧化钠试液共热，可发生水解反应，产生二乙胺的臭气，能使湿润的红色石蕊试纸变蓝色。《中国药典》2020 年版采用此法鉴别尼可刹米及其注射液。

方法：取本品 10 滴，加氢氧化钠试液 3ml，加热，即发生二乙胺的臭气，能使湿润的红色石蕊试纸变蓝。

(5) 红外吸收光谱　《中国药典》2020 年版收载的异烟肼、异烟肼片、注射用异烟肼和尼可刹米均采用此法鉴别，供试品的红外吸收谱图与对照谱图比较应一致。

三、杂质检查

异烟肼和尼可刹米在生产及贮藏过程中均可能引入某些杂质，因此除一般杂质检查外，均必须进行特殊杂质检查。

1. 异烟肼中游离肼的检查

(1) 薄层色谱法　异烟肼是一种不稳定的药物，可能会在制备时由原料引入游离肼，或在贮藏过程中降解产生游离肼。肼是一种诱变剂和致癌物质，因此国内外药典多数规定了异烟肼原料药及其制剂中游离肼的限量检查。《中国药典》2020 年版中采用薄层色谱法检查异烟肼及其制剂中的游离肼。

【例 10-1】 异烟肼中游离肼的检查

取本品，加丙酮-水（1∶1）溶解并稀释制成每 1ml 中约含 100mg 的溶液，作为供试品溶液；另取硫酸肼对照品加丙酮-水（1∶1）溶解并稀释制成每 1ml 中约含 0.08mg（相当于游离肼 20μg）的溶液，作为对照品溶液。取异烟肼与硫酸肼各适量，加丙酮-水（1∶1）溶解并稀释成每 1ml 中分别含异烟肼 100mg 及硫酸肼 0.08mg 的混合溶液，作为系统适用性试验溶液。按照薄层色谱法（通则 0502）试验，吸取上述三种溶液各 5μl，分别点于同一硅胶 G 薄层板（用羧甲基纤维素钠溶液制备）上，以异丙醇-丙酮（3∶2）为展开剂，展开后，晾干，喷以乙醇制对二甲氨基苯甲醛试液，15min 后检视。系统适用性试验溶液所显游离肼与异烟肼的斑点应完全分离，游离肼的 R_f 值约为 0.75，异烟肼的 R_f 约为 0.56。在供试品溶液主斑点前方与对照品溶液主斑点相应的位置上，不得显黄色斑点。本法检出肼的灵敏度为 0.1μg，控制的限量为 0.02%。

$$L = \frac{允许杂质存在的最大量}{供试品量} \times 100\% = \frac{50 \times 10^{-3} \times 2}{50 \times 10} \times 100\% = 0.02\%$$

(2) 差示分光光度法　游离肼与对二甲氨基苯甲醛可形成黄色缩合物（对二甲氨基苯甲醛

连氮），于 456nm 波长处有最大吸收；而异烟肼与上述试剂形成的缩合产物在此波长处无吸收，即使其浓度较肼的反应产物大 3 个数量级，其吸光度也远较前者为小，如图 10-1 所示。

根据这一性质，同时运用差示分光光度技术（即同时制备等摩尔浓度的供试品溶液与参比溶液，二者经不同试剂处理后，使干扰组分的吸光度差值 ΔA 为零，待测组分的 ΔA 作为定量信息的方法），在参比溶液中添加 3%（体积分数）的丙酮，可与肼生成无色的二甲基甲酮连氮，使参比溶液在 456nm 波长处无吸收。进而，可在 456nm 波长处测定并计算二者的差示吸光度 ΔA_{456nm}，同时以标准对照法计算游离肼含量。

参比溶液中丙酮含量在 3% 时，异烟肼（干扰组分）生成的缩合物在 456nm 波长处的吸光度与供试品溶液（不含丙酮）的吸光度相等，即 ΔA_{456nm} 为零，对游离肼测定无干扰。若添加的丙酮量高于或低于 3% 时，均不能使异烟肼的 ΔA_{456nm} 为零，如图 10-2 所示。

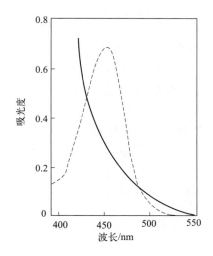

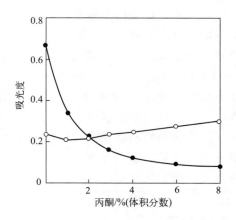

图 10-1 对二甲氨基苯甲醛连氮与异烟肼的对二甲氨基苄基衍生物的可见光区吸收光谱图
虚线：对二甲氨基苯甲醛连氮（3.125μmol/L）；
实线：异烟肼的对二甲氨基苄基衍生物（3.65mmol/L）

图 10-2 在波长 456nm 处不同量的丙酮对肼的有色缩合物
（0.01μg/ml，●线）和异烟肼的
有色缩合产物（500μg/ml，○线）

【例 10-2】 异烟肼中游离肼的检查

对照品溶液的制备与测定：精密称取硫酸肼 0.2031g（相当于游离肼 50mg），加水溶解并稀释至 250ml；精密量取 5ml，用水稀释至 1000ml，制成 1μg/ml 的肼标准溶液。取 50ml 容量瓶 2 个，各加肼对照液 5ml。其中一个加对二甲氨基苯甲醛试液（取对二甲氨基苯甲醛 20g，加浓盐酸 172.5ml 使溶解，用水稀释至 1000ml，即得）20ml，当加入一半试液时即开始用秒表记录时间，并加入另一半试液后用水稀释至 50ml，强力振摇 10s，移至一 4cm 的比色池中，并于添加试液后准确计时 2min，于 456nm 波长处，以对二甲氨基苯甲醛试液的水稀释液（20→50）为对照，测定吸光度；于另一个容量瓶中加入丙酮 1.5ml，并按同法操作，以含 3% 丙酮的对二甲氨基苯甲醛试液的水稀释液为对照，测定吸光度。然后计算两个溶液的吸光度差值 ΔA_{456nm}。

供试品溶液的制备与测定：取供试品适量，制成每 1ml 中约含 2mg 异烟肼的水溶液（片剂可用 0.01mol/L 盐酸溶液溶解并过滤），根据供试品中肼的含量，分取二等分（不超过 10ml）分置 50ml 容量瓶中，按照上述对照品溶液的制备与测定项下，自"其中一个……"起，依法操作并计算 ΔA_{456nm}。

由对照品溶液与供试品溶液分别测得的 ΔA_{456nm}，计算出供试品中游离肼含量。本法专属、准确、灵敏，最低检测限为 $0.1\mu g/ml$。

2. 尼可刹米中有关物质的检查

尼可刹米在生产和贮藏过程中易引入有关杂质，因其化学结构不明，故《中国药典》2020 年版采用高效液相色谱法进行检查。

【例 10-3】 尼可刹米中有关物质的检查

取本品适量，用水稀释制成每 1ml 中约含 4mg 的溶液，作为供试品溶液；精密量取供试品溶液 1ml，置于 100ml 容量瓶中，用水稀释至刻度，摇匀，作为对照溶液。按照高效液相色谱法试验，用十八烷基硅烷键合硅胶为填充剂，以甲醇-水（30∶70）为流动相，检测波长为 263nm。理论板数按尼可刹米峰计算不低于 2000，尼可刹米峰与其相邻杂质峰的分离度应符合要求。取对照液 10μl 注入液相色谱仪，调节检测灵敏度，使主成分色谱峰的峰高约为满量程的 20%。精密量取供试品溶液与对照溶液各 10μl，分别注入液相色谱仪，记录色谱图至主成分峰保留时间的 2 倍。供试品溶液色谱图中如有杂质峰，各杂质峰面积的和不得大于对照溶液主峰面积的 0.5 倍（0.5%）。

四、含量测定

1. 异烟肼的含量测定

异烟肼的含量测定有多种方法，利用化学分析方法来分析的常用方法有非水酸碱滴定法、氧化还原滴定法及比色法等，其依据是：吡啶环的碱性和酰肼基的还原性及与某些试剂缩合呈色的性质。《中国药典》2020 年版中，异烟肼原料药及异烟肼片均采用高效液相色谱法进行含量测定。

(1) 色谱条件与系统适用性试验 用十八烷基硅烷键合硅胶为填充剂；以 0.02mol/L 磷酸氢二钠溶液（用磷酸调 pH 值至 6.0)-甲醇（85∶15）为流动相；检测波长为 262nm。理论板数按异烟肼峰计算不低于 4000。

(2) 测定法 取本品，精密称定，加水溶解并定量稀释制成每 1ml 中约含 0.1mg 的溶液，精密量取 10μl 注入液相色谱仪，记录色谱图；另取异烟肼对照品，对照品适量，精密称定，加水溶解并定量稀释制成每 1ml 中约含 0.1mg 的溶液，作为对照品溶液，同法测定。按外标法以峰面积计算，即得。

2. 尼可刹米的含量测定

尼可刹米分子中的吡啶环具有碱性，而且在紫外光区有特征吸收，因此可采用非水溶液滴定法和紫外分光光度法测定含量。《中国药典》2020 年版中，对尼可刹米原料药采用非水溶液滴定法来测定含量，对尼可刹米注射液则用紫外分光光度法来测定含量。

（1）非水溶液滴定法　取本品约 0.15g，精密称定，加冰醋酸 10ml 与结晶紫指示剂 1 滴，用高氯酸滴定液（0.1mol/L）滴定至溶液显蓝绿色，并将滴定的结果用空白试验校正。每 1ml 高氯酸滴定液（0.1mol/L）相当于 17.82mg 的 $C_{10}H_{14}N_2O$。

（2）紫外-可见分光光度法　用内容量移液管精密量取本品 2ml，置于 200ml 容量瓶中，用 0.5% 硫酸溶液分次洗涤移液管内壁，洗液并入容量瓶中，加 0.5% 硫酸溶液稀释至刻度，摇匀；精密量取适量，加 0.5% 硫酸溶液定量稀释成每 1ml 约含尼可刹米 20μg 的溶液，按照紫外-可见分光光度法，在 263nm 波长处测定吸光度，按 $C_{10}H_{14}N_2O$ 的吸收系数（$E_{1cm}^{1\%}$）为 292 计算，即得。

第二节　吩噻嗪类药物的分析

吩噻嗪类药物为苯并噻嗪的衍生物，其分子结构中均含有硫氮杂蒽母核，基本结构如下：

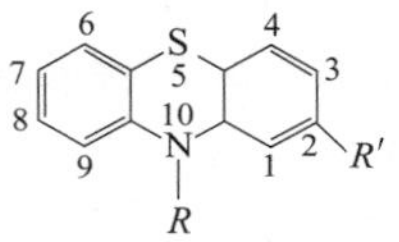

吩噻嗪类药物结构上的差别，主要表现在母核 2 位上 R' 取代基和 10 位上 R 取代基的不同。R 基团通常为具有 2～3 个碳链的二甲氨基或二乙氨基，或者为含氮杂环如哌嗪、哌啶的衍生物等；R' 基团通常为—H、—Cl、—CF_3、—$COCH_3$、—SCH_2CH_3 等。

临床常用的本类药物多为其盐酸盐，《中国药典》2020 年版中收录的本类药物有盐酸异丙嗪、盐酸氯丙嗪、奋乃静、盐酸氟奋乃静、盐酸二氧丙嗪和盐酸三氟拉嗪等。本文将主要以盐酸异丙嗪、盐酸氯丙嗪和奋乃静为例进行介绍。

一、典型药物结构

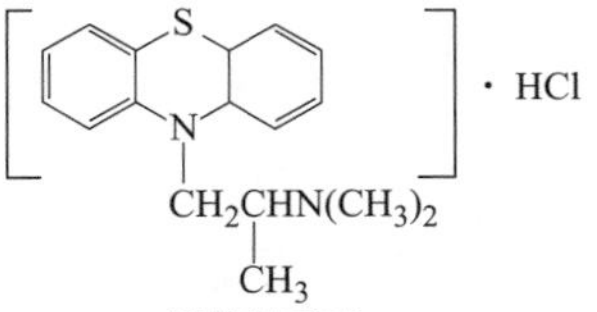

盐酸异丙嗪 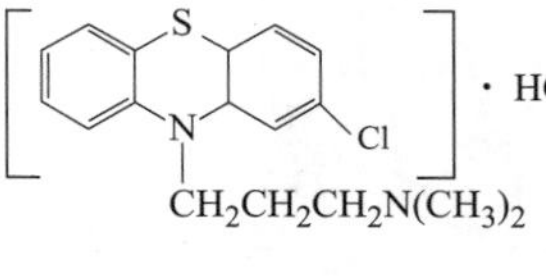　　　　　盐酸氯丙嗪

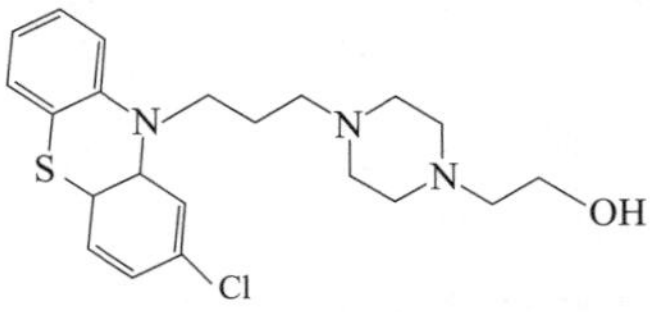

奋乃静

1. 盐酸异丙嗪

白色或类白色粉末或颗粒；几乎无臭，味苦；在空气中日久变质，显蓝色。

2. 盐酸氯丙嗪

白色或乳白色结晶性粉末；有微臭，味极苦；有引湿性；遇光渐变色；水溶液显酸性反应。

3. 奋乃静

白色至淡黄色的结晶性粉末；几乎无臭，味微苦。

二、性质与鉴别

1. 性质

（1）溶解性　盐酸异丙嗪在水中极易溶解，在乙醇或三氯甲烷中易溶，在丙酮或乙醚中几乎不溶。盐酸氯丙嗪在水、乙醇或三氯甲烷中易溶，在乙醚或苯中不溶。奋乃静在三氯甲烷中极易溶解，在甲醇中易溶，在乙醇中溶解，在水中几乎不溶，在稀盐酸中溶解。

（2）弱碱性　吩噻嗪类药物母核中的氮原子碱性极弱，不能用于含量测定，但是 10 位取代基上的氮原子呈碱性，在非水溶液中可用于高氯酸直接滴定。

（3）易氧化呈色　吩噻嗪类药物氮杂蒽环上硫原子为 −2 价，具有还原性，当它遇到不同氧化剂，例如硫酸、硝酸、三氯化铁试液及过氧化氢等，其母核易被氧化成自由基型产物和非离子型产物（砜、亚砜、3-羟基吩噻嗪）等不同产物，随着取代基的不同，而呈不同的颜色。

（4）与金属离子络合呈色　母核中未被氧化的硫原子，可与金属离子形成有色配位化合物，可用于鉴别和含量测定，并具有专属性，可排除氧化产物的干扰。

（5）紫外吸收特征　本类药物的吩噻嗪母核为共轭三元系统，一般在紫外光区有吸收，因此，利用其紫外特征吸收可进行鉴别和含量测定。

2. 鉴别试验

（1）显色反应　吩噻嗪类药物母核中的二价硫易氧化，可被不同氧化剂氧化呈色，由于取代基不同，各种药物所显颜色有差异，常用药物的呈色情况见表 10-1。

表 10-1　常用吩噻嗪类药物与氧化剂的呈色反应

药品名称	氧化剂				
	硫酸	硝酸	溴水	三氯化铁	过氧化氢
盐酸氯丙嗪	桃红色 放置色变深	红色 渐变黄	鲜绯红色	红色	—
盐酸异丙嗪	桃红色 放置色变深	红色沉淀 加热即溶解	暗樱红色 （略混）	—	—
奋乃静	红色 加热变深	—	—	—	深红色 放置减退

《中国药典》2020 年版中收载的盐酸异丙嗪及其制剂、盐酸氯丙嗪及其制剂和奋乃静及其制剂，均采用呈色法鉴别。

（2）氯化物反应　本类药物常用其盐酸盐，因此应显氯化物的鉴别反应。《中国药典》2020 年版中收载的盐酸异丙嗪及其制剂、盐酸氯丙嗪及其制剂，均应用氯化物的鉴别反应。

（3）紫外吸收特征　吩噻嗪类药物的紫外特征吸收，主要由母核三环的共轭 π 系统所产生。一般在紫外光区具有 3 个峰值，分别在 204～209nm（205nm 附近）、250～265nm（254nm 附近）和 300～325nm（300nm 附近）。最强峰多在 250～265nm［ε 为 $(2.5\sim3)\times10^4$］；两个最小吸收在 220nm 及 280nm 附近。2 位上的取代基（R'）不同，会引起吸收峰发生位移。

国内外药典中常利用本类药物紫外吸收光谱中的 λ_{max}、λ_{min} 进行鉴别。《中国药典》

2020 年版中，部分吩噻嗪类药物的紫外特征吸收数据见表 10-2。

表 10-2　部分吩噻嗪类药物的紫外特征吸收数据

药物	溶剂	浓度/(μg/ml)	λ_{max}/nm	A	$E_{1cm}^{1\%}$
盐酸异丙嗪	盐酸(9→100)	6	249 299	— —	910 108
盐酸氯丙嗪	盐酸(9→100)	5	254 306	0.46 —	915 115
奋乃静	无水乙醇	7	258	0.65	—

吩噻嗪类药物的母核的硫为二价，易氧化，其氧化产物为亚砜及砜，与未取代的吩噻嗪母核的紫外吸收光谱有明显不同，它们有 4 个峰（见图 10-3），可以利用紫外吸收光谱的这些特征测定药物中杂质氧化物存在的量，也可以在药物含量测定时对氧化产物的干扰进行校正。

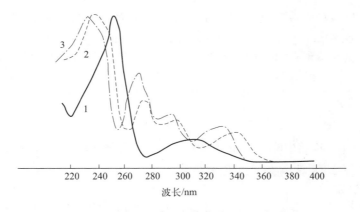

图 10-3　吩噻嗪及其氧化产物的紫外吸收光谱
1—吩噻嗪；2—亚砜；3—砜

（4）红外吸收光谱法　《中国药典》2020 年版中收载的盐酸异丙嗪及其制剂、盐酸氯丙嗪及其制剂和奋乃静及其制剂均可采用红外吸收光谱法鉴别，供试品的红外吸收谱图与对照谱图比较应一致。

三、杂质检查

《中国药典》2020 年版中对盐酸异丙嗪、盐酸氯丙嗪和奋乃静均规定了有关物质的检查，检查方法均采用高效液相色谱法并需避光操作。主要目的是控制特殊杂质的限量，保证药品的纯度。例如检查盐酸异丙嗪的有关物质是为了控制盐酸异丙嗪异构体等特殊杂质的限量；检查盐酸氯丙嗪的有关物质是为了控制其他烷基化吩噻嗪的限量；检查盐酸氯丙嗪注射液的有关物质是为了控制其氧化产物盐酸氯丙嗪亚砜的限量。

以盐酸氯丙嗪为例，介绍杂质的来源与检查方法。

合成过程中易产生以下副反应：中间体Ⅱ（1-二甲氨基-2-氯丙烷）在碱性条件下，能形成中间体季铵离子，由于亲核性进攻，转为形成 2-二甲氨基碳正离子，水解后为 2-二甲氨基-1-丙醇。

在与吩噻嗪母体缩合时，主要生成异丙嗪，也有少量 N,N,β-三甲基-$10H$-吩噻嗪-10-乙胺异构体。

此异构体盐酸盐在丙酮中溶解度大，多存留在母液中，虽经丙酮精制步骤的处理，但也难以除掉，加上吩噻嗪母体，均可带入成品药物中。此外异丙嗪不太稳定、易氧化，贮藏不当或存放时间过长，可产生分解物。因此采用高效液相色谱法控制其杂质限量。注意，异丙嗪遇光不稳定，检查应在避光条件下操作。

【例 10-4】 盐酸异丙嗪的有关物质检查

取盐酸异丙嗪，加 0.1mol/L 盐酸溶液溶解并稀释制成每 1ml 约含 0.2mg 的溶液，作为供试品溶液；精密量取供试品溶液 1ml，置于 100ml 容量瓶中，用 0.1mol/L 盐酸溶液稀释至刻度，摇匀，作为对照溶液。按照高效液相色谱法试验，用十八烷基硅烷键合硅胶为填充剂，以水（用冰醋酸调节 pH 至 2.3）-甲醇（55:45）为流动相，检测波长为 254nm。理论板数按异丙嗪峰计算不低于 3000，异丙嗪峰与相对保留时间 1.1～1.2 的杂质峰的分离度应大于 2.0。取对照溶液 $20\mu l$ 注入液相色谱仪，调节检测灵敏度，使主成分色谱峰的峰高约为满量程的 20%，再精密量取供试品溶液与对照溶液各 $20\mu l$，分别注入液相色谱仪，记录色谱图至主要成分色谱峰保留时间的 3 倍。供试品溶液色谱图中如有杂质峰，各杂质峰面积的和不得大于对照溶液主峰面积（1.0%）。

四、含量测定

《中国药典》2020 年版中收载的吩噻嗪类药物的含量测定方法有非水滴定法、电位滴定法、紫外-可见分光光度法和高效液相色谱法等。

1. 非水溶液滴定法

吩噻嗪类药物母核上的氮原子碱性很弱，不能进行滴定，但其 10 位取代基上的烃胺（二甲氨基）或哌嗪基具有一定的碱性，可在非水介质中以高氯酸滴定液滴定。

吩噻嗪类原料药物国内外药典采用非水滴定法测定，大多以酸性溶剂如醋酸、醋酐作为溶剂，结晶紫为指示剂；也有采用中性或近中性溶剂的，如丙酮、二氧六环、乙腈等，甲基橙（丙酮饱和溶液）为指示剂。

【例 10-5】 奋乃静原料药的含量测定

取本品约 0.15g，精密称定，加冰醋酸 20ml 溶解后，加结晶紫指示剂 1 滴，用高氯酸滴定液（0.1mol/L）滴定至溶液显蓝绿色，并将滴定的结果用空白试验校正。每 1ml 高氯酸滴定液（0.1 mol/L）相当于 20.20mg 的 $C_{21}H_{26}ClN_3OS$。

2. 电位滴定法

某些吩噻嗪类药物在冰醋酸和醋酸汞介质中用高氯酸滴定液滴定时，往往会产生红色的氧化物，干扰结晶紫指示剂终点颜色变化的观察。为排除干扰，可用中性溶剂或加抗坏血酸，因抗坏血酸及其氧化后的产物去氢抗坏血酸，对高氯酸是中性的，不干扰测定，也可以改用电位法指示终点。

【例 10-6】　盐酸氯丙嗪原料药的含量测定

取本品约 0.2g，精密称定，加冰醋酸 10ml 与醋酐 30ml 溶解后，按照电位滴定法，用高氯酸滴定液（0.1mol/L）滴定，并将滴定的结果用空白试验校正。每 1ml 高氯酸滴定液（0.1mol/L）相当于 35.53mg 的 $C_{17}H_{19}ClN_2S \cdot HCl$。

3. 紫外-可见分光光度法

吩噻嗪类药物在紫外光谱区有特征的最大吸收，可在其最大吸收波长处测定吸光度，利用吸收系数（$E_{1cm}^{1\%}$）计算；或与标准对照溶液同时测定，计算含量。此法更多用于本类药物制剂的含量测定。

（1）对照品比较法

【例 10-7】　奋乃静片的含量测定

避光操作。取本品 20 片，除去包衣后，精密称定，研细，精密称取适量（约相当于奋乃静 10mg），置于 100ml 容量瓶中，加溶剂（取乙醇 500ml，加盐酸 10ml，加水至 1000ml，摇匀）约 70ml，充分振摇使奋乃静溶解，用溶剂稀释至刻度，摇匀，过滤，精密量取续滤液 5ml，置于 100ml 容量瓶中，用溶剂稀释至刻度，摇匀，作为供试品溶液；另取奋乃静对照品，精密称定，用溶剂溶解并定量稀释制成每 1ml 中约含 5μg 的溶液，作为对照品溶液。取上述两种溶液，按照紫外-可见分光光度法，在 255nm 的波长处分别测定吸光度，计算，即得。

（2）吸收系数法

【例 10-8】　盐酸氯丙嗪片的含量测定

避光操作。取本品 10 片，除去包衣后，精密称定，研细，精密称取适量（约相当于盐酸氯丙嗪 10mg），置于 100ml 容量瓶中，加溶剂［盐酸溶液（9→1000）］70ml，振摇使盐酸氯丙嗪溶解，用溶剂Ⅱ 稀释至刻度，摇匀，过滤，精密量取续滤液 5ml，置于 100ml 容量瓶中，用溶剂稀释至刻度，摇匀，按照紫外-可见分光光度法，在 254nm 的波长处测定吸光度，按 $C_{17}H_{19}ClN_2S \cdot HCl$ 的吸收系数（$E_{1cm}^{1\%}$）为 915 计算，即得。

4. 高效液相色谱法

《中国药典》2020 年版中收载的盐酸异丙嗪片和盐酸异丙嗪注射液均采用高效液相色谱法来进行含量测定。

【例 10-9】　盐酸异丙嗪片的含量测定

避光操作。

色谱条件与系统适应性试验　用十八烷基硅烷键合硅胶为填充剂；以水（用冰醋酸调节 pH 值至 2.3）-甲醇（55∶45）为流动相；检测波长为 254nm。理论塔板数按异丙嗪峰计算不低于 3000，异丙嗪峰与相对保留时间 1.1～1.2 的杂质峰的分离度应大于 2.0。

测定 取本品 10 片，精密称定，研细，精密称取适量（约相当于盐酸异丙嗪 20mg），置于 100ml 容量瓶中，加 0.1mol/L 盐酸溶液适量，振摇使盐酸异丙嗪溶解并用 0.1mol/L 盐酸溶液稀释至刻度，摇匀，过滤，精密量取续滤液 5ml，置于 50ml 容量瓶中，用水稀释至刻度，摇匀，精密量取 20μl 注入液相色谱仪中，记录色谱图；另取盐酸异丙嗪对照品，精密称定，加 0.1mol/L 盐酸溶液溶解并定量稀释成每 1ml 中约含 0.02mg 的溶液，同法测定。按外标法以峰面积计算，即得。

课后练习题

一、最佳选择题

1. 异烟肼的含量测定，《中国药典》2020 年版采用的方法是（　　）。

　　A. 紫外-可见分光光度法　　B. 亚硝酸钠滴定法　　　　C. 非水溶液滴定法

　　D. 溴量法　　　　　　　　　E. 溴酸钾法

2. 与 $AgNO_3$ 试液反应生成气泡和黑色沉淀，并在试管壁上产生银镜的药物是（　　）。

　　A. 硝苯地平　　B. 异烟肼　　　C. 地西泮　　　D. 奥沙西泮　　E. 奋乃静

3. 《中国药典》2020 年版采用高效液相色谱法鉴别的药物是（　　）。

　　A. 硝苯地平　　B. 氟康唑　　　C. 盐酸氯丙嗪　　D. 尼可刹米　　E. 地西泮

二、多项选择题

1. 《中国药典》2020 年版检查有关物质的药物有（　　）。

　　A. 硝苯地平　　　B. 丙磺舒　　　C. 对乙酰氨基酚

　　D. 布洛芬　　　　E. 地西泮

2. 属于杂环类的药物是（　　）。

　　A. 硝苯地平　　　　　　　B. 氟康唑　　　　　　　C. 盐酸利多卡因

　　D. 肾上腺素　　　　　　　E. 地西泮

3. 《中国药典》2020 年版采用非水溶液滴定法测定含量的药物有（　　）。

　　A. 硝苯地平　　　　　　　B. 氟康唑　　　　　　　C. 左氧氟沙星

　　D. 盐酸氯丙嗪　　　　　　E. 地西泮

三、配伍选择题

[1~4]

　　A. 紫外-可见分光光度法　　B. 高效液相色谱法　　　C. 薄层色谱法

　　D. 铈量法　　　　　　　　　E. 溴酸钾法

以下药物中特殊杂质的检查方法是：

1. 地西泮有关物质（　　）。

2. 地西泮片有关物质（　　）。

3. 奥沙西泮有关物质（　　）。

4. 硝苯地平有关物质（　　）。

[5~7]

　　A. 制备衍生物测定熔点　　B. 硫酸-荧光反应显黄绿色荧光

　　C. 水解后的重氮化-偶合反应

　　D. 高效液相色谱法

　　E. 氧化反应

以下药物的鉴别方法：

5. 盐酸氯丙嗪（　　　）。

6. 地西泮（　　　）。

7. 左氧氟沙星（　　　）。

四、简答题

1. 吡啶类药物有怎样的共同结构？

2. 请根据异烟肼的结构，简述异烟肼的理化性质和鉴别方法。

3. 用于吡啶类药物鉴别的开环反应有哪些？

4. 简述尼可刹米原料药及制剂的含量测定方法。

5. 吩噻嗪类药物有怎样的母核？

6.《中国药典》2020 年版收载的吩噻嗪类药物在紫外光区的特征吸收峰有几个？其大致波长约为多少？

7. 吩噻嗪类药物中什么部位呈碱性？是否可用于非水滴定以测定其含量？

8. 试述奋乃静的结构和鉴别方法。

第十一章

生物碱类药物的分析

【学习与素养目标】

1. 了解生物碱类药物的类型、结构与性质。
2. 熟悉典型生物碱类药物一般鉴别试验、特殊杂质检查及含量测定的方法。
3. 掌握典型生物碱类药物专属鉴别试验的方法。
4. 了解生物碱类药物发展概况，培养科学探究精神。

生物碱是生物体内含氮的有机化合物的总称。生物碱绝大部分存在于植物体内，少数存在于动物体内（如蟾蜍碱）。大部分生物碱具有特殊而显著的生理活性和毒性。

生物碱类药物在结构上的共同点是其分子中多数具有含氮杂环结构，少数氮在侧链上，在化学性质上的主要特点是类似碱的性质，与酸呈盐，其碱性强弱随氮原子所连接的基团不同而异；分子中同时含有羧基和酚羟基者，具酸碱两性；含有可解离的活泼氢者，只显酸性。

大多数生物碱或其盐类都是结晶或非晶形的固体（固体生物碱一般多为无色或白色结晶，少数为有色结晶），具有一定的熔点；仅有少数在常温下为液体，如烟碱、毒芹碱等。

大多数生物碱或其盐类，都有苦味，有的味极苦而辛辣，有的能刺激唇舌而有麻痹感；一般无臭，少数具不适臭，如烟碱、毒蕈碱。

游离的生物碱大部分都不溶或难溶于水（某些游离的生物碱也能溶于水，如麻黄碱、烟碱、毒扁豆碱、秋水仙碱、咖啡因等），而能溶或易溶于有机溶剂，也可在稀酸溶液中成盐而溶解；具有两性或酸性的生物碱，可溶于碱的水溶液中；生物碱的盐溶液，多易溶于水，不溶或难溶于有机溶剂中。

大多数生物碱分子中有手性碳原子，具光学活性，且多为左旋；少数生物碱在中性溶液中为左旋，而在酸性溶液中为右旋，如烟碱、北美黄连碱；也有少数生物碱分子中不含手性碳原子，无旋光性（如胡椒碱）。一般生物碱以左旋体具有疗效，少数为右旋体（如奎尼丁）或消旋体（如阿托品）具有疗效。

生物碱类药物常按其化学结构进行分类，本章重点讨论六类生物碱药物的结构性质、鉴别、检查和含量测定的有关内容。

第一节　生物碱类典型药物的结构与性质

一、苯烃胺类

以盐酸麻黄碱和盐酸伪麻黄碱为例：

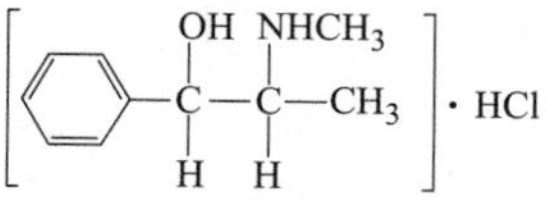

盐酸麻黄碱 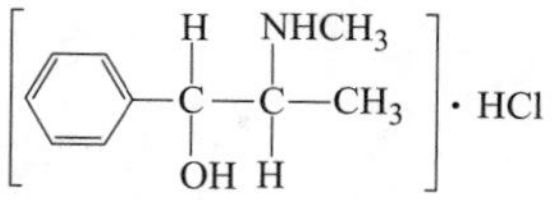　　　　　　　　　　　　盐酸伪麻黄碱

麻黄碱和伪麻黄碱具有苯烃胺结构，其氮原子在侧链上，碱性较一般生物碱强，易与酸成盐。侧链上具有不对称碳原子，麻黄草中存在的麻黄碱为左旋体，盐酸麻黄碱的比旋度为$-33°\sim-35.5°$；麻黄草中存在的伪麻黄碱为右旋体，盐酸伪麻黄碱的比旋度为$+61.0°\sim+62.5°$。

二、托烷类

以硫酸阿托品和氢溴酸山莨菪碱为例：

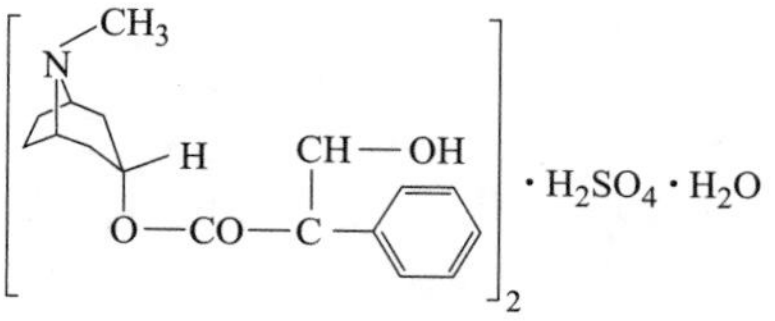

硫酸阿托品 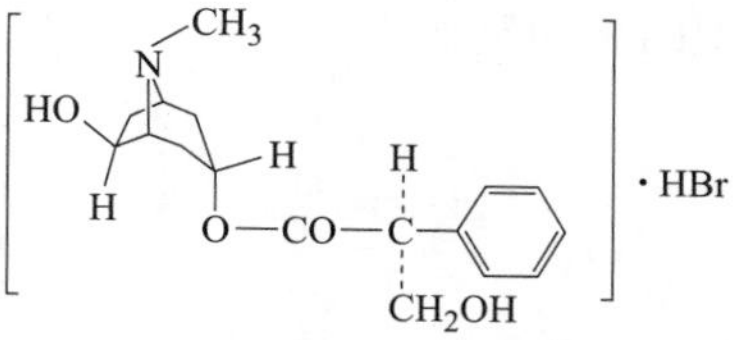　　　　　　　　　　　氢溴酸山莨菪碱

阿托品和山莨菪碱是由托烷衍生的醇（莨菪醇）和莨菪酸缩合而成，具有酯结构。分子结构中，氮原子位于五元酯环上，故碱性也较强，易与酸成盐。硫酸阿托品为无色结晶或白色结晶性粉末，结构中虽具有不对称碳原子，但为消旋体，故无旋光性；氢溴酸山莨菪碱为白色结晶或结晶性粉末，呈左旋体，比旋度为$-9.0°\sim-11.5°$。酯类结构易水解，水解产物可用于鉴别。

三、喹啉类

以硫酸奎宁和硫酸奎尼丁为例：

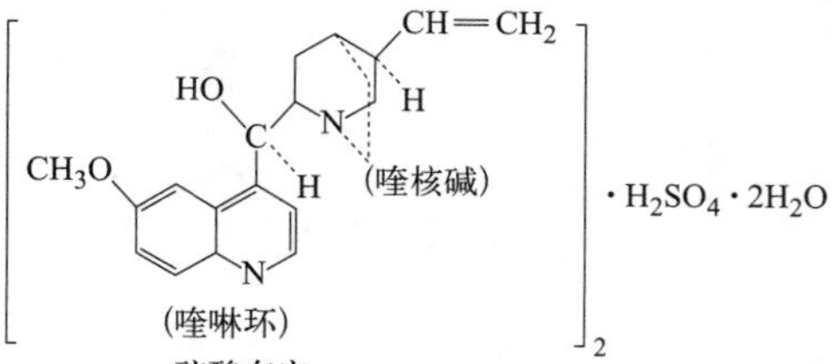

硫酸奎宁 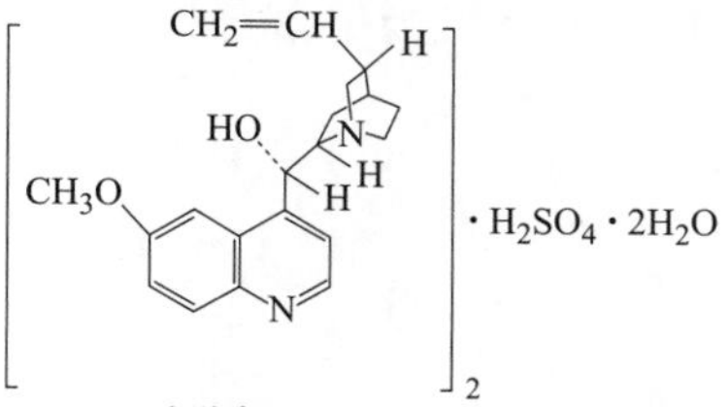　　　　　　　　　　　　硫酸奎尼丁

奎宁和奎尼丁为喹啉衍生物，其结构分为喹啉环和喹核碱两个部分，各含有一个氮原子，喹啉环含有芳香族氮，碱性较弱；喹核碱为酯环氮，碱性强。奎宁和奎尼丁的分子式完全相同，均为$(C_{20}H_{24}N_2O_2)_2 \cdot H_2SO_4 \cdot 2H_2O$，其硫酸盐均为白色细针状结晶。但喹核碱部分立体结构不同，前者为左旋体，后者则为右旋体；溶解性能亦不同，前者在氯仿-无水乙醇（2∶1）的混合液中易溶，后者在沸水或乙醇中易溶；水溶液中均显中性反应，硫酸奎尼丁还可显碱性反应。

四、异喹啉类

以盐酸吗啡和磷酸可待因为例：

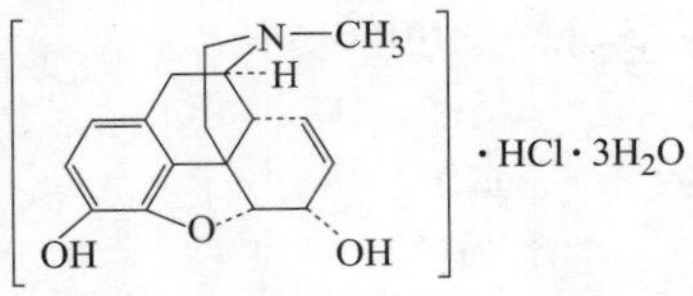

盐酸吗啡 · HCl · 3H₂O

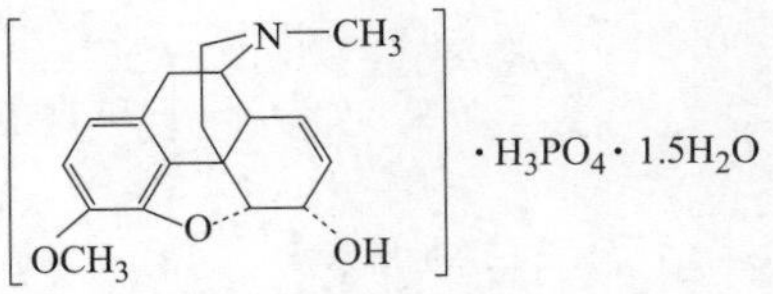

磷酸可待因 · H₃PO₄ · 1.5H₂O

吗啡分子中含有酚羟基和叔氨基团，故属两性化合物，但碱性略强；可待因分子中无酚羟基，仅存在叔氨基团，碱性较吗啡强。盐酸吗啡和磷酸可待因均为白色针状结晶性粉末，前者略带丝光；两者在常用的有机溶剂（如三氯甲烷和乙醚）中的溶解度都不大，采用提取中和法测定时，应注意这些性质。

五、吲哚类

以硝酸士的宁和利血平为例：

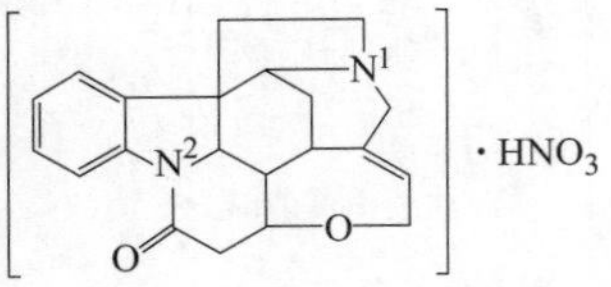

硝酸士的宁 · HNO₃

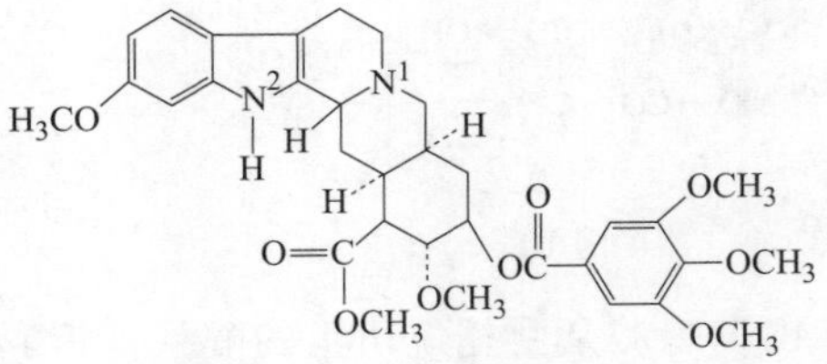

利血平

士的宁和利血平分子中有两个碱性不同的氮原子，N^1 处于脂肪族碳链上，碱性较 N^2 略强，故士的宁碱基与一分子硝酸成盐。硝酸士的宁为无色针状结晶或白色结晶性粉末，在沸水中易溶，在水中略溶，在乙醇或氯仿中微溶，在乙醚中几乎不溶。利血平为白色或淡褐色的结晶或结晶性粉末，在氯仿中易溶，在丙酮或苯中微溶，在水、甲醇、乙醇或乙醚中几乎不溶，因此其比旋度测定用氯仿为溶剂，比旋度为 $-115°\sim-131°$。

六、黄嘌呤类

以咖啡因和茶碱为例：

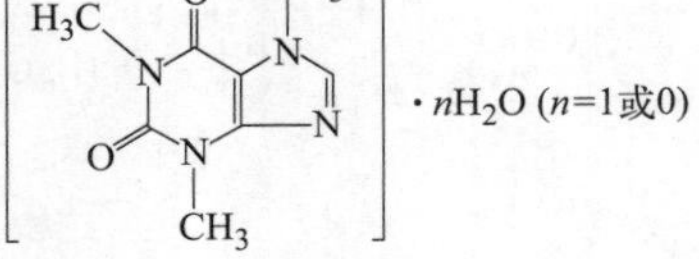

咖啡因 · nH₂O (n=1或0)

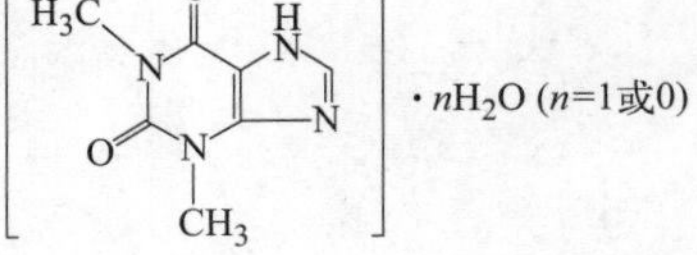

茶碱 · nH₂O (n=1或0)

咖啡因和茶碱分子结构中虽含有四个氮原子，但受邻位羰基吸电子共轭影响，碱性很弱，不易与酸结合成盐，其游离碱可供药用。

第二节　生物碱类药物的鉴别试验

一、一般鉴别试验

1. 熔点测定法

大多数生物碱为固体，且具有一定熔点，但由于结晶条件、测定条件不同，可出现差异，或由于药物本身熔点太高不易测准，以及由于药物之间熔点相近易于混淆等，因此，对某些生物碱类药物，药典在其鉴别项下规定了测定其游离碱的熔点或与三硝基苯酚等生成衍生物后测熔点。

2. 化学鉴别法

（1）**沉淀反应**　生物碱在酸性溶液中可与生物碱沉淀试剂作用，生成难溶或不溶于水的盐类或配位化合物。常用的生物碱沉淀试剂有碘化汞钾、碘化铋钾、碘-碘化钾、铁氰化钾、三硝基苯酚及氯化汞等。若供试品与沉淀试剂呈现阴性反应，可以认为不含生物碱；若呈阳性反应，必须进一步试验，才可确证。

> **【例 11-1】**　咖啡因的鉴别
>
> 取咖啡因的饱和水溶液 5ml，加碘试液 5 滴，不生成沉淀；再加稀盐酸 3 滴，即生成红棕色的沉淀，并能在稍过量的氢氧化钠试液中溶解。

（2）**显色反应**　生物碱可与生物碱显色试剂作用，呈现不同的颜色。常用的生物碱显色试剂有：对二甲氨基苯甲醛、香草醛、甲醛-硫酸试剂、硫酸铈铵溶液、硝酸、溴试液、钼酸钠或钼酸铵的硫酸试液、氯酸钾、铁氰化钾、三氯化铁等。其中含酚羟基的生物碱与三氯化铁可作用而显色；吲哚类生物碱可与对二甲氨基苯甲醛或香草醛缩合而显色；硫酸铈铵、硝酸、溴试液、钼酸铵试液、氯酸钾、铁氰化钾等可使生物碱氧化、脱水或缩合而显色；托烷类生物碱（如阿托品、莨菪碱、东莨菪碱、山莨菪碱、可卡因等）与发烟硝酸生成黄色残渣，放冷，加乙醇湿润，加氢氧化钾少许，即显深紫色。

3. 紫外吸收光谱法

生物碱类药物大都含有芳环或共轭双键，因此在紫外光区域的一个或几个波长具有特征的吸收峰，可供鉴别用。利用紫外吸收特征进行鉴别有以下几种类型。

（1）**对比吸收光谱曲线**　按药品质量标准，将供试品和对照品用规定溶剂分别配成一定浓度的溶液，在规定波长区域内绘制吸收曲线，供试品和对照品的吸收曲线的峰位、峰形和相对强度均应一致。

（2）**对比最大吸收波长和相应的吸光度**　按药品质量标准，将供试品用规定溶剂配成一定浓度的供试液，在规定波长区域内测定最大吸收波长（或最大吸收波长吸收范围）和相应的吸光度（或吸光度范围）。与药品质量标准中指明的最大吸收波长和相应的吸光度对比，如果相同就是同一种物质。

> **【例 11-2】**　磷酸伯氨喹的鉴别
>
> 取本品，加 0.01mol/L 盐酸溶液制成每 1ml 中约含 15μg 的溶液，按照紫外-可见分光光度法测定，在 265nm 与 282nm 波长处有最大吸收，其吸收系数分别为 335～350 与 327～340。

（3）**对比最大吸收和最小吸收波长**

> **【例 11-3】**　乙胺嘧啶的鉴别
>
> 精密称取一定量的供试品，加 0.1mol/L 盐酸溶液溶解，定量稀释制成每 1ml 中约含 13μg 的溶液，在 272nm 的波长处有最大吸收，在 261nm 的波长处有最小吸收。

（4）**对比最大吸收、最小吸收波长和相应的吸光度比值**

【例 11-4】 秋水仙碱的鉴别

取本品，加乙醇溶解并稀释制成每 1ml 中约含 10μg 的溶液，按照紫外-可见分光光度法，在 243nm 与 350nm 的波长处测定吸光度，243nm 波长处的吸光度与 350nm 波长处的吸光度的比值应为 1.7～1.9。

(5) 对比规定波长处的吸收系数

【例 11-5】 《日本药局方》规定利血平的醋酸液（2mg/100ml）在 290nm 的波长处，其 $E_{1cm}^{1\%}$ 应为 188～196。

4. 红外光谱法

各国药典一般常用直接法查对红外光谱图，即将供试品的红外光谱与相应的标准红外光谱直接比较，核对是否一致；或将供试品与相应的对照品在同样条件下绘制红外光谱，直接对比是否一致，如不一致，应该按药品光谱图中备注的方法进行预处理后再行录制。

《中国药典》自 1990 年版起，将药品的标准红外光谱以《药品红外光谱集》的形式单成一册，不再附于药典后。用红外光谱鉴别药品时，《中国药典》要求按《药品红外光谱集》中规定的方法绘制供试品的红外吸收光谱，再与《药品红外光谱集》中的相应标准图谱对比，如果峰位、峰形、相对强度都一致，即为同一种药品。

《中国药典》2020 年版收载的马来酸麦角新碱、秋水仙碱、氢溴酸山莨菪碱、氢溴酸东莨菪碱、盐酸可卡因、硫酸阿托品、硫酸长春新碱和注射用硫酸长春新碱等生物碱类药品可用红外光谱法鉴别。

外界条件的影响，容易使红外图谱发生变异。为了确保鉴别结果的准确无误，《中国药典》中规定不单独用本法进行鉴别，常与其他理化方法联合进行鉴别。

5. 薄层色谱法

色谱方法是药物分析鉴别的主要方法，尽管目前药典上很少用色谱法鉴别生物碱类以及其他含氮碱性有机药品，但却有逐渐增加应用的趋势。

作为鉴别而使用的色谱方法，主要是薄层色谱法。常用以硅胶为吸附剂的硬板和以氧化铝为吸附剂的软板，其中以前者应用更为普遍。

二、特征鉴别反应

1. 双缩脲反应

系芳环侧链具有氨基醇结构的特征反应。

盐酸麻黄碱和盐酸伪麻黄碱在碱性溶液中与硫酸铜反应，Cu^{2+} 与仲氨基形成紫堇色配位化合物。加入乙醚后，无水铜配位化合物 $[(C_{10}H_{15}NO)_2CuO]$ 及其有 2 个结晶水的铜配位化合物 $[(C_{10}H_{15}NO)_2CuO·2H_2O]$ 进入醚层，呈紫红色；具有 4 个结晶水的铜配位化合物 $[(C_{10}H_{15}NO)_2CuO·4H_2O]$ 则溶于水层呈蓝色。

【例 11-6】 盐酸麻黄碱的鉴别

取本品约 10mg，加水 1ml 溶解后，加硫酸铜试液 2 滴与 20% 氢氧化钠溶液 1ml，即显蓝紫色；加乙醚 1ml 振荡后，放置，乙醚层即显紫红色，水层变成蓝色。

2. Vitali 反应

系托烷生物碱的特征反应。

硫酸阿托品和氢溴酸山莨菪碱等托烷类药物均显莨菪酸结构反应，与发烟硝酸共热，即得黄色的三硝基（或二硝基）衍生物，冷后，加醇制氢氧化钾少许，即显深紫色。

若供试品量少，形成紫色不明显时，可投入氢氧化钾颗粒少许，即可在氢氧化钾表面形成深紫色。

【例 11-7】　硫酸阿托品的鉴别

取供试品约 10mg，加发烟硝酸 5 滴，置水浴中蒸干，得黄色残渣，放冷，加乙醇 2～3 滴湿润，加固体氢氧化钾一小粒，即显深紫色。

3. 绿奎宁反应

系含氧喹啉（喹啉环上含氧）衍生物的特征反应。

硫酸奎宁和硫酸奎尼丁都显绿奎宁反应，在药品的微酸性水溶液中，滴加微过量的溴水或氯水，再加入过量的氨水溶液，即显翠绿色。

【例 11-8】　硫酸奎宁的鉴别

取本品约 20mg，加水 20ml 溶解后，分取溶液 10ml，加稀硫酸使成酸性，即显蓝色荧光；把剩余溶液 10ml 分成两个 5ml，其中一份加盐酸使成酸性，加氯化钡试液 1ml，发生白色沉淀；另一份加溴试液 3 滴与氨试液 1ml，即显翠绿色。

4. Marquis 反应

系吗啡生物碱的特征反应。

【例 11-9】　盐酸吗啡的鉴别

取本品约 1mg，加甲醛硫酸试液（Marquis 试液）1 滴，即显紫堇色。灵敏度为 $0.05\mu g$。

5. Frohde 反应

系吗啡生物碱的特征反应。

【例 11-10】　盐酸吗啡的鉴别

取本品约 1mg，加钼硫酸试液 0.5ml，即显紫色，继变为蓝色，最后变为棕绿色。灵敏度为 $0.05\mu g$。

6. 还原反应

系盐酸吗啡与磷酸可待因的区分反应。

吗啡具有弱还原性，其水溶液加稀铁氰化钾试液，吗啡被氧化成伪吗啡，而铁氰化钾被还原为亚铁氰化钾，再与试液中的三氯化铁反应生成普鲁士蓝。

可待因无还原性，不能还原铁氰化钾，故此反应为吗啡与可待因的区分反应。

7. 官能团反应

系吲哚生物碱的特征反应。

利血平结构中的吲哚环上的 β 位氢原子较活泼，能与芳醛缩合显色。

(1) 与香草醛反应　利血平与新制香草醛试液反应，显玫瑰红色。

（2）与对二甲氨基苯甲醛

【例 11-11】 利血平的鉴别

取本品约 0.5mg，加对二甲氨基苯甲醛 5mg，冰醋酸 0.2ml 与硫酸 0.2ml，混匀，即显绿色；再加冰醋酸 1ml，转变为红色。

8. 紫脲酸铵法反应

系黄嘌呤类生物碱的特征反应。

咖啡因和茶碱中加盐酸与氯酸钾，在水浴上蒸干，遇氨气即生成四甲基紫脲酸铵显紫色；加氢氧化钠试液，紫色即消失。

【例 11-12】 茶碱的鉴别

取本品约 10mg，加盐酸 1ml 与氯酸钾 0.1g，置水浴上蒸干，遗留浅红色的残渣，遇氨气即变紫色；再加氢氧化钠试液数滴，紫色即消失。

第三节 生物碱类药物的特殊杂质检查

由于生物碱类药物大都具有生物活性和毒性，生产工艺又较复杂，引入药物中的共存杂质亦多，因此应严格控制药物中存在的特殊杂质。

一、有关药物中存在的主要特殊杂质

生物碱中存在的特殊杂质见表 11-1。

二、检查方法

1. 利用药物和杂质在物理性质上的差异

（1）溶解行为的差异

表 11-1 生物碱类药物中存在的特殊杂质

药物	特殊杂质	药物	特殊杂质
硫酸阿托品	莨菪碱；其他生物碱	磷酸可待因	吗啡
硫酸奎宁	三氯甲烷-乙醇中不溶物；其他金鸡纳碱	硝酸士的宁	马钱子碱
盐酸吗啡	阿扑吗啡，罂粟酸；其他生物碱	利血平	氧化产物

① 硫酸奎宁中"三氯甲烷-乙醇中不溶物"的检查。"三氯甲烷-乙醇中不溶物"为硫酸奎宁制备过程中易引入的无机盐与其他生物碱。

【例 11-13】 硫酸奎宁中"三氯甲烷-乙醇中不溶物"的检查

取本品 2.0g，溶于三氯甲烷-无水乙醇（2∶1）混合液 15ml，在 50℃加热 10min 后，用称定重量的垂熔坩埚过滤，滤渣用上述混合液分 5 次洗涤，每次 10ml，在 105℃干燥至恒重，遗留残渣不得过 2mg。

② 盐酸吗啡中"其他生物碱"的检查。"其他生物碱"指除吗啡以外，在提取过程中可能带入的生物碱，如可待因、蒂巴因、罂粟碱、那可汀等。这些生物碱在强碱性条件下皆游离而溶于三氯甲烷，吗啡则成钠盐而溶于水层。取三氯甲烷提取液蒸干称重，即可检查出盐

酸吗啡中其他生物碱的含量。

> **【例 11-14】** 盐酸吗啡中"其他生物碱"的检查
>
> 取本品约 0.5g，置分液漏斗中，加水 15ml 与氢氧化钠试液 5ml，用三氯甲烷振摇提取 3 次，每次 10ml；合并三氯甲烷液，先用 0.4% 氢氧化钠溶液 10ml 振摇洗涤，再用水洗涤 2 次，每次 5ml；分取三氯甲烷层，置水浴上蒸干，在 105℃ 干燥至恒重，遗留残渣"其他生物碱"不得过 7.5mg。

（2）旋光性质的差异　用于硫酸阿托品中"莨菪碱"的检查　莨菪碱因消旋不完全而引入。莨菪碱具有左旋性，规定检查的供试品溶液浓度为 50mg/ml 水溶液时，旋光度不得过 $-0.40°$。

（3）对光选择性吸收的差异　利血平生产或贮存过程中，光照和有氧条件下均易氧化变质，氧化产物发出荧光。规定：供试品置紫外灯（365nm）下检查，不得显明显的荧光。

（4）吸附性质的差异　硫酸奎宁制备过程中可能存在"其他金鸡纳碱"。利用吸附性质的差异，采用硅胶 G 薄层进行检查。

> **【例 11-15】** 硫酸奎宁中"其他金鸡纳碱"的检查
>
> 取本品，加稀乙醇制成 10mg/ml 溶液作为供试品溶液；精密量取供试品溶液适量，加稀乙醇稀释制成每 1ml 中约含 50μg 的溶液，作为对照溶液；点样量为 5μl，以三氯甲烷-丙酮-二乙胺（5：4：1.25）为展开剂，展开后，微热使展开剂挥发尽再喷碘铂酸钾试液显色。供试品如显杂质斑点，与对照溶液主斑点比较，不得更深。

2. 利用药物和杂质在化学性质上的差异

（1）与一定试剂反应产生沉淀　硫酸阿托品制备过程中可能带入如莨菪碱、颠茄碱等杂质，因此应检查"其他生物碱"。利用其他生物碱碱性弱于阿托品的性质，取供试品的盐酸水溶液，加入氨试液，立即游离，发生浑浊来检查其他生物碱。

> **【例 11-16】** 硫酸阿托品中"其他生物碱"的检查
>
> 取本品 0.25g，加盐酸（9→1000）1ml 溶解，用水稀释成 15ml，取 5ml，加氨试液 2ml，振摇，不得立即发生浑浊。

（2）与一定试剂作用产生颜色反应

① 盐酸吗啡中阿扑吗啡的检查。吗啡在酸性溶液中加热，可以脱水，经分子重排，生成阿扑吗啡。若吗啡中含有阿扑吗啡，其水溶液在碳酸氢钠碱性条件下，经碘试液氧化，生成水溶性绿色化合物，此产物能溶于乙醚，显深宝石红色，水层仍显绿色。药典规定 50mg 药品经检查醚层和水层不得显色。

> **【例 11-17】** 盐酸吗啡中阿扑吗啡的检查
>
> 取本品 50mg，加水 4ml 溶解，加碳酸氢钠 0.10g 与 0.1mol/L 碘溶液 1 滴，加乙醚 5ml，振摇提取，静置分层后，乙醚层不得显红色，水层不得显绿色。

② 盐酸吗啡中罂粟酸的检查。阿片中含有罂粟酸，在提取吗啡时，可能引入。罂粟酸在微酸性溶液中遇三氯化铁生成红色的罂粟酸铁。药典规定盐酸吗啡 0.15g 不得显色。

【例 11-18】　盐酸吗啡中罂粟酸的检查

取本品 0.15g，加水 5ml 溶解，加稀盐酸 5ml 与三氯化铁试液 2 滴，不得显红色。

③ 磷酸可待因中吗啡的检查。由于可待因合成过程中甲基化不完全，分离不净而引入吗啡等杂质。吗啡具有酚羟基，能与亚硝酸钠在酚羟基邻位碳原子上进行亚硝基化，生成 2-亚硝基吗啡，在氨碱性条件下显黄棕色，药典规定限量为 0.10%。

【例 11-19】　磷酸可待因中吗啡的检查

取磷酸可待因 0.10g，加盐酸溶液（9→1000）使溶解成 5ml，加亚硝酸钠试液 2ml，放置 15min，加氨试液 3ml，与吗啡溶液［取无水吗啡 2.0mg，加盐酸（9→1000）使溶解成 100ml］5.0ml，用同一方法制成的对照液比较，不得更深。

④ 硝酸士的宁中马钱子碱的检查。马钱子碱经硝酸与水的等容混合液作用后，得红色或淡红棕色的硝化产物。药典规定 0.1g 药品中不得显红色或淡红棕色。

【例 11-20】　硝酸士的宁中马钱子碱的检查

取硝酸士的宁 0.1g，加硝酸与水的等容混合液 1ml，除黄色外，不得呈红色或淡红棕色。

第四节　生物碱类药物的含量测定

生物碱类药物的含量测定方法常用非水溶液滴定法、提取中和法、酸性染料比色法、紫外-可见分光光度法、高效液相色谱法等。以下分述各分析方法的基本原理、应用及特点等。

一、非水溶液滴定法

生物碱类药物一般具有弱碱性，通常可在冰醋酸或酸酐等酸性溶液中，用强酸高氯酸滴定液直接滴定，以指示剂或电位法确定滴定终点。

采用非水溶液滴定法测定的生物碱类药物中，除少数药物（如咖啡因）以游离碱的形式供分析外，绝大多数为盐类。生物碱盐类的滴定，实质上是一个置换滴定，即强酸滴定液置换出和生物碱结合得较弱的酸。

$$BH^+ \cdot A^- + HClO_4 \rightleftharpoons BH^+ \cdot ClO_4^- + HA$$

式中，$BH^+ \cdot A^-$ 表示生物碱盐类；HA 表示被置换出的弱酸。

当被置换出的 HA 酸性较强，则上述反应不能定量进行，因此须设法将滴定过程中产生的 HA 除去，使反应顺利完成。

1. 氢卤酸盐的测定

氢卤酸在冰醋酸中的酸性虽不如高氯酸强，但也是一个较强的酸，常见的无机酸在冰醋酸中的酸性以下列次序递减：

$$HClO_4 > HBr > H_2SO_4 > HCl > HSO_4^- > HNO_3$$

因此，在滴定生物碱的氢卤酸盐时，一般均预先在冰醋酸中加入醋酸汞的冰醋酸溶液，使氢卤酸生成在冰醋酸中难解离的卤化汞，从而消除氢卤酸对滴定反应的不良影响。

$$2BH^+ \cdot X^- + Hg(Ac)_2 \longrightarrow 2BH^+ \cdot Ac^- + HgX_2$$

实验表明，加入的醋酸汞量不足时，可影响滴定终点而使结果偏低，过量的醋酸汞（理论量的 1~3 倍）并不影响测定的结果。

【例 11-21】 盐酸吗啡的含量测定

取本品约 0.2g，精密称定，加冰醋酸 10ml 与醋酸汞试液 4ml 溶解后，加结晶紫指示剂 1 滴，用高氯酸滴定液（0.1mol/L）滴定至溶液显绿色，并将滴定结果用空白试验校正。每 1ml 的高氯酸滴定液（0.1mol/L）相当于 32.18mg 的 $C_{17}H_{19}NO_3 \cdot HCl$。

2. 硫酸盐的测定

硫酸为二元酸，在水溶液中能进行二级离解，生成 SO_4^{2-}，但在冰醋酸介质中，只能离解为 HSO_4^-，不再发生二级离解。因此，生物碱的硫酸盐，在冰醋酸的介质中只能被滴定至生物碱的氢硫酸盐。

$$(BH^+)_2SO_4^{2-} + HClO_4 \Longrightarrow BH^+ClO_4^- + BH^+HSO_4^-$$

(1) 硫酸阿托品的含量测定　硫酸阿托品分子结构可简写为 $(BH^+)_2SO_4^{2-}$，在用高氯酸滴定时的反应式同上。因而可以根据 1mol 硫酸阿托品消耗 1mol 高氯酸的关系计算含量。

【例 11-22】 硫酸阿托品的含量测定

取本品约 0.5g，精密称定，加冰醋酸与酸酐各 10ml 溶解后，加结晶紫指示剂 1~2 滴，用高氯酸滴定液（0.1mol/L）滴定至溶液显纯蓝色，并将滴定的结果用空白试验校正。每 1ml 的高氯酸滴定液（0.1mol/L）相当于 67.68mg 的 $(C_{17}H_{23}NO_2)_2 \cdot H_2SO_4$。

(2) 硫酸奎宁片的含量测定　硫酸奎宁经强碱溶液碱化，生成奎宁（用 Q 表示奎宁）游离碱，再与高氯酸反应：

$$(QH^+)_2SO_4^{2-} + 2NaOH \longrightarrow 2Q + Na_2SO_4 + 2H_2O$$
$$2Q + 4HClO_4 \Longrightarrow 2[(QH_2^{2+})(ClO_4^-)_2]$$

因此，1mol 的硫酸奎宁可消耗 4mol 的高氯酸。片剂分析的滴定度就不同于原料药的滴定度。

【例 11-23】 硫酸奎宁片的含量测定

取本品 20 片，除去包衣后，精密称定，研细，精密称取适量（约相当于硫酸奎宁 0.3g）置分液漏斗中，加氯化钠 0.5g 与 0.1mol/L 氢氧化钠溶液 10ml，混匀，精密加三氯甲烷 50ml，振摇 10min，静置，分取三氯甲烷液，用干燥滤纸过滤，精密量取续滤液 25ml，加醋酐 5ml 与二甲基黄指示剂 2 滴，用高氯酸滴定液（0.1mol/L）滴定，至溶液显玫瑰红色，并将滴定的结果用空白试验校正。每 1ml 的高氯酸滴定液（0.1mol/L）相当于 19.57mg 的 $(C_{20}H_{24}N_2O_2)_2 \cdot H_2SO_4 \cdot 2H_2O$。

3. 硝酸盐的测定

硝酸在冰醋酸中虽为弱酸，但它具有氧化性可以使指示剂变色，所以采用非水溶液滴定法测定生物碱硝酸盐时，一般不用指示剂而用电位法指示终点。

【例 11-24】 硝酸士的宁的含量测定

取本品约 0.3g，精密称定，加冰醋酸 20ml，振摇使溶解，以电位法指示终点（玻璃-饱和甘汞电极系统），用高氯酸滴定液（0.1mol/L）滴定，每 1ml 的高氯酸滴定液（0.1mol/L）相当于 39.74mg 的 $C_{21}H_{22}N_2O_2 \cdot HNO_3$。

4. 磷酸盐的测定

磷酸在冰醋酸介质中的酸性极弱，不影响滴定反应的定量完成，可按常法测定。

【例 11-25】 磷酸可待因的含量测定

取本品约 0.25g，精密称定，加冰醋酸 10ml 溶解后，加结晶紫指示剂 1 滴，用高氯酸滴定液（0.1mol/L）滴定，至溶液显绿色，并将滴定的结果用空白试验校正。每 1ml 的高氯酸滴定液（0.1mol/L）相当于 39.74mg 的 $C_{18}H_{21}NO_3 \cdot H_3PO_4$。

5. 有机酸的测定

由于有机酸系弱酸，被高氯酸置换出的 HA 对滴定无干扰，因此反应能顺利进行完全。

【例 11-26】 马来酸麦角新碱的含量测定

取本品约 60mg，精密称定，加冰醋酸 20ml 溶解后，加结晶紫指示剂 1 滴，用高氯酸滴定液（0.05mol/L）滴定，至溶液显蓝绿色，并将滴定结果用空白试验校正。每 1ml 的高氯酸滴定液（0.05mol/L）相当于 22.07mg 的 $C_{19}H_{23}N_3O_2 \cdot C_4H_4O_4$。

若被置换出的有机酸不溶于冰醋酸，应先将样品碱化，用有机溶剂提取游离碱，再用非水溶液滴定法测定。

采用非水溶液滴定时应注意以下几个方面的问题。

① 由于冰醋酸及高氯酸中均有少量水分而影响滴定突跃，所以应加入计算量的醋酐。

② 若滴定样品与标定高氯酸时的温度差未超过 10℃，应将高氯酸的浓度加以校正；超过 10℃，应重新标定。

③ 浓高氯酸与醋酐混合，剧烈反应可引起爆炸。因此，在配制高氯酸液时应先用冰醋酸稀释后，再加醋酐；量高氯酸的量筒也不能直接量取醋酐。

④ 电位法指示终点准确。

适用范围：当生物碱的 $K_b < 10^{-8}$ 时，即不宜在水溶液中直接滴定。一般来说，当生物碱的 K_b 为 $10^{-8} \sim 10^{-10}$ 时，选用冰醋酸作溶剂；当 K_b 为 $10^{-10} \sim 10^{-12}$ 时，选用冰醋酸与醋酐的混合溶液为溶剂；当 $K_b < 10^{-12}$ 时，应用醋酐作溶剂。

二、提取中和法

1. 基本原理与方法

根据生物碱盐类能溶于水而生物碱不溶水，可以采用有机溶剂提取后测定的方法进行。一般提取中和法的过程如下。

(1) 碱化 将供试品溶于水或加矿酸使溶解、过滤，加入适量的碱性试剂（氨试液或氢氧化钠试液）使生物碱游离。

(2) 提取 用适当的有机溶剂分次振摇提取，合并提取液，用水洗涤除去混存的碱性试剂和水溶性杂质，再用无水硫酸钠或植物胶（多用西黄蓍胶）去水，过滤，得纯生物碱的有机溶剂提取液。

（3）滴定分析　按下列任何一种方法处理后测定。

① 将有机溶剂蒸干，于残渣中加定量过量的酸滴定液使溶解，再用碱滴定液回滴剩余的酸。若生物碱易挥发或分解，应在蒸至近干时，先加入酸滴定液"固定"生物碱，再继续加热除去残余的有机溶剂，放冷后完成滴定。

② 将有机溶剂蒸干，于残渣中加少量中性乙醇使溶解，然后用酸滴定液直接滴定。

③ 不蒸去有机溶剂，而直接于其中加定量过量的酸滴定液，振摇，将生物碱转提入酸液中，分出酸液置另一锥形瓶中，有机溶剂层再用水分次振摇提取，合并水提取液和酸液，最后用碱滴定液回滴之。有些生物碱（如可待因、奎宁等）的盐酸盐可溶于氯仿，因此，如用氯仿为提取溶剂时，酸滴定液不宜用盐酸，而应选用硫酸。

2. 测定条件的选择

（1）碱化试剂　能使生物碱游离的碱化试剂有：氨水、碳酸钠、碳酸氢钠、氢氧化钠、氢氧化钙和氧化镁等。在选择使用上述试剂时应注意：

① 生物碱含酯结构时，如阿托品和利血平等，与强碱接触或受热，易引起分解；含酚结构的生物碱如吗啡、吐根酚碱等，可与强碱形成酚盐而溶于水，难以被有机溶剂提取。

② 含脂肪性共存物的生物碱药品，当有脂肪性物质与碱共存时，碱化后易发生乳化，使提取不易完全。

因此，氨水是最常用的碱化试剂。这是因为一般生物碱的 pK_b 为 $6\sim9$，氨的 pK_b 为 4.76，具有足以使大部分生物碱游离的碱性，也不会产生上述的水解和乳化作用，而且氨具有挥发性，易于在滴定前处理过程中随蒸发溶剂而除去，消除了对测定的干扰。

（2）提取溶剂　应具备下列条件：

① 与水不相混溶，沸点低，对生物碱的溶解度大，而对其他共存物质的溶解度为最小，必要时可用混合溶剂。

② 所选溶剂与生物碱或碱化试剂不起任何反应。

根据提取溶剂的条件，常用者是乙醚和三氯甲烷。但乙醚的缺点是沸点太低，易挥发，易被氧化而生成爆炸性的过氧化物；而且乙醚在水中溶解度较大，加上醚溶性的生物碱也少，所以乙醚的应用不如氯仿广泛。

（3）提取溶剂的用量　提取溶剂的用量和提取次数一般在药典分析方法中都有规定。通常应提取 4 次。第一次用量至少应为水液体积的一半，以后几次所用溶剂的体积应各为第一次的一半。当水液体积很小时，第一次提取溶剂的用量则应与水液体积相等。

（4）提取终点的确定　取最后一次的提取液约 0.5ml，置小试管中，加盐酸或硫酸（0.1mol/L）1ml，放水浴上将有机溶剂蒸去，放冷，滴加生物碱沉淀剂（如碘化铋钾试液等）1 滴，无沉淀产生，即为提取完全。

（5）乳化的预防　乳化一般靠改变溶剂来避免，如果提取物在水层，可以考虑用挥发溶剂层来消除乳化。在碱化时，常使用氨水作为试剂的原因之一即是不形成乳化。

（6）指示剂的选择　提取中和法中指示剂的选择很重要，所选用的指示剂，在被滴定的生物碱的 pT 值（即化学计量点的 pH）时的颜色变化应很明显，而且生物碱的 pT 值应在其指示范围内。

因为生物碱为弱碱，滴定剂为强酸，生成强酸弱碱盐。化学计量点时，既无游离碱，也无过量酸，此时的溶液 pH(pT)决定于盐的水解，故应先根据强酸弱碱盐溶液的 pH 计算通式求出化学计量点 pH，而后选择指示剂。故所选用的指示剂均为在酸性范围内变色的指示剂。一般在水溶液中，生物碱的 pK_b 为 $6\sim7$ 时，可用甲基红为指示剂［变色范围 pH4.2(红)～6.3(黄)]；pK_b 为 8 左右时，可用溴酚蓝为指示剂 [变色范围在 pH3.0 (黄)～4.6(蓝)]；pK_b 大于 8 时，碱性太弱，不能在水溶液中直接滴定，应采用非水碱量法。

一般常见生物碱的 pK_b 值、化学计量点 pH 值（pT 值）以及滴定突跃时的 pH 变化范围和可选用的指示剂见表 11-2。

表 11-2　常用生物碱提取中和法的指示剂的选择

药品名称	pK_b 值	化学计量点的 pH 值(pT 值)		滴定突跃的 pH 值	适宜的指示剂
		0.1mol/L	0.01mol/L		
奎宁(K1)	5.96	6.05	6.05	5.5～6.5	溴甲酚紫
奎尼丁(K1)	6.00	6.05	6.05	5.5～6.5	溴甲酚紫
士的宁(K1)	6.00	5.15	5.15	3.8～6.0	甲基红
吗啡	6.13	4.55	5.05	4.0～5.2	甲基红
可待因	6.04	4.64	5.15	3.6～6.3	甲基红
罂粟碱	8.10	−3.60	4.10	3.8～4.6	溴酚蓝

3. 应用示例

（1）阿片中吗啡含量的测定　阿片中含有 25 种以上种生物碱，主要为：吗啡（约 10%）、那可丁（2%～9%）、可待因（0.3%～2%）、罂粟碱（约 0.8%）。几乎所有的生物碱均与罂粟酸、硫酸及乳酸结合为盐类。阿片的医疗效用以吗啡为代表，所以一般都是以吗啡的含量作为阿片及其制剂的质量标准，《中国药典》2020 年版规定阿片中无水吗啡含量不得少于 9.5%，阿片粉中其含量应为 9.5%～10.5%，阿片酊中其含量应为 0.95%～1.05%。

吗啡分子中含有酚羟基和叔胺基团，属两性化合物，但碱性略强。其饱和水溶液 pH 值为 8.5。吗啡在常用的有机溶剂（如三氯甲烷、乙醚）中溶解度都不大。

阿片中吗啡的含量测定方法可用石灰法提取吗啡，使其与其他生物碱、各种与生物碱结合成盐的酸以及树脂、色素等成分分离，然后采用酸碱滴定法进行吗啡的含量测定。见图 11-1。

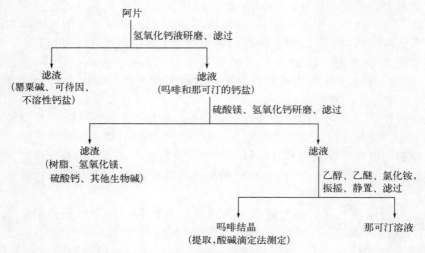

图 11-1　阿片中吗啡的石灰法提取

具体操作是：取供试品 8g，氢氧化钙 2g，加水研磨，最后使总重量为 90g（其体积大于80ml）。由于吗啡分子结构中所含酚羟基和那可汀分子中具有内酯结构，能和氢氧化钙生成可溶性钙而溶于水，与生物碱结合成盐的酸（如罂粟酸、硫酸等）和氢氧化钙形成不溶性钙盐析出，与这些酸结合成盐的其他生物碱（如可待因、罂粟碱等），此时全部游离也在水溶液中析出。过滤，得含吗啡钙盐和那可汀钙盐的滤液，在滤液中加入少量的硫酸镁、氢氧化钙，使之成为凝乳状氢氧化镁，过滤（将树脂、色素等杂质吸附滤除），然后定量吸取 52ml 滤液（此为实验数值，经实验证实吸取 52ml 滤液与供试品 5g 相当，约相当于取样量的5/8。分取部分滤液，可省去洗涤、定容等操作，减少因吗啡的氧化而影响吗啡的测定结果），加入乙醇 5ml 和不含过氧化物的乙醚 25ml，振摇，加氯化铵 2.0g，使吗啡自钙盐中游离（并使过量的氢氧化钙转变为氯化钙及氨），吗啡不溶于氨液和乙醚而析出结晶。加乙醇使吗啡缓缓结成较大结晶，便于滤取和洗净。过滤后，用乙醚洗涤除去可能混存的其他阿片生物碱，用饱和吗啡水洗是为了防止析出的吗啡溶解而损失。得到的吗啡结晶用热的中性甲醇使其溶解，过滤，滤液中加入定量过量的硫酸液（0.05mol/L），使吗啡成盐，蒸去甲醇后，以甲基红为指示剂，用氢氧化钠液（0.1mol/L）回滴过量的酸，即可计算出阿片中吗啡的含量。每 1ml 的 0.05mo/L 硫酸液相当于 28.53mg 的无水吗啡（$C_{17}H_{19}NO_3$）。

操作过程中吗啡从稀醇溶液中析出时，因部分溶解损失，故需加校正值 52mg，即每 1ml 吗啡钙盐溶液需加校正值 1mg。

《中国药典》2020 年版规定阿片含量测定采用高效液相色谱法，用固相萃取柱（以十八烷基硅烷键合硅胶为填充剂）进行提取。

（2）磷酸可待因片剂的含量测定 取本品 20 片，精密称定，研细，精密称取适量（约相当于磷酸可待因 30mg），置 100ml 容量瓶中，加水溶解并稀释至刻度，摇匀，滤过，取续滤液，作为供试品溶液；取磷酸可待因对照品适量，精密称定，加水溶解并定量稀释制成每 1ml 中约含 0.3mg 的溶液，作为对照品溶液。用十八烷基硅烷键合硅胶为填充剂，以 0.03mol/L 醋酸钠溶液（用冰醋酸调节 pH 值至 3.5)-甲醇（25：10）为流动相；检测波长为 280nm；理论板数按磷酸可待因峰计算不低于 2000，磷酸可待因峰与相邻杂质峰之间的分离度应符合要求。精密量取供试品溶液与对照品溶液各 10μl，分别注入液相色谱仪，记录色谱图。按外标法以峰面积计算，并将结果乘以 1.068。

（3）盐酸阿扑吗啡注射液的含量测定

① 实验原理 根据游离生物碱阿扑吗啡难溶于水，易溶于有机溶剂，而其盐在水中略溶而溶于有机溶剂的性质。当盐酸阿扑吗啡的水溶液用碳酸氢钠碱化后，再用乙醚提取，阿扑吗啡即被提入乙醚层。取乙醚层加入过量的酸，剩余的酸用碱液回滴，即可测得盐酸阿扑吗啡的含量（用 B 表示阿扑吗啡）。

$$B \cdot HCl + NaHCO_3 \longrightarrow B + NaCl + H_2O + CO_2$$
$$B + HCl(过量) \longrightarrow B \cdot HCl + HCl(剩余量)$$
$$HCl(剩余量) + NaOH \longrightarrow NaCl + H_2O$$

② 试剂和仪器

试剂：碳酸氢钠、乙醚、0.02mol/L 盐酸滴定液、0.02mol/L 氢氧化钠滴定液、甲基橙指示剂。

仪器：梨形分液漏斗、三角瓶、滴定管。

③ 实验步骤

a. 精密量取标示量为 1ml：5mg 的本品 10ml（约相当于盐酸阿扑吗啡 50mg），置于 100ml 梨形分液漏斗中，用新沸过的冷水稀释使成 25ml。

b. 加碳酸氢钠 0.5g，振荡溶解后，用无过氧化物的乙醚振荡提取 5 次，第一次 25ml，以后每次各 15ml，合并乙醚液，置于 100ml 梨形分液漏斗中，用水洗涤三次，每次 5ml，合并洗液，置于 50ml 梨形分液漏斗中，用无过氧化物的乙醚液 5ml，振荡提取。

c. 合并前后 2 次得到的乙醚液，置于上述 100ml 的梨形分液漏斗中，精密加入盐酸滴定液（0.02mol/L）20ml，振荡提取，静置待分层。分取酸层，置于 100ml 三角瓶中，乙醚层用水振荡洗涤 2 次，每次 5ml。洗液并入酸液中，加甲基橙指示剂 1～2 滴，用氢氧化钠滴定液（0.02mol/L）滴定至溶液由红色变为橙黄色即得。每 1ml 盐酸滴定液（0.02mol/L）相当于 6.256mg 的 $C_{17}H_{17}NO_2 \cdot HCl \cdot 1/2H_2O$。重复测定 3 次求出平均值。

三、酸性染料比色法

酸性染料比色法是指在适当的 pH 介质中，利用酸性染料与生物碱定量结合呈色，采用比色法测定生物碱类化合物含量的方法。其中酸性染料是指具有酸性基团的酸碱指示剂，如溴酚蓝、溴麝香草酚蓝、溴甲酚绿、溴甲酚紫、甲基橙等。

本法灵敏度高，供试品需要量少，并具有一定的专属性和准确度，多用于小剂量药品及其制剂以及生物检品或体液中生物碱的分析。

四、紫外-可见分光光度法

根据朗伯-比尔定律，物质在一定波长处的吸光度与浓度之间有线性关系。因此，只要选择一定的波长测定溶液的吸光度，即可求出浓度。通常应选被测物质吸收光谱中的吸收峰处，以提高灵敏度并减少测定误差。被测物如有几个吸收峰，可选不易有其他物质干扰的、较高的吸收峰。

许多溶剂本身在紫外光区有吸收峰，所以选用的溶剂应不干扰被测组分的测定。吸收池在所用的波长范围内，透光性好，即不吸收光或极弱吸收，吸收池两端面应平行。

1. 吸收系数法

根据朗伯-比尔定律 $A = \varepsilon cl$，若 l 和吸光系数 ε（或百分吸收系数 E）已知，即可根据测得的 A，求出被测物的浓度（c）：

$$c = A/(\varepsilon l)$$

通常 ε（或百分吸收系数 E）可以从手册或文献中查到，这种方法也称绝对法。

2. 标准曲线法

先配制一系列浓度不同的标准溶液，在测定条件相同的情况下分别测定其吸光度，然后以标准溶液的浓度为横坐标，以相应的吸光度为纵坐标，绘制 A-c 关系图，如果符合朗伯-比尔定律，可获得一条通过原点的直线。

在相同条件下测出样品溶液的吸光度，就可以从标准曲线上查出样品溶液的浓度。如果要求精确测定时，可用直线回归方程计算样品溶液的浓度。

3. 对照法

在同样条件下配制标准溶液和样品溶液，在选定波长处，分别测量吸光度，根据定律：

$$A_{标} = \varepsilon c_{标} l$$

$$A_{样} = \varepsilon c_{样} l$$

因是同种物质、同台仪器及同一波长测定，故 l 和 ε 相等，所以：

$$A_{标}/A_{样} = c_{标}/c_{样}$$

《中国药典》2020 年版用紫外分光光度法测定多种生物碱类药物的含量。表 11-3 所列为生物碱类药物的紫外分光光度测定条件。

表 11-3　生物碱类药物的紫外分光光度测定条件

药品	溶剂	浓度/(μg/ml)	波长/nm	吸收系数($E_{1cm}^{1\%}$)
秋水仙碱	水	10	350	425
秋水仙碱片	水	10	250	425
硫酸长春碱	无水乙醇	20	264	179
注射用硫酸长春碱	无水乙醇	20	264	179
吗啡阿托品注射液	氢氧化钠(0.1mol/L)	100(盐酸吗啡)	298	68.5
硝酸士的宁注射液	水	16	254	316
硫酸长春新碱	甲醇	20	297	177
注射用硫酸长春新碱	甲醇	20	297	177

4. 利血平的紫外法测定

（1）原理　利血平为仲胺类生物碱，氮上的氢原子可以和亚硝酸中的亚硝基（—N═O）双键发生加成反应，生成黄色的 N-亚硝基仲胺类化合物。用利血平对照品同时测定吸光度，进行含量的计算。

（2）试剂与仪器

① 试剂：利血平标准品，三氯甲烷，乙醇，0.3％亚硝酸钠，0.25mol/L 硫酸滴定液，供试品。

② 仪器：移液管，容量瓶，分光光度计。

（3）实验步骤

① 对照品溶液和供试品溶液的制备。精密称取利血平对照品 20mg，置于 100ml 容量瓶中，加三氯甲烷 4ml 使溶解，用无水乙醇稀释至刻度，摇匀；精密量取 5ml，置于 50ml 容量瓶中，加无水乙醇至刻度，摇匀，得对照品溶液。取供试品，按照对照品溶液同法制备后，得供试品溶液。

② 测定。精密量取对照品溶液与供试品溶液各 5ml，分别置于 10ml 容量瓶中，各加硫酸滴定液（0.25mol/L）1.0ml 与新制的 0.3％亚硝酸钠溶液 1.0ml，摇匀，置 55℃ 水浴中加热 30min，冷却后，各加新制的 5％氨基磺酸铵溶液 0.5ml，用无水乙醇稀释至刻度，摇匀；另取对照品溶液与供试品溶液各 5ml，除不加 0.3％亚硝酸钠溶液外，分别用同一方法处理后作为各自相应的空白，置于 1cm 吸收池中，在 390nm±2nm 的波长处测定吸光度 A。

（4）计算　按对照品比较法计算公式计算：

$$c_{供} = \frac{A_{供}\, c_{标}}{A_{标}}$$

$$利血平含量(\%) = \frac{c_{供} \times 10 \times 2 \times 100}{W \times 1000} \times 100\%$$

五、高效液相色谱法

为了消除其他生物碱、有关物质和辅料的干扰，《中国药典》采用高效液相色谱法测定生物碱类药物的含量。

课后练习题

一、最佳选择题

1. 硫酸阿托品中莨菪碱的检查是利用二者（   ）。

    A. 旋光性质的差异   B. 溶解度差异   C. 酸碱性的差异

    D. 紫外吸收光谱差异   E. 吸收性差异

2. 具有苯烃胺结构的药物为（   ）。

    A. 麻黄碱   B. 奎宁   C. 阿托品

    D. 可待因   E. 吗啡

3. 非水溶液滴定法测定硫酸奎宁原料药的含量时，1mol 硫酸奎宁可消耗高氯酸的摩尔数为（   ）。

    A. 1   B. 2   C. 3

    D. 4   E. 5

二、多项选择题

1. 盐酸吗啡中检查的特殊杂质有（   ）。

    A. 其他甾体   B. 阿扑吗啡   C. 罂粟酸

    D. 其他生物碱   E. 有关物质

2. 磷酸可待因的结构特征和性质有（   ）。

    A. 属异喹啉类生物碱   B. 含有羟基和羧基   C. 有强酸性

    D. 有叔胺基团   E. 结构中含有共轭系统（苯环）

三、配伍选择题

[1～4]

    A. 绿奎宁反应   B. 双缩脲反应   C. 重铬酸钾反应

    D. 甲醛-硫酸试液（Marquis）反应

    E. 托烷生物碱（Vitali）反应

以下药物可采用的鉴别方法是：

1. 盐酸麻黄碱（   ）。

2. 硫酸阿托品（   ）。

3. 硫酸奎宁（   ）。

4. 盐酸吗啡（   ）。

[5～8]

    A. 重量法   B. 薄层色谱法   C. 比浊法

    D. 紫外分光光度法   E. 旋光度法

以下药物中特殊杂质的检查方法是：

5. 硫酸奎宁中三氯甲烷-乙醇中不溶物的检查（   ）。

6. 硫酸阿托品中莨菪碱的检查（   ）。

7. 盐酸吗啡中有关物质的检查（   ）。

8. 硫酸奎宁中其他金鸡纳碱的检查（   ）。

四、简答题

1. 生物碱怎样用紫外吸收光谱法鉴别？

2. 生物碱中常见的特殊杂质有哪些？

3. 怎样鉴别生物碱中的特殊杂质？

4. 非水滴定法主要测定哪些生物碱？

5. 提取酸碱滴定法的原理是什么？

6. 试述酸性染料比色法测定生物碱的原理？

7. 分光光度法测生物碱含量常用哪几种方法？

第十二章

维生素类药物的分析

【学习与素养目标】

1. 了解维生素 A、维生素 E 和维生素 C 的特殊杂质检查方法。
2. 熟悉维生素 A、维生素 E 和维生素 C 的结构特点与性质。
3. 掌握维生素 A、维生素 E 和维生素 C 的鉴别和含量测定方法。
4. 培养具体问题具体分析的科学研究态度。

维生素是维持人体正常代谢功能所必需的生物活性物质。不同的维生素，具有不同结构、理化性质和生理作用。关于维生素的分类，迄今为止，仍沿用其在油脂中和水中的溶解度不同而分为脂溶性和水溶性两大类。其中属于脂溶性的有维生素 A、维生素 D、维生素 E 和维生素 K 等；水溶性的有 B 族维生素、烟酸、泛酸、叶酸及维生素 C 等。

第一节　维生素 A 的分析

维生素 A，通常是指维生素 A_1，其天然产品主要来源于鱼肝油，但目前多为人工合成方法制取。

一、结构与性质

1. 结构

从鱼肝油中提取的维生素 A 和合成的维生素 A 均为其各种酯类的混合物（表 12-1）。

表 12-1　维生素 A 醇及其酯

名称	—R	分子式	分子量	晶型及熔点
维生素 A 醇	—H	$C_{20}H_{30}O$	286.44	淡黄色棱形结晶 62～64℃
维生素 A 醋酸酯	—COCH$_3$	$C_{22}H_{32}O_2$	328.48	淡黄色棱形结晶 57～58℃
维生素 A 棕榈酸酯	—COC$_{15}$H$_{31}$	$C_{35}H_{60}O_2$	524.84	无定形或结晶 28～29℃

维生素 A 的结构为具有一个共轭多烯侧链的环己烯，因而具有许多立体异构体，其中全反式维生素 A 醇或醋酸酯的生物效价最高。

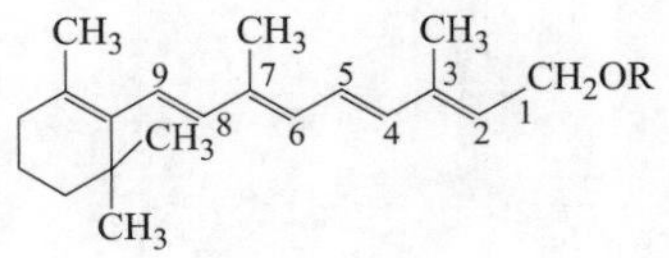

2. 性质

维生素 A 易溶于乙醚、三氯甲烷、异丙醇、环己烷、脂肪和植物油，微溶于乙醇，在水中不溶。《中国药典》2020 年版收载的维生素 A 为合成维生素 A 醋酸酯结晶的精制植物油溶液，其制剂有维生素 A 软胶囊、维生素 AD 软胶囊及维生素 AD 滴剂。

维生素 A 分子中含有共轭多烯醇侧链，性质不稳定，易被紫外光裂解、空气中氧或氧化剂氧化，尤其在受热或金属离子存在时更易氧化变质，生成无生物活性的环氧化物，进一步氧化可生成相应的醛或酸。因此，维生素 A 及其制剂除需避光在冷处贮藏外，还需加入合适的抗氧剂。另外，酸也是导致维生素 A 分解的因素之一。

二、鉴别试验

1. 三氯化锑反应

取维生素 A 的三氯甲烷溶液（含维生素 A 约为 10～20IU/ml）1ml，加二氯甲烷 12ml 与 25％三氯化锑的三氯甲烷溶液 0.5ml，即显蓝色，渐变成紫红色。此反应需在无水条件下进行。

2. 紫外吸收光谱

取含 10IU 维生素 A 的供试品，加无水乙醇-盐酸（100∶1）溶液溶解，立即扫描紫外光谱，在 326nm 波长处有单一最大吸收。将溶液在水浴上加热 30s，迅速冷却，在 300～400nm 波长范围扫描紫外光谱，在 332nm 波长处有较低的最大吸收或曲折，且在 348nm、367nm 和 389nm 波长处有尖锐最大吸收峰（图 12-1）。

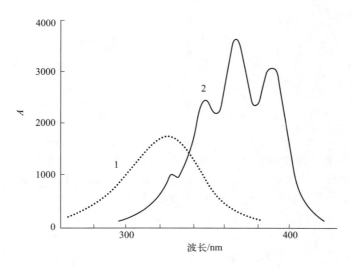

图 12-1 维生素 A 和去水维生素 A 紫外吸收光谱
1—维生素 A；2—去水维生素 A

维生素 A 分子中含有 5 个共轭双键，其无水乙醇溶液在 326nm 波长处有最大吸收。当在盐酸催化下加热，即发生脱水反应生成去水维生素 A。去水维生素 A 比维生素 A 多一个共轭双键，其最大吸收波长向红移，在 340～390nm 波长间出现 3 个最大吸收峰。

3. 薄层色谱

《美国药典》（USP）以硅胶 G 为吸附剂，环己烷-乙醚（4∶1）为展开剂，规定比移值来鉴别维生素 A。

三、含量测定

对于维生素 A 的含量测定，目前各国药典均采用紫外分光光度法。维生素 A 在 325～328nm 波长之间有最大吸收，可用以进行含量的测定。其最大吸收波长随溶剂的不同而异，维生素 A 醇及其醋酸酯在不同溶剂中的最大吸收波长、吸收系数及换算因数见表 12-2。

表 12-2　维生素 A 醇及其醋酸酯在不同溶剂中的紫外吸收

溶剂	维生素 A 醇			维生素 A 醇醋酸酯		
	λ_{max}/nm	$E_{1cm}^{1\%}$	换算因数	λ_{max}/nm	$E_{1cm}^{1\%}$	换算因数
环己烷	326.5	1755	1900	327.5	1530	1900
异丙醇	325	1820	1830	325	1600	1830

第二节　维生素 E 的分析

维生素 E 在各国药典中所对应的物质组成有所不同，USP 所收载的维生素 E 为生育酚、生育酚醋酸酯、生育酚琥珀酸酯的混合物；JP、BP 等则将上述成分列为不同的品种；《中国药典》2020 年版收载的维生素 E 系合成型或天然型维生素 E。

一、结构与性质

1. 结构

$$C_{31}H_{52}O_3=472.75$$

维生素 E（dl-α-Tocopherol Acetate，消旋 α-生育酚醋酸酯）

维生素 E 为苯并二氢吡喃醇（色满醇）衍生物。因其在苯环上有一个酚羟基，故本类化合物又称生育酚。其主要有 α、β、γ 和 δ 四种异构体，其中以 α-异构体的生理作用为最强。其天然品为右旋体（d-α），合成品为消旋体（dl-α），右旋体与消旋体效价比为 1.4∶10，一般药用为合成品，即消旋体。

2. 性质

维生素 E 为微黄色至黄色或黄绿色澄清的黏稠液体；几乎无臭；遇光色渐变深；不溶于水，易溶于无水乙醇、丙酮、三氯甲烷、乙醚或石油醚中。

二、鉴别试验

1. 化学鉴别

利用维生素 E 苯环上乙酰化的酚羟基易于水解、游离后氧化的特点，可采用以下两种方法对其进行鉴别。

（1）与硝酸反应　取供试品约 30mg，加无水乙醇 10ml 溶解后，加硝酸 2ml，摇匀，在 75℃加热约 15min，溶液应显橙红色。《中国药典》2020 年版采用该方法鉴别维生素 E 及其制剂。

（2）**三氯化铁-联吡啶反应** 取供试品约 10mg，加乙醇制氢氧化钾溶液 2ml，煮沸 5min，放冷，加水 4ml 与乙醚 10ml，振摇，静置使分层，取乙醚液 2ml，加 2,2′-联吡 啶的乙醇溶液（0.5→100）数滴和三氯化铁的乙醇溶液（0.2→100）数滴，应显血红色。

2. 气相色谱法

《美国药典》（USP）规定：气相色谱图中，供试品溶液的主峰保留时间应与对照溶液的主峰保留时间一致。

3. 紫外光谱法

《英国药典》（BP）和《日本药局方》（JP）利用维生素 E 的乙醇溶液的紫外吸收特征，对其进行鉴别。

4. 红外光谱法

《中国药典》2020 年版、《英国药典》（BP）和《日本药局方》（JP）利用与对照品标准谱图一致性来鉴别维生素 E。

5. 薄层色谱法

《英国药典》（BP）采用直接鉴别和水解后鉴别两种方式对维生素 E 进行鉴定。

三、特殊杂质

《中国药典》2020 年版对生育酚（天然型）进行检查。方法为取供试品 0.10g，加无水乙醇 5ml 溶解后，加二苯胺试液 1 滴，用硫酸铈滴定液（0.01mol/L）滴定，消耗硫酸铈不得超过 1.0ml。

四、含量测定

维生素 E 的含量测定方法很多，主要是利用维生素 E 水解产物游离生育酚的易氧化性质，用硫酸铈标准液直接滴定；或将铁（Ⅲ）还原为铁（Ⅱ）后，再与不同试剂生成配位化合物比色测定；也可用硝酸氧化，邻苯二胺缩合后荧光测定。近年来则多采用气相色谱法，本法简便快速、专属性强，适用于维生素 E 及其制剂的测定。

1. 铈量法

（1）**原理** 维生素 E 在酸性下加热回流，即水解成游离生育酚，后用硫酸铈定量地氧化为对-生育醌，稍过量的硫酸铈氧化二苯胺指示剂而指示滴定终点。

（2）**方法** 精密称取本品 0.2g，置具塞棕色锥形瓶中，加无水乙醇 25ml 使溶解，加硫酸的无水乙醇溶液（3→25）25ml，加热回流 3h，放冷，移至 100ml 棕色容量瓶中，用少量无水乙醇洗涤容器，洗液并入容量瓶中，加无水乙醇稀释至刻度，摇匀，精密量取 25ml，加乙醇 20ml、水 10ml 与二苯胺指示剂 2 滴，用硫酸铈液（0.01mol/L）滴定，滴定速度以每 10s 25 滴为宜，至溶液由亮黄色转变为灰紫色，持续 10s 即为终点，并将滴定结果用空白试验校正，即得。每 1ml 的硫酸铈液（0.01mol/L）相当于 2.36mg 的 $C_{31}H_{52}O_3$。

本法曾为许多国家药典所采用，但因其专属性不高，仅适用于纯度较高的维生素 E 的测定，对于杂质含量较高且油类较多的供试品不太合适。现均已改用专属性强、灵敏、简便快速的气相色谱法。

2. 气相色谱法

（1）**色谱条件与系统适用性试验** 用硅酮（OV-17）为固定液，涂布浓度为 2% 的填充柱，或用100％二甲基聚硅氧烷为固定液的毛细管柱；柱温为265℃。理论板数按维生素E峰计算不低于500（填充柱）或5000（毛细管柱），维生素E峰与内标物质峰的分离度应符合要求。

（2）校正因子的测定　取正三十二烷适量，加正己烷溶解并稀释成每1ml中含1.0mg的溶液，作为内标溶液。另取维生素E对照品约20mg，精密称定，置棕色具塞瓶中，精密加内标溶液10ml，密塞，振摇使溶解，取1～3μl注入气相色谱仪，计算校正因子。

（3）测定法　取本品约20mg，精密称定，置棕色具塞瓶中，精密加内标溶液10ml，密塞，振摇使溶解；取1～3μl注入气相色谱仪，测定，计算，即得。

3. 高效液相色谱法

（1）色谱条件与系统适用性　色谱柱为内径4mm，长15～30cm的不锈钢柱；填充粒径5～10μm的十八烷基硅烷键合硅胶为固定相；流动相为甲醇-水（49：1）；紫外检测器；波长为292nm。以含维生素E及其醋酸酯均为0.1％的乙醇（99.5％）溶液进样分析，维生素E和醋酸酯先后出峰，二峰的分离度应大于2.6；重复试验5次，峰高的相对标准偏差小于0.8％。

（2）测定法　取维生素E供试品和维生素E对照品各约0.05g，精密称定，分别溶于99.5％乙醇中，稀释到50.0ml，即得供试液和对照液。取供试品溶液和对照溶液各20μl注入高效液相色谱仪中，分别记录相应峰高H_x和H_t，依据下式计算，即得：

$$供试品中维生素E的量（mg）＝维生素E对照品量（mg）\times \frac{H_x}{H_t}$$

第三节　维生素C的分析

一、结构与性质

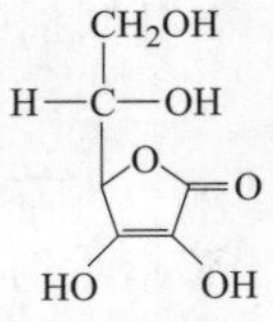

维生素C

维生素C（L-抗坏血酸）有四种光学异构体，其中以上L-（＋）的生物活性最强。《中国药典》2020年版及美国、英国、日本等国药典收载的均为L（＋）-抗坏血酸。

二、鉴别试验

抗坏血酸分子中的二烯醇基有较强还原性，可被氧化为二酮基，抗坏血酸的鉴别和含量测定大多依据这一特性进行。

1. 化学鉴别法

（1）与硝酸银反应　《中国药典》2020年版、《英国药典》（BP）均采用该方法鉴别维生素C，鉴别方法为取供试品0.2g，加水10ml溶解后，取该溶液5ml，加硝酸银试液0.5ml，即生成银的黑色沉淀。

维生素 C 分子中有二烯醇基，具强还原性，可被硝酸银氧化为去氢维生素 C，同时产生黑色银沉淀。

（2）与 2,6-二氯靛酚反应　2,6-二氯靛酚为一染料，其氧化型在酸性介质中为玫瑰红色，在碱性介质中为蓝色，与抗坏血酸作用后生成还原型的无色的酚亚胺。

鉴别方法为取供试品 0.2g，加水 10ml 溶解。取该溶液 5ml，加 2,6-二氯靛酚 1～2 滴，试液的颜色即消失。

2. 红外光谱法

《中国药典》2020 年版、《美国药典》（USP）、《英国药典》（BP）均采用该方法鉴别维生素 C。《中国药典》2020 年版收载的维生素 C 的红外光谱图见图 12-2。主要特征峰与相关官能团之间的归属关系如下：

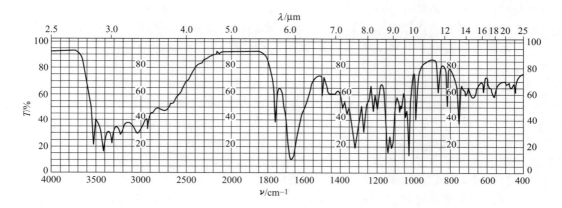

图 12-2　维生素 C 的红外吸收光谱

① ν_{OH} 3700～2500cm^{-1}，羟基特征吸收峰。

② $\nu_{C=O}$ 1675cm^{-1}，共轭羰基的特征吸收峰。

③ ν_{C-O} 1000～1200cm^{-1}，C—O 键特征吸收峰。

3. 利用糖类性质的反应

维生素 C 可在三氯醋酸或盐酸存在下水解、脱羧，生成戊糖，再失水，转变为糠醛，加入吡咯，加热至 50℃产生蓝色。

此外，还可根据抗坏血酸在盐酸溶液（0.01mol/L）中，在 243nm 波长处有唯一最大吸收的特征进行鉴别。

三、含量测定

抗坏血酸的含量测定与鉴别试验一样，大多基于其具有较强的还原性，可被不同氧化剂定量氧化的性质。由于滴定分析方法简便、结果准确，并具有良好的精密度，故为各国药典所采用，如碘量法、2,6-二氯吲哚酚法、碘酸钾法和铈量法等。为适用于复方制剂或体液、食品及果汁中微量抗坏血酸的测定，又相继发展了比色法、紫外分光光度法、荧光法以及高效液相色谱法等。

1. 碘量法

本法用于抗坏血酸及其制剂的含量测定。

【例 12-1】 维生素 C 原料药的含量测定

(1) 原理 抗坏血酸在酸性溶液中，以淀粉为指示剂，用碘滴定液直接滴定。

(2) 试剂及仪器

① 试剂：稀乙酸、碘滴定液 10.05mol/L，需标定、淀粉指示剂。

② 仪器：滴定管及常用玻璃仪器。

(3) 测定步骤 取本品约 0.2g，精密称定，加新沸过的冷水 100ml 与稀乙酸 10ml 使溶解，加淀粉指示剂 1ml，立即用碘滴定液（0.05mol/L）滴定，至溶液显蓝色，并在 30s 内不褪。每 1ml 的碘滴定液（0.1mol/L）相当于 8.806mg 的 $C_6H_8O_6$。

(4) 注意事项 滴定反应在酸性溶液（乙酸、硫酸或偏磷酸）中进行，可使抗坏血酸受空气中氧的氧化速度减慢，加新沸过的冷水溶解，是为了减少水中溶解氧的影响。即便如此，当供试品溶于稀酸后仍需立即滴定，以减少空气中氧的干扰。

本法操作简便、快速，各国药典等均用此法测定抗坏血酸的含量。

2. 2,6-二氯吲哚酚滴定法

抗坏血酸的强还原性，可使许多作为氧化-还原指示剂的染料从氧化型变为还原型，并发生显著的颜色变化，因而这些染料可被用于抗坏血酸的滴定分析或比色测定。

本法的专属性较碘量法为高，多用于含抗坏血酸的制剂及食品的分析。

【例 12-2】 抗坏血酸注射液的含量测定

精密量取本品适量（约相当于抗坏血酸 50mg，如有必要，先用水稀释），置于 100ml 容量瓶中，加偏磷酸-乙酸试液 20ml，用水稀释至刻度，摇匀；精密量取稀释液适量（约相当于抗坏血酸 2mg）置 50ml 锥形瓶中，加偏磷酸-乙酸试液 5ml，用标准二氯吲哚酚液滴定，至溶液显玫瑰红色，并持续 5s 不褪；另取偏磷酸-乙酸试液 5.5ml，加水 15ml，作为空白，用标准二氯吲哚酚液滴定，进行校正。用二氯吲哚酚液对抗坏血酸的滴定度计算，即可。

本法并非抗坏血酸的专一反应，其他还原性物质对测定亦有干扰。但由于抗坏血酸的氧化速度远较干扰物质为快，故快速滴定可减少干扰物质的影响。亦可应用 2,6-二氯吲哚酚进行剩余比色测定，即在加入抗坏血酸后，在很短的时间间隔内测定剩余染料的吸收强度，或利用乙酸乙酯或乙酸丁酯提取剩余染料后比色测定。

由于标准 2,6-二氯吲哚酚液不够稳定，贮存时缓缓分解，故需经常标化，贮存不能超过一个星期。

此外，利用抗坏血酸的还原性尚可用碘酸钾法、溴酸钾法、铁氰化钾法、N-溴琥珀酰亚胺滴定法、1,2-萘醌-4-磺酸钠滴定法等进行测定。

课后练习题

一、最佳选择题

1. 能与二氯靛酚钠试液作用并使其褪色的药物为（　　）。

A. 黄体酮 　　　　　　B. 阿司匹林 　　　　　　C. 维生素 B_1

D. 维生素 C   E. 硫酸奎宁

2. 维生素 E 中的特殊杂质是（　　）。

     A. 生育酚   B. 对氨基苯甲酸   C. 盐酸硫胺

     D. 氯丙嗪   E. 苯酚

3. 维生素 C 具有较强的还原性是因为分子中含有（　　）。

     A. 羟基   B. 手性碳   C. 共轭体系

     D. 二烯醇结构   E. 内酯基

4. 维生素 B_1 的含量测定（　　）。

     A. 原料药采用非水溶液滴定法，片剂和注射液采用紫外分光光度法

     B. 原料药采用紫外分光光度法，片剂采用非水溶液滴定法

     C. 原料药采用非水溶液滴定法，片剂采用荧光分析法

     D. 原料药采用紫外分光光度法，片剂采用高效液相色谱法

     E. 原料药和片剂均采用高效液相色谱法

二、多项选择题

1. 维生素 C 的鉴别试验有（　　）。

     A. 与硝酸银试液的反应   B. 与二氯靛酚钠试液反应

     C. 与硝酸的反应   D. 水解后的氧化反应

     E. 红外光谱法

2. 维生素 E 与硝酸的反应中加入的试剂有（　　）。

     A. 无水乙醇   B. 硝酸   C. 乙醚

     D. 2,2'-联吡啶的乙醇溶液   E. 三氯化铁的乙醇溶液

三、配伍选择题

[1～3]

     A. 紫外分光光度法   B. 气相色谱法   C. 高效液相色谱法

     D. 碘量法   E. 非水溶液滴定法

《中国药典》2020 年版中以下药物的含量测定方法是：

1. 维生素 B_1（　　）。

2. 维生素 C（　　）。

3. 维生素 E（　　）。

[4～5]

     A. 顺式异构体   B. 硝酸盐   C. 游离水杨酸

     D. 铁和铜   E. 生育酚

下列药物的特殊杂质为：

4. 维生素 C（　　）。

5. 维生素 E（　　）。

四、简答题

1. 维生素 C 的鉴别方法有哪些？

2. 碘量法进行维生素 C 含量测定的原理是什么？

3. 维生素 E 含量测定的方法有哪些？

第十三章

甾体激素类药物的分析

【学习与素养目标】

    1. 了解甾体激素类药物的结构特点、分类、化学结构特征差异与分析方法的关系。

    2. 熟悉紫外分光光度法、异烟肼比色法、Kober 反应比色法等测定甾体激素类药物含量的方法。

    3. 熟悉药物中有关物质检查、游离磷酸基团的检查、甲醇与丙酮的残留检查方法。

    4. 掌握甾体激素类药物常用的各种鉴别方法，四氮唑比色法测定含量方法以及高效液相色谱法在甾体激素类药物分析中的应用。

    5. 通过了解越来越多的新技术被应用于药物分析，坚定创新引领发展意识。

第一节　甾体激素类药物的结构与鉴别试验

一、典型药物结构

    甾体激素是一类具有甾体结构的激素类药物，又称类固醇激素，有着十分重要的生理功能，是临床上广泛应用的一类重要的药物。甾体激素类药物一些为天然物，一些来自人工合成。无论是天然物还是人工合成，本类药物均具有环戊烷并多氢菲的母核，基本骨架如下：

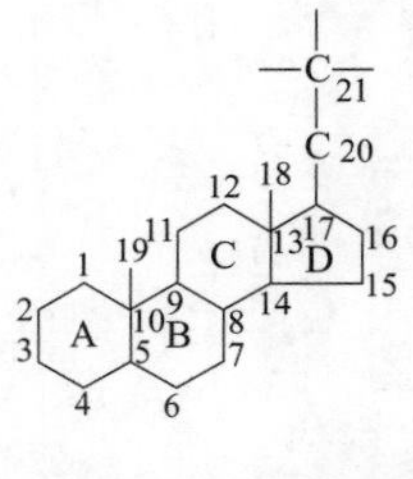

    常用的甾体激素类药物可以分为肾上腺皮质激素和性激素两大类，性激素又分为雄性激素与蛋白同化激素、孕激素和雌激素四类。

1. 肾上腺皮质激素

    《中国药典》2020 年版收载的肾上腺皮质激素（简称皮质激素）类代表性药物有：氢化可的松、泼尼松、醋酸地塞米松、倍他米松等，以及它们所形成的醋酸、磷酸、丙酸、己酸等的酯，如丙酸倍氯米松、醋酸泼尼松、地塞米松磷酸钠等。其典型药物结构如下：

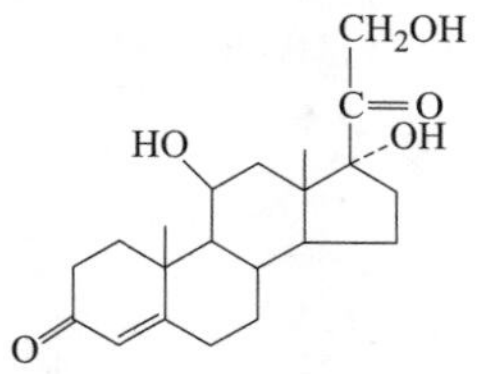

本类药物的分子结构特点是肾上腺皮质激素类药物的母核共有 21 个碳原子；A 环均有 Δ^4-3-酮基，为共轭体系，具有紫外吸收；C_{17} 位上有 α-醇酮基，具有还原性，有些药物 C_{17} 位上还有 α-羟基；C_{10}、C_{13} 具有角甲基；部分药物 C_{11} 位上具有羟基或酮基；有些皮质激素在 C_1、C_2 之间有双键，6α、9α-卤素，C_{16}-α-羟基。

2. 雄性激素与蛋白同化激素

雄性激素代表性药物有甲睾酮、丙酸睾酮等，蛋白同化激素代表性药物有苯丙酸诺龙等。其典型药物结构如下：

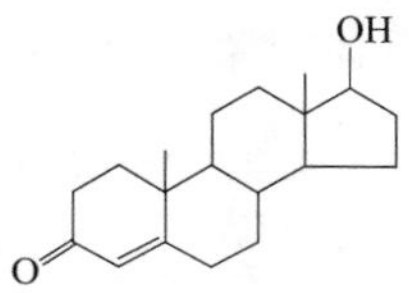

本类药物的分子结构特点是雄性激素类药物的母核具有 19 个碳原子，蛋白同化激素母核具有 18 个碳原子，且 C_{10} 上无角甲基；A 环具有 Δ^4-3-酮基，具有紫外吸收；C_{17} 上无侧链，多数为 β-羟基，或由该羟基形成的酯。

3. 孕激素

孕激素又叫黄体激素或孕酮，孕激素类代表性药物有黄体酮、醋酸甲地孕酮、己酸羟孕酮。其典型药物结构如下：

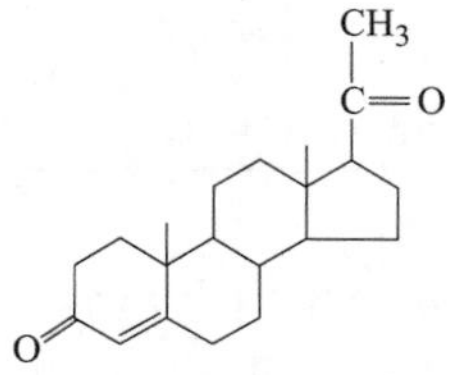

本类药物的分子结构特点是孕激素类药物的母核具有 21 个碳原子；A 环具有 Δ^4-3-酮基；C_{17} 上具有甲酮基，有些具有 α-羟基或与酸形成的酯。

4. 雌激素

雌激素类代表性药物有：雌二醇、炔雌醇原料及制剂等。此外，《中国药典》2020 年版还收载了在性激素结构基础上，经改造而成的口服避孕药物。代表药物有炔诺酮、炔诺孕酮。其典型结构如下：

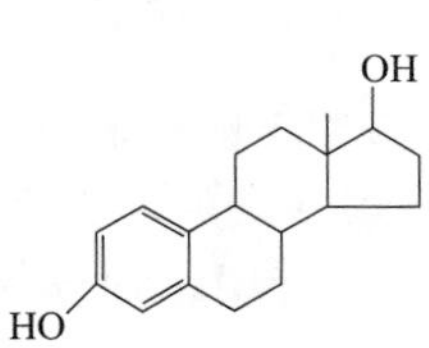

本类药物的分子结构特点是雌性激素类药物的母核具有 18 个碳原子；A 环为苯环，C_3 上具有酚羟基且有些形成了酯或醚；C_{10} 上无角甲基；C_{17} 具有 β-羟基或酮基，有些药物的 C_{17}-羟基形成酯，还有些具有乙炔基。

二、鉴别试验

甾体激素类药物的鉴别方法较多。首先，本类药物均具有甾体母核，结构相近，可采用化学鉴别法（主要是呈色反应）鉴别；其次，本类药物的官能团具有一些典型的化学反应，如甲酮基、酮基等也常用来进行鉴别；再次，红外光谱法由于特征性强，本类药物的原料药几乎都采用了红外分光光度法进行鉴别。此外，用来鉴别本类药物的还有色谱法，如高效液相色谱法、薄层色谱法等。

1. 化学鉴别法

(1) 与强酸的呈色反应 多数甾体激素能与硫酸、磷酸、高氯酸、盐酸等强酸反应呈色，其中与硫酸的呈色反应应用较广。甾体激素与硫酸的呈色反应操作简便，不同的药物可形成不同的颜色或荧光，可以相互区别，反应灵敏，目前为各国药典所应用。不同甾体激素类药物与硫酸呈色反应的结果不同，具体现象见表 13-1。

表 13-1　甾体激素类药物与硫酸呈色反应的现象

药物名称	颜色	荧光	加水稀释
氢化可的松	棕黄色至红色	绿色	黄色至橙黄色,微带绿色荧光,有少量絮状沉淀
醋酸可的松	黄色或微带橙色	无	颜色消失,溶液澄清
泼尼松	橙色	无	黄色至蓝绿色
醋酸泼尼松	橙色	无	黄色渐变蓝绿色
地塞米松磷酸钠	黄色或红棕色	无	黄色絮状沉淀
炔雌醇	橙红色	黄绿色	玫瑰红色絮状沉淀
炔雌醚	橙红色	黄绿色	红色沉淀
苯甲酸雌二醇	黄绿色	蓝色	淡橙色
己酸羟孕酮	微黄色	无	由绿色经红色至带蓝色荧光的红紫色

甾体激素与硫酸呈色反应的优点是现象明显，形成的颜色与荧光互不相同，可以区分；缺点是操作条件不易控制，专属性不强，某些强碱、生物碱类药物亦可由此反应。

【例 13-1】　氢化可的松的鉴别方法
取本品约 2mg，加硫酸 2ml 使溶解，放置 5min，显棕黄色至红色，并显绿色荧光；将此溶液倾入 10ml 水中，即变成黄色至橙黄色，并微带绿色荧光，同时生成少量絮状沉淀。

(2) 官能团的反应 不同的甾体激素类药物具有不同的官能团，利用官能团的反应可以区别不同的药物。

① 酮基的呈色反应　多数甾体激素类药物分子结构中含有 C_3-酮基和 C_{20}-酮基，均能与异烟肼、2,4-二硝基苯肼、硫酸苯肼等羰基试剂反应呈色，形成黄色的腙而用于鉴别。例如黄体酮的鉴别：取本品约 0.5mg，置小试管中，加异烟肼约 1mg 与甲醇 1ml 溶解后，加稀盐酸 1 滴，即显黄色。

【例 13-2】 醋酸氢化可的松的鉴别方法

取本品约 0.1mg，加乙醇 1ml 溶解后，加临用新制的硫酸苯肼试液 8ml，在 70℃加热 15min，即显黄色。

② 甲酮基的呈色反应 甾体激素类药物分子结构中含有甲酮基以及活泼亚甲基时，能与亚硝基铁氰化钠、间二硝基酚、芳香醛等反应呈色。在碳酸钠和醋酸铵存在的条件下，黄体酮的甲醇溶液与亚硝基铁氰化钠反应显蓝紫色。这是黄体酮的灵敏、专属的鉴别方法。

③ 有机氟的呈色反应 一些含氟的甾体激素类药物（如醋酸氟轻松、醋酸地塞米松等），由于氟原子与药物是以共价键连接，因此需经氧瓶燃烧法或回流水解法将有机氟原子转换为无机氟化物，再在 pH4.3 的条件下与茜素氟蓝试液和硝酸亚铈试液反应，生成蓝紫色的水溶性配合物。

④ C_{17}-α-醇酮基的呈色反应 肾上腺皮质激素类药物的 C_{17}-α-醇酮基具有强还原性，能与许多氧化剂反应。例如与碱性酒石酸铜试液（斐林试剂）反应生成橙红色氧化亚铜沉淀；与氨制硝酸银试液（多伦试剂）反应，生成游离金属银；与四氮唑试液反应，生成有色甲䐶。

【例 13-3】 醋酸地塞米松的鉴别方法

取醋酸地塞米松约 10mg，加甲醇 1ml，微温溶解后，加热的碱性酒石酸铜试液 1ml，即生成红色沉淀。

【例 13-4】 炔孕酮的鉴别方法

取炔孕酮约 2mg，置洁净的试管中，加乙醇 2ml，加氨制硝酸银试液 1ml，置水浴中加热，银即游离并附在管的内壁。

【例 13-5】 醋酸泼尼松的鉴别方法

取本品约 1mg，加乙醇 2ml 使溶解，加 10%氢氧化钠溶液 2 滴与氯化三苯四氮唑试液 1ml，即显红色。

其中四氮唑的呈色反应最为常用，此反应不仅用于鉴别试验，还可用于皮质激素类药物薄层色谱法中的显色以及含量测定。常用的四氮唑盐有两种，分别是 2,3,5-三苯基氯化四氮唑（TTC）和蓝四氮唑（BT），两种试剂均无色，它们的还原产物是有色的甲䐶衍生物，前者被还原为不溶于水的深红色三苯甲䐶，又称红四唑，在 480～490nm 有最大吸收，后者被还原为暗蓝色的双甲䐶，在 525nm 波长处有最大吸收。

⑤ 酚羟基的呈色反应 雌激素 C_3 上有酚羟基，可与重氮苯磺酸反应生成红色偶氮染料，还可与 Fe^{3+} 生成紫色配合物。

⑥ 炔基的沉淀反应 具有炔基的甾体激素类药物，如炔雌醇、炔诺酮、炔诺孕酮等，遇硝酸银试液，即生成白色的炔银盐沉淀，可用于鉴别。

【例 13-6】 炔雌醇的鉴别

取本品 10mg，加乙醇 1ml 溶解后，加硝酸银试液 5～6 滴，即生成白色沉淀。

⑦ 酯的反应　C_{17} 或 C_{21} 位上羟基形成酯的甾体激素类药物,有醋酸泼尼松、醋酸甲地孕酮、戊酸雌二醇、己烯羟孕酮等。药物中酯结构的鉴别,一般为酯水解后生成相应的羧酸,根据羧酸的性质进行鉴别。

(3) 衍生物熔点测定　部分甾体激素类药物可通过制备酯、肟、缩氨基脲的衍生物,再测定其熔点进行鉴别。例如苯丙酸诺龙是转化成缩氨基脲后测定衍生物的熔点;丙酸睾酮是用碱水解后,测定睾酮的熔点。

2. 仪器分析法

(1) 薄层色谱法　薄层色谱法具有简便快速、分离效能高等特点,适用于甾体激素类药物,特别是甾体激素类药物制剂的鉴别。《中国药典》2020 年版收载的炔诺孕酮炔雌醚片、丙酸睾酮注射液、倍他米松磷酸钠、醋酸氯地孕酮、醋酸甲羟孕酮片、醋酸泼尼松片及眼膏、苯丙酸诺龙注射液、戊酸雌二醇注射液、苯甲酸雌二醇注射液、复方炔诺孕酮片及滴丸、复方炔诺酮片、哈西奈德软膏等甾体激素类药物及制剂均采用了薄层色谱法（标准品对照法）进行鉴别。

① 供试品溶液和对照品溶液的制备　供试品通常需做前处理（如有机溶剂提取）,消除注射液、片剂及软膏剂等所含辅料的干扰。将处理好的供试品和对照品用规定溶剂配成一定浓度的溶液备用。

② 展开与检出　将供试品溶液与对照品溶液在同一块薄层板上分别点样,用规定的展开剂展开,取出晾干,置紫外灯下或用规定的显色剂显色,立即检视。供试品溶液所显主斑点的颜色和位置应与对照品溶液的主斑点相同。

(2) 高效液相色谱法　《中国药典》2020 年版中地塞米松磷酸钠、甲睾酮、炔雌醇、丙酸睾酮及注射液等多种甾体激素类药物原料及制剂均采用高效液相色谱法进行鉴别。鉴别方法为在含量测定项下记录的高效液相色谱图中,供试品溶液主峰的保留时间应与对照品溶液主峰的保留时间一致。

(3) 紫外分光光度法　甾体激素类药物的分子结构中存在 Δ^4-3-酮基、苯环或其他共轭结构,在紫外光区有特征吸收。可用规定吸收波长和吸光度比值法进行鉴别。例如,丙酸倍氯米松的乙醇溶液（20μg/ml）,在 239nm 的波长处有最大吸收,吸光度为 0.57～0.60;在 239nm 与 263nm 波长处的吸光度比值应为 2.25～2.45。

(4) 红外分光光度法　甾体激素类药物结构复杂,红外吸收光谱由于具有很强的特征性,是鉴别本类药物有效而可靠的方法,并广泛为各国药典所应用。《中国药典》2020 年版收载的甾体激素原料药大多采用红外分光光度法鉴别。鉴别方法是按规定要求制作的供试品的红外吸收光谱与对照的图谱比较应一致。标准红外图谱收载于《药品红外光谱集》中。

第二节　甾体激素类药物的特殊杂质检查

《中国药典》2020 年版收载的甾体激素类药物的杂质检查大致分为一般杂质检查项目与特殊杂质检查项目两类,其中一般检查项目主要包括酸碱度的检查、溶液澄清度与颜色的检查、干燥失重的检查及炽灼残渣等,内容主要参看教材的第四章;特殊杂质检查项目如下。

一、游离磷酸

地塞米松磷酸钠为地塞米松与磷酸形成的磷酸酯二钠盐,在其生产和贮存过程中可能引入磷酸盐。采用钼蓝比色法检查，本法是利用在酸性溶液中磷酸盐与钼酸铵反应，生成磷钼酸铵，再经还原形成磷钼酸蓝（钼蓝），在 740nm 波长处有最大吸收，通过比较供试品溶液与对照品溶液的吸光度来控制药物中游离磷酸盐的量。

【例 13-7】　地塞米松磷酸钠进行游离磷酸盐的检查

精密称取本品 20mg，置 25ml 容量瓶中，加水 15ml 使溶解，精密加钼酸铵硫酸试液 2.5ml 与 1-氨基-2-萘酚-4-磺酸溶液（取无水亚硫酸钠 5g、亚硫酸氢钠 94.3g 与 1-氨基-2-萘酚-4-磺酸 0.7g，充分混合，临用时取此混合物 1.5g 加水 10ml 使溶解，必要时滤过）1ml，加水至刻度，摇匀，在 20℃ 放置 30～50min，作为供试品溶液；取标准磷酸盐溶液 [精密称取经 105℃ 干燥 2h 的磷酸二氢钾 0.35g，置 1000ml 容量瓶中，加硫酸溶液（3→10）10ml 与水适量使溶解，用水稀释至刻度，摇匀；临用时再稀释 10 倍] 4.0ml，置 25ml 容量瓶中，加水 11ml，自 "精密加钼酸铵硫酸试液 2.5ml" 起，制备方法同供试品溶液，得到的溶液作为对照品溶液。取供试品溶液与对照品溶液，在 740nm 的波长处分别测定吸光度。供试品溶液的吸光度不得大于对照品溶液的吸光度。

供试品的浓度为 20mg/25ml，标准磷酸盐溶液的浓度为 $0.35×1000/(1000×10)$ mg/ml，即 0.035mg/ml。磷酸二氢钾的相对分子质量为 136.09，而磷酸的相对分子质量为 98.00，即浓度为 0.035mg/25ml 的磷酸二氢钾相当于浓度为 0.025mg/ml 的磷酸，游离磷酸盐按磷酸计算的限量为：

$$L(\%)=\frac{CV}{S}×100\%=\frac{0.025×4}{20}×100\%=0.5\%$$

二、残留溶剂

某些甾体激素类药物在生产工艺中大量使用甲醇、乙醇和丙酮等有机溶剂，若产品中含大量的此类溶剂，对人体危害极大。为控制产物中甲醇、乙醇和丙酮的量，需检查残留溶剂。《中国药典》2020 年版采用气相色谱法检查地塞米松磷酸钠残留的甲醇、乙醇与丙酮。

【例 13-8】　地塞米松磷酸钠中残留溶剂检查

本品约 1.0g，精密称定，置于 10ml 容量瓶中，加内标溶液 [取正丙醇，用水稀释制成 0.02%（ml/ml）的溶液] 溶解并稀释至刻度，摇匀，精密量取 5ml，置于顶空瓶中，密封，作为供试品溶液；另取甲醇约 0.3g，乙醇约 0.5g 与丙酮约 0.5g，精密称定，置于 100ml 容量瓶中，用上述内标溶液稀释至刻度，摇匀，精密量取 1ml，置于 10ml 容量瓶中，用上述内标溶液稀释至刻度，摇匀，精密量取 5ml，置于顶空瓶中，密封，作为对照品溶液。按照残留溶剂测定法试验，用 6% 氰丙基苯基-94% 二甲基聚硅氧烷毛细管色谱柱，起始温度为 40℃，以每分钟 5℃ 的速率升温至 120℃，维持 1min，顶空瓶平衡温度为 90℃，平衡时间为 60min，理论板数按正丙醇峰计算不低于 10000，各成分峰间的分离度均应符合要求。分别量取供试品溶液与对照品溶液顶空瓶上层气体 1ml，注入气相色谱仪，记录色谱图。按内标法以峰面积计算，应符合规定。

> 甲醇、乙醇与丙酮为地塞米松磷酸钠生产过程中所使用的溶剂，甲醇为第二类限制使用的溶剂，其限量为 0.3%；乙醇与丙酮为第三类限制使用的溶剂，其限量为 0.5%。

三、硒

硒来源于生产中使用二氧化硒脱氢工艺。其检查原理是利用氧瓶燃烧法将药物进行有机破坏后，使硒转化为高价硒（Se^{6+}），以硝酸溶液吸收，再用盐酸羟胺将 Se^{6+} 还原为 Se^{4+}，于 pH2.0±0.2 的条件下与 2,3-二氨基萘试液作用，生成 4,5-苯并苯硒二唑，用环己烷提取后，于 378nm 波长处呈最大吸收。通过测定供试品溶液和对照品溶液在 378nm 波长处的吸光度，规定供试品溶液的吸光度不得大于硒对照溶液的吸光度，从而判断供试品中的硒是否超过了限量。

四、有关物质

甾体激素类药物多由其他甾体化合物或结构类似的其他甾体激素制备而来，因此，有可能在药物中带入原料、中间体、异构体、降解产物等，其他甾体与该甾体激素类药物结构相似，而且也具有一定的药理作用，是甾体激素类药物的主要特殊杂质，是甾体激素纯度检查的一个重要项目，其他甾体在现行版药典中主要包含在有关物质检查项目下进行限度检查，主要采用薄层色谱法和高效液相色谱法，各国药典也广泛采用此两种方法作为其他甾体的检查方法。

1. 薄层色谱法

甾体激素类药物中多数杂质是未知的，且一般具有甾体的母核，和药物的结构相似，所以各国药典大多采用主成分自身对照法检查，即用供试品溶液的稀释液作为对照，检查有关物质。《中国药典》2020 年版对供试品规定了杂质斑点不得超过的数目和每个杂质斑点不得超过的限量。

《中国药典》2020 年版部分该类药物所采用的色谱条件见表 13-2。

表 13-2　部分甾体激素类药物的薄层色谱条件

药物名称	薄层板	展开剂	显色条件	检视方法	结果判定
丙酸倍氯米松	硅胶 G 薄层板	二氯甲烷-甲醇-水（95：5：0.2）	碱性四氮唑蓝试液	105℃ 干燥 10min	供试品溶液如显杂质斑点，不得多于 2 个，其颜色与对照溶液的主斑点比较，不得更深
尼尔雌醇	硅胶 G 薄层板	苯-丙酮（4：1）	硫酸-乙醇（4：1）	105℃ 干燥 20min	供试品溶液如显杂质斑点，其颜色与对照溶液的主斑点比较，不得更深
炔孕酮	硅胶 G 薄层板	三氯甲烷-甲醇（95：5）	硫酸-乙醇（2：8）	120℃ 加热 5min，置紫外灯下检视	供试品溶液如显杂质斑点，其荧光强度与对照溶液的主斑点比较，不得更深（0.5%）
炔诺孕酮炔雌醚片	硅胶 G 薄层板	三氯甲烷-甲醇（9：1）	硫酸-无水乙醇（1：1）	105℃ 加热使显色	供试品溶液所显两个成分主斑点的颜色和位置应与对照溶液的主斑点相同

【例 13-9】 丙酸倍氯米松中"有关物质"的检查

取本品，加三氯甲烷-甲醇（9：1）溶解并稀释制成每 1ml 中约含 3mg 的溶液，作为供试品溶液；精密量取供试品溶液 1ml，置于 50ml 容量瓶中，用三氯甲烷-甲醇（9：1）稀释至刻度，摇匀，作为对照溶液。按照薄层色谱法试验，吸取上述两种溶液各 5μl，分别点于同一硅胶 G 薄层板上，以二氯乙烷-甲醇-水（95：5：0.2）为展开剂，展开，晾干，在 105℃干燥 10min，放冷，喷以碱性四氮唑蓝试液，立即检视。试品溶液如显杂质斑点，不得多于 2 个，其颜色与对照溶液的主斑点比较，不得更深。

分析：本法中，供试品溶液的浓度为 3mg/ml，对照溶液为供试品溶液的稀释液，浓度为 0.06mg/ml。利用甾体结构中具有 C_{17}-α-醇酮基，与碱性四氮唑蓝试液发生呈色反应的原理，采用四氮唑蓝作为显色剂，供试品中的杂质经薄层色谱法与药物分离后，其颜色与对照溶液的主斑点比较，不得更深。

薄层色谱法检查甾体类激素的有关物质的色谱条件一般如下：

① 以硅胶 G 或硅胶 GF_{254} 制备薄层板。

② 展开系统多为二氯甲烷：乙醚：甲醇：水；苯-无水乙醇；二氯甲烷：甲醇：水；三氯甲烷：甲醇；二氯甲烷：乙酸甲酯：水：苯-丙酮。

③ 显色剂多为碱性四氮唑蓝试液，还有硫酸-乙醇、20％硫酸以及 10％磷钼酸-乙醇试液。

2. 高效液相色谱法

在《中国药典》2020 年版中，高效液相色谱法是甾体激素类药物有关物质的检查中应用最广泛的方法。检查的方法多为主成分自身对照法，药典正文中对供试品规定了杂质峰的个数和各杂质峰峰面积及其总和的限量。色谱条件一般如下：色谱柱填充剂多为十八烷基硅烷键合硅胶；流动相多为甲醇-水（比例根据不同药物有变化）；根据甾体类激素多具有共轭双键系统，因此检测器常用紫外吸收检测器。

【例 13-10】 黄体酮中"有关物质"的检查

取本品，加甲醇溶解并稀释制成每 1ml 中约含 1mg 的溶液，作为供试品溶液；精密量取供试品溶液 1ml，置于 100ml 容量瓶中，加甲醇稀释至刻度，摇匀，作为对照溶液，取黄体酮 25mg，置 25ml 容量瓶中，加 0.1mol/L 氢氧化钠-甲醇溶液 10ml 使溶解，置 60℃水浴中保温 4h，放冷，用 1mol/L 盐酸溶液调节至中性，用甲醇稀释至刻度，摇匀，作为系统适用性溶液。用辛基硅烷键合硅胶作为填充剂，以甲醇-乙腈-水（25：35：40）为流动相，检测波长为 241nm；系统适用性溶液色谱图中，黄体酮峰的保留时间约为 12min，黄体酮峰与相对保留时间约为 1.1 的降解产物峰之间的分离度应大于 4.0。取对照溶液 10μl，注入液相色谱仪，调节检测灵敏度，使主成分色谱峰的峰高约为满量程的 30％，再精密量取供试品溶液与对照溶液各 10μl，分别注入液相色谱仪，记录色谱图至主成分峰保留时间的 2 倍。供试品溶液色谱图中如有杂质峰，单个杂质峰面积不得大于对照溶液主峰面积的 0.5 倍（0.5％），各杂质峰面积的和不得大于对照溶液主峰面积（1.0％）。供试品溶液色谱图中任何小于对照溶液主峰面积 0.05 倍的色谱峰可忽略不计。

本品利用高效液相色谱法，可使黄体酮与其他杂质分离。采用不加校正因子的主成分自身对照法来控制药物中杂质的量，即采用供试品溶液的稀释液作为对照，以对照溶液主峰的面积作为参比，来控制药物中杂质的量。

第三节　甾体激素类药物的含量测定

甾体激素类药物的含量测定方法很多，如滴定法、比色法、紫外分光光度法、荧光法、气相色谱法、高效液相色谱法等。本节重点讨论各国药典常收载的紫外分光光度法、高效液相色谱法及比色法（包括四氮唑蓝比色法、异烟肼比色法及 Kober 反应比色法）等。

一、紫外分光光度法

甾体激素类药物分子结构中存在 Δ^4-3-酮、$\Delta^{1,4}$-3-酮、苯环等结构，在紫外光区有特征吸收。因此，可用紫外分光光度法进行含量测定。具有 Δ^4-3-酮基结构的肾上腺皮质激素、雄性激素、孕激素以及许多口服避孕药的最大吸收在 240nm 附近。雌激素具有苯环，在 280nm 附近有最大吸收。

紫外分光光度法准确、简便，用该法测定甾体激素原料及制剂的含量的品种数量，仅次于高效液相色谱法。

【例 13-11】　氢化可的松片的含量测定

取本品 20 片，精密称定，研细，精密称取适量（约相当于氢化可的松 20mg），置于 100ml 容量瓶中，加无水乙醇约 75ml，振摇 1h 使氢化可的松溶解，加无水乙醇稀释至刻度，摇匀，过滤，精密量取续滤液 5ml，置于另一 100ml 容量瓶中，加无水乙醇稀释至刻度，摇匀，在 242nm 的波长处测定吸光度，按氢化可的松（$C_{21}H_{30}O_5$）的吸收系数（$E_{1cm}^{1\%}$）为 435 计算氢化可的松片的百分含量。

二、比色法

1. 四氮唑比色法

（1）四氮唑盐的种类　最常用的四氮唑盐有两种：

① 2,3,5-三苯基氯化四氮唑（TTC），又称红四氮唑（RT），其还原产物为不溶于水的深红色三苯甲臜，λ_{max} 在 480～490nm。

② 3,3'-二甲氧苯基-双-4,4'-(3,5-二苯基）氯化四氮唑，也称蓝四氮唑（BT），其还原产物为暗蓝色的双甲臜，λ_{max} 在 525nm 左右。

TTC 和 BT 的结构式如下：

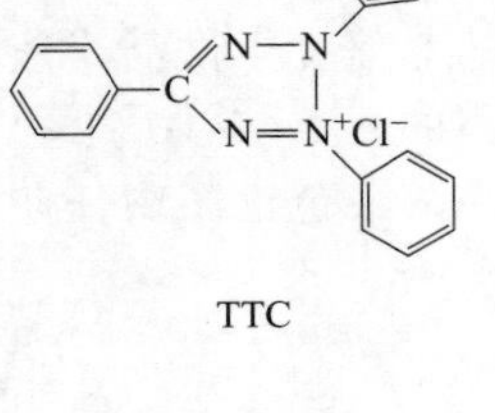

TTC 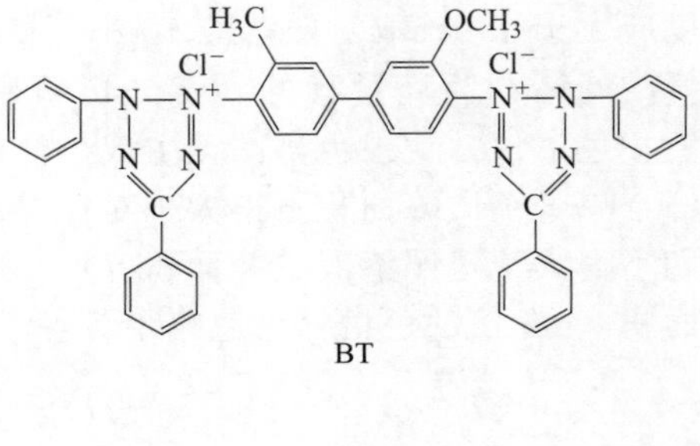　　　　　　　　　　　　　　BT

（2）**反应原理**　肾上腺皮质激素 C_{17}-α-醇酮基具有还原性，在强碱性溶液中能将四氮唑盐定量地还原为有色甲臜。生成的颜色随所用试剂和条件的不同而异，多为红色或蓝色。有色甲臜在可见光区有最大吸收，且具有一定的稳定性，可用比色法测定肾上腺皮质激素类药物的含量。

反应原理主要认为在甾体激素类药物分子结构中，α-醇酮基失去 2 个电子被氧化为 20-酮-21-醛基，而四氮唑盐得到 2 个电子，开环形成甲臜而呈色。

【例 13-12】　氢化可的松乳膏的含量测定

对照品溶液的制备　精密称取氢化可的松对照品约 20mg，置于 100ml 容量瓶中，加无水乙醇适量使溶解并稀释至刻度，摇匀，即得。

供试品溶液的制备　精密称取本品适量（约相当于氢化可的松 20mg），置烧杯中，加无水乙醇约 30ml，在水浴上加热使溶解，再置冰水中冷却，过滤，滤液置于 100ml 容量瓶中，如此提取 3 次，滤液并入容量瓶中，放至室温，用无水乙醇稀释至刻度，摇匀，即得。

测定法　精密量取对照品溶液与供试品溶液各 1ml，分别置干燥具塞试管中，各精密加无水乙醇 9ml 与氯化三苯四氮唑试液 1ml，摇匀，各再精密加氢氧化四甲基铵试液 1ml，摇匀，在 25℃的暗处放置 40～45min，在 485nm 的波长处分别测定吸光度，计算，即得。

本法利用加热使基质中的药物释出，再用无水乙醇提取药物，并于冰水中使基质与溶剂分离，除去辅料的干扰。药物采用四氮唑比色法进行测定。四氮唑比色法广泛用于皮质激素类药物制剂的测定，但测定时各种因素如皮质激素的结构、溶剂、反应温度和时间、水分、碱的浓度以及空气中的氧等，对甲臜形成的速度、呈色强度和稳定性都有影响。

① 温度与时间的影响。呈色反应速度随温度增高而加快。一般以室温或 30℃恒温条件下显色，易得重现性较好的结果。反应时间视供试品和试剂的种类不同而异。

② 空气中氧及光线的影响。反应产物对光和空气中的氧敏感，因此必须用避光容器并置于暗处显色，同时在达到最大呈色时间后，立即测定吸光度。TTC 法形成的甲臜对空气中的氧敏感，显著影响颜色强度和稳定性，因此《英国药典》规定在加入试剂后要往容器中充氮气。

③ 溶剂和水分的影响。含水量大时会使呈色速度减慢，但含水量不超过 5％时，对结果几乎无影响，因此多采用 95％乙醇，必要时也可采用无水乙醇。醛具有一定还原性，会使吸光度增高，故一般应采用无醛乙醇作溶剂。

④ 碱的种类及浓度。氢氧化四甲基铵是常用的最适宜的碱。皮质激素和氢氧化四甲基铵长时间接触会发生部分分解。因此，以先加四氮唑盐溶液，再加碱液为好。

⑤ 基团的影响。C_{11}-酮基取代的甾体反应速度快于 C_{11}-羟基取代的甾体；C_{21}-羟基酯化后其反应速度减慢。

⑥ 干扰物的影响。有些还原性物质如抗坏血酸、还原糖、硫醇及多元酚等都能与蓝四氮唑反应而引起干扰，同时，某些赋形剂如聚乙二醇、丙二醇、羊毛脂对 BT 法具有较显著的干扰，山梨醇和角鲨烯也有干扰，因此，在测定油膏等制剂时必须先分离方能测定。

2. 异烟肼比色法

甾体激素类药物 C_3-酮基及某些其他位置上的酮基都能在酸性条件下与羰基试剂异烟肼、2,4-二硝基苯肼、氨基脲等缩合，形成黄色的腙，在一定波长下具有最大吸收。

某些具有两个酮基的甾体激素可形成双腙，如黄体酮、氢化可的松等。

　　异烟肼比色法测定甾体激素类药物的含量，同样受到各种因素的影响，如溶剂、酸的种类和浓度、水分、温度、光线和氧、反应的专属性等方面的影响。操作中应严格控制条件，才能获得满意结果。

3. Kober 反应及铁-酚试剂比色法

　　柯柏（Kober）反应是指雌激素与硫酸-乙醇共热被氧化生成黄色产物，在 465nm 处有最大吸收，然后加水或稀硫酸稀释后重新加热发生颜色改变，最终生成红色产物，并在 515nm 附近有最大吸收。此反应可用于雌性激素类药物制剂的含量测定。在比色测定前采用分离提取，严格控制反应条件，并消除背景干扰可获得满意结果。

　　Kober 反应中呈色强度和稳定性受到试剂浓度、组成、反应时间和温度影响，同时还受制剂中辅料的干扰，为克服这一状况，往往采用加入铁酚试剂（硫酸亚铁铵加水溶解后，加浓硫酸及过氧化氢，再与苯酚混合即得）的方法，加入少量铁盐后能加速黄色形成的速率和强度，加速黄色转变为红色，也能加强红色的稳定性；而酚的加入，可以消除反应产生的荧光，加速红色的形成。

三、高效液相色谱法

　　高效液相色谱法具有取样量少、灵敏度高、专属性强、分离效能好、准确快速等许多优点，目前已广泛应用于甾体激素类药物原料和制剂的含量测定。《中国药典》2020 年版收载的本类药物中，大多采用高效液相色谱法测定含量，其方法既有内标法（测定时一般以不同的甾体激素类药物作为内标），也有外标法。

　　甾体激素类药物含量测定的色谱系统均为反相高效液相色谱法。固定相多为十八烷基硅烷键合硅胶（ODS）；流动相大都是甲醇-水或乙腈-水组成的混合液。为了提高分离效果，有时在流动相中加入醋酸缓冲液或磷酸缓冲液调节流动相的 pH。测定结果采用紫外检测器检测，检测波长多为 240nm 或 280nm 附近。

　　《中国药典》2020 年版中一些甾体激素类药物含量测定的色谱条件及方法见表 13-3。

表 13-3　甾体激素类药物含量测定的色谱条件及方法

药物名称	色谱条件	方法
炔诺孕酮	ODS 柱，流动相：乙腈-水（70∶30），UV240nm 检测	内标法，以醋酸甲地孕酮为内标
氢化可的松	ODS 柱，流动相：乙腈-水（28∶72），UV245nm 检测	外标法
醋酸地塞米松	ODS 柱，流动相：乙腈-水（40∶60），UV240nm 检测	外标法
炔诺酮	ODS 柱，流动相：甲醇-水（65∶35），UV244nm 检测	外标法
炔雌醇	ODS 柱，流动相：乙腈-水（45∶55），UV280nm 检测	外标法
甲睾酮	ODS 柱，流动相：甲醇∶水（72∶28），UV241nm 检测	外标法
丙酸睾酮	ODS 柱，流动相：甲醇∶水（80∶20），UV241nm 检测	外标法
苯丙酸诺龙	ODS 柱，流动相：甲醇-水（82∶18），UV241nm 检测	外标法
黄体酮	ODS 柱，流动相：甲醇-乙腈-水（25∶35∶40），UV241nm 检测	外标法
雌二醇	ODS 柱，流动相：乙腈-水（55∶45），UV205nm 检测	外标法

　　【例 13-13】　雌二醇的含量测定

　　色谱条件与系统适用性试验　用十八烷基硅烷键合硅胶为填充剂；乙腈-水（55∶45）为流动相；检测波长为 205nm。理论板数按雌二醇峰计算应不低于 3000。

测定法 取本品，精密称定，加甲醇溶解并定量稀释制成每 1ml 中约含 0.50mg 的溶液，摇匀；精密量取该溶液 10ml，置于 200ml 容量瓶中，以流动相稀释至刻度，摇匀，精密量取 20μl 注入液相色谱仪，记录色谱图；取雌二醇对照品适量，精密称定，加甲醇溶解并定量稀释制成每 1ml 中约含 0.50mg 的溶液，精密量取 10ml，置 200ml 容量瓶中，用流动相稀释至刻度，摇匀，作为对照品溶液，同法测定。

本法使用的固定相十八烷基硅烷键合硅胶（ODS）是应用最为广泛的一种非极性化学键合相，流动相为乙腈-水，极性较大，组成反相色谱系统。本法采用外标法测定含量。

【例 13-14】 炔诺孕酮的含量测定

色谱条件与系统适用性试验 用十八烷基硅烷键合硅胶为填充剂；乙腈-水（70∶30）为流动相；检测波长为 240nm。理论板数按炔诺孕酮峰计算应不低于 2000。炔诺孕酮与内标物质峰的分离度应符合要求。

内标溶液的制备 取醋酸甲地孕酮，加乙腈溶解并稀释制成每 1ml 中约含 1mg 的溶液，即得。

测定法 取本品约 7.5mg，精密称定，置 50ml 容量瓶中，加流动相溶解并稀释至刻度，摇匀，精密量取上述溶液与内标溶液各 2ml，混合均匀，作为供试品溶液；取炔诺孕酮对照品适量，精密称定，加流动相溶解并定量稀释制成每 1ml 中约含炔诺孕酮 0.15mg 的溶液，精密量取上述溶液与内标溶液各 2ml，混合均匀，作为对照品溶液。精密量取供试品溶液与对照品溶液各 20μl，分别注入液相色谱仪，记录色谱图。按内标法以峰面积计算。

内标法具有以下优点：

① 在进样量不超限（色谱柱不超载）的范围内，定量结果与进样量的重复性无关。

② 只要被测组分及内标物出峰，且分离度合乎要求，就可定量，与其他组分是否出峰无关。

③ 很适用于测定药物中微量有效成分或杂质的含量。

由于杂质（或微量组分）与主要成分含量相差悬殊，无法用归一化法测定含量，用内标法则很方便。但是样品配制比较麻烦和内标物不易找寻是其缺点。

外标法具有方法简便的优点，但是存在多次进样间的色谱条件很难一致的缺点，采用定量环满环进样可以克服准确性受进样重复性和试验条件稳定性影响的缺点。

课后练习题

一、最佳选择题

1. 可与具有 C_{17}-α-醇酮基的甾体激素类药物作用显色的试剂是（ ）。

　　A. 四氮唑盐　　B. 重氮盐　　　C. 亚硝酸铁氰化钠

　　D. 三氯化锑　　E. 异烟肼

2. 能与异烟肼作用的甾体激素类药物含有（ ）。

　　A. 酚羟基　　　B. 酮基　　　　C. 活泼次甲基　　D. 酯基　　　E. 甾体母核

3.《中国药典》2020年版中，醋酸地塞米松片含量均匀度测定采用的方法是（　　）。

    A. 薄层色谱法   B. 纸色谱法   C. 碘量法

    D. 铈量法   E. 紫外分光光度法

二、多项选择题

1. 甾体激素类药物进行含量测定主要可用哪些方法（　　）。

    A. 紫外分光光度法   B. 四氮唑比色法   C. 异烟肼比色法

    D. 高效液相色谱法   E. Kober反应比色法

2. 需要检查"有关物质"的药物是（　　）。

    A. 醋酸地塞米松   B. 黄体酮   C. 雌二醇

    D. 丙酸睾酮   E. 葡萄糖

3. 黄体酮的鉴别方法有（　　）。

    A. 与三氯化铁反应   B. 与亚硝酸钠反应   C. 与亚硝基铁氰化钠反应

    D. 与异烟肼反应   E. 红外分光光度法

三、配伍选择题

[1～4]

    A. UV   B. 荧光法   C. 比色法   D. TLC   E. HPLC

以下药物中有关物质的检查方法为：

1. 醋酸地塞米松（　　）。

2. 雌二醇（　　）。

3. 丙酸睾酮（　　）。

4. 黄体酮（　　）。

[5～6]

    A. 与碱性酒石酸铜试液反应生成红色沉淀

    B. 用醇制氢氧化钾水解后测定熔点进行鉴别

    C. 与亚硝基铁氰化钠反应显蓝紫色

    D. 与铜吡啶试液反应显绿色

    E. 与氢氧化钠试液、铁氰化钾试液和正丁醇混合，强力振摇，正丁醇层显蓝色荧光

5. 醋酸地塞米松（　　）。

6. 黄体酮（　　）。

四、简答题

1. 甾体激素类药物的母核是什么？可分为哪些种类？各类具有哪些结构特点？

2. 黄体酮的特征鉴别反应是什么？

3. 甾体激素的官能团呈色反应有哪些？

4. 将甾体激素与一些试剂反应，生成的哪些物质可以用于测其衍生物熔点进行鉴别？

5. 四氮唑比色法测定皮质激素类药物的原理是什么？碱和四氮唑盐应以何种顺序加入？

6. 异烟肼法测定甾体激素类药物的原理是什么？一般而言，本反应对什么样结构具有专属性？

7. 什么叫Kober反应？铁酚试剂对Kober反应有何影响？

8. 醋酸可的松片（规格5mg）含量测定方法如下：取本品20片，精密称定为1.4105g，研细，精密称取粉末0.3488g，置于100ml容量瓶中，加无水乙醇约75ml，振摇1h使醋酸

可的松溶解，用无水乙醇稀释至刻度，摇匀，过滤，精密量取续滤液 5ml，置于另一 100ml 容量瓶中，加无水乙醇稀释至刻度，摇匀，按照紫外-可见分光光度法，在 238nm 的波长处测定吸光度为 0.469，按 $C_{23}H_{30}O_6$ 的吸收系数（$E_{1cm}^{1\%}$）为 390 计算醋酸可的松片的标示百分含量。

9. 精密称取十一酸睾酮 25.36mg，置于 50ml 容量瓶中，加无水乙醇溶解并稀释至刻度，摇匀。精密量取续滤液 1ml，置于 50ml 容量瓶中，加无水乙醇稀释至刻度，摇匀。按照紫外-可见分光光度法，在 240nm 的波长处测定吸光度为 0.572，另取十一酸睾酮对照品 25.68mg，同法测定其吸光度为 0.580。计算十一酸睾酮的百分含量。

第十四章

抗生素类药物的分析

【学习与素养目标】

1. 了解抗生素类药物的种类、常规检验项目。
2. 熟悉 β-内酰胺类、氨基糖苷类、四环素类抗生素的结构与性质。
3. 熟悉 β-内酰胺类、氨基糖苷类、四环素类抗生素的特殊杂质检查方法。
4. 掌握 β-内酰胺类、氨基糖苷类、四环素类抗生素的典型鉴别反应及含量测定方法。
5. 通过了解我国抗生素生产现状，巩固民族自豪感，热爱专业，努力学习。

第一节　概　　述

　　抗生素是临床上常用的一类重要药物。近年来，世界各国抗生素的生产和应用都有很大发展，应用于医疗的抗生素有 300 多种，《中国药典》2020 年版收载的抗生素原料及其各种制剂有 140 余种。

　　临床应用的抗生素目前主要是通过发酵方法制得。由于发酵工艺过程比较复杂，不易控制，因此受异物污染的可能性较大，虽经精制提纯，但一般仍常含有杂质；又因多数抗生素的性质不稳定，其分解产物常使其疗效降低，或使其失效，有时甚至引起毒副作用。因此，为了保证用药安全与有效，各国药典都制定了抗生素标准，除规定抗生素药物的杂质检查项目和含量测定方法外，还规定了测定操作步骤，使操作方法统一，以保证测定结果的可靠性。抗生素类药物的常规检验一般包括鉴别试验、效价测定、理化常数测定和杂质检查四个方面。

1. 鉴别试验

用化学方法、物理化学方法或生物学方法等证明其属何种抗生素。

2. 效价测定

（1）抗生素效价　抗生素效价是以它的抗生效能来衡量其活性标准，以效价的高低来反映其质量的优劣。如最初青霉素的质量是用牛津单位来衡量的，即在标准情况下，能完全抑制 50ml 肉汤培养基中的金黄色葡萄球菌标准株（牛津标准菌株）生长的青霉素最低量为一个牛津单位（即 1 个生物活性单位，1 个单位）。

　　随着抗生素分离纯化技术的不断提高，现已能制备出纯净的抗生素，就可用重量来表示抗生素效价单位，因此，1949 年国际联盟卫生组织规定，以纯净的青霉素钠的重量作为衡量抗生素活性的标准。由于 1mg 纯净的青霉素钠能完全抑制 83300ml 肉汤培养液中的标准金黄色葡萄球菌的生长，1mg 青霉素钠含有 1667 个牛津单位，因此以 1 个牛津单位相当于 $0.6\mu g$ 青霉素钠所具有的抗生活力，作为 1 个国际单位（international unit，IU）。

（2）抗生素效价的表示方法 抗生素效价可用两种效价单位来表示。

① 稀释单位。某些抗生素在生产初期或目前由于分离纯化技术所限，不能获得纯净制品，就采用稀释单位来标示抗生素的生物活性。如青霉素研制初期，将"在标准情况下，能完全抑制 50ml 肉汤培养基中的金黄色葡萄球菌标准株（牛津标准菌株）生长的青霉素最低量"计为一个牛津单位。在链霉素研制初期，将"能完全抑制 1ml 肉汤培养液中的大肠杆菌标准菌株生长的最低量"作为链霉素的一个效价单位。

② 重量单位。抗生素的效价单位，以所含特定的生物活性部分的重量来计算，称为重量单位。如一个链霉素碱单位的重量为 $1\mu g$，因为纯净的 1mg 链霉素能完全抑制 1L 肉汤培养液中大肠杆菌的生长，所以 1mg 链霉素为 1000U。

各种抗生素的效价基准是人们在科研生产及实际应用中所规定的。如碱性抗生素，以纯碱的重量作为有效部分的量；而酸性抗生素，以纯酸的重量作为有效部分的量。氯霉素、新生霉素酸、利福霉素 SV 等均以 1mg 相当于 1000U 计算。同一种抗生素的各种盐类的效价可根据分子量与标准物单位进行换算，如青霉素钾的理论效价可依据青霉素钠的理论效价和两种盐类的分子量进行换算。

$$青霉素钾理论效价(U/mg)=\frac{青霉素钠理论效价\times青霉素钠分子量}{青霉素钾分子量}$$

$$=\frac{1667\times356.37}{372.48}$$

$$=1595 \ (U/mg)$$

在实际应用过程中，抗生素效价可采用合适的标示方法，如类似重量单位、重量折算单位、特定单位等。

（3）抗生素效价的测定方法 主要分为微生物检定法和化学及物理化学法两大类。

① 微生物检定法。以抗生素的抑制细菌生长能力或它的杀菌能力作为衡量效价的标准。其原理恰好和临床应用的要求一致，更能够确定抗生素的医疗价值。

该法灵敏度高，需用供试品量较小；既适用于较纯的精制品，也适用于纯度较差的产品；对已知或新发现的抗生素均能应用；对同一类型的抗生素不需分离，可一次测定其总效价。但其操作步骤繁多，测定时间较长，误差较大。

② 化学及物理化学法。是根据抗生素的化学结构特点，利用其特有的化学或物理化学性质及反应而进行的。对于提纯的产品以及化学结构已经确定的抗生素可用本法测定。

该法操作简便、省时、方法准确，并具有一定的专属性。但当该法利用某一类型抗生素的共同结构反应时，其测得的结果，往往只能代表总的含量，并不一定能代表某一抗生素的生物效价，只有当本法的测定结果与生物效价吻合时，才能用于效价测定。

目前世界各国药典对抗生素的效价测定以微生物检定法为主。但随着现代分析技术的迅速发展和抗生素分子结构及理化性质研究的深入，一些适用范围更广、灵敏度更高的理化方法（如 HPLC），正逐步取代微生物检定法以及一些经典的化学定性、定量方法。

3. 理化常数测定

理化常数一般包括熔点（如果是晶体）、比旋度（如果是手性分子）和溶液酸碱度（pH值）。规定其溶液的酸碱度，可使药物稳定并适合于临床应用。

4. 杂质检查

（1）毒性试验 限制药物中的毒性杂质。

（2）热原试验 限制药物中的致热杂质。

（3）降压试验 限制药物中具有降低血压作用的杂质。

（4）无菌试验 检查药物中有无杂菌污染。

（5）炽灼残渣试验 限制药物中无机物杂质。

（6）溶液的澄清度检查 限制药物中不溶性杂质。

（7）水分测定 限制过高的水分，以免影响药物的稳定性。

（8）化学及物理化学方法检测 限制药物中某些特殊杂质的含量。

此外，有的还要控制颗粒大小，如灰黄霉素的粒度与疗效有关，故规定进行此项检查。由于各种抗生素及其制剂的生产过程和性质不同，规定的检验项目也不完全相同。一般情况下，注射用药物规定项目较多，要求也较严；而口服、外用药物则控制项目较少，要求也较宽。

本章主要讨论 β-内酰胺类、氨基糖苷类以及四环素类抗生素的化学及物理化学性质、鉴别反应、含量测定原理与方法以及有关质量等问题。

第二节　β-内酰胺类抗生素药物的分析

本类抗生素包括青霉素类和头孢菌素类，它们的分子中都含有 β-内酰胺环，故统称 β-内酰胺类抗生素。

一、结构与性质

1. 结构

青霉素和头孢菌素的基本结构如下式所示：

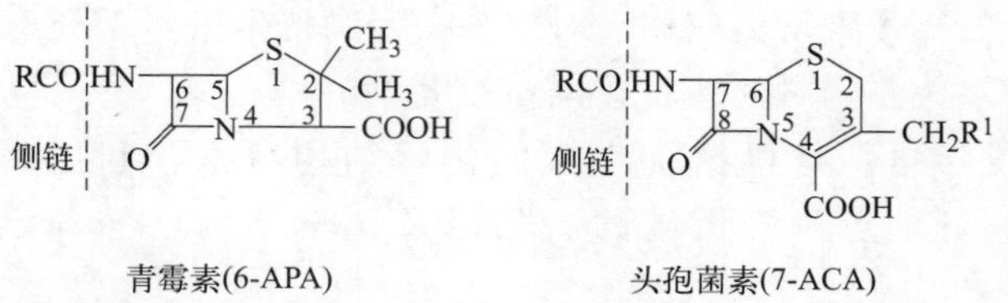

青霉素(6-APA)　　　头孢菌素(7-ACA)

青霉素的分子结构是由侧链 RCO— 及母核 6-氨基青霉烷酸（简称 6-APA）两部分结合而成。青霉素的母核实为 β-内酰胺环与氢化噻唑环并合的双杂环。

头孢菌素类是由侧链 RCO— 及母核 7-氨基头孢烷酸（简称 7-ACA）组成。故头孢菌素的母核实为 β-内酰胺环与氢化噻嗪环并合的双杂环。由于它们分子中 R 和 R[1] 的不同，因而构成了各种不同的青霉素和头孢菌素。代表性药品有：青霉素钠、氨苄西林、阿莫西林、头孢噻吩钠、头孢氨苄等。现将临床上常用的各种青霉素和头孢菌素分别列于表 14-1 和表 14-2。

表 14-1 临床上常用的青霉素

名称	R	名称	R
苄青霉素（青霉素 G）	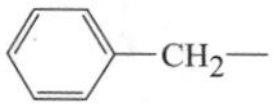 ⬡—CH₂—	氨苄西林	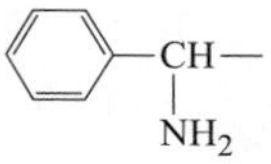 ⬡—CH— NH₂
苯唑西林（新青霉素 I）	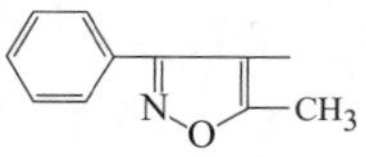 异噁唑-CH₃		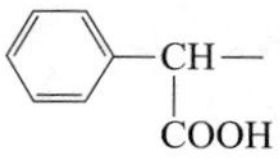
邻氯西林	Cl-异噁唑-CH₃	羧苄西林	⬡—CH— COOH
双氯西林	Cl,Cl-异噁唑-CH₃	羟氨苄西林	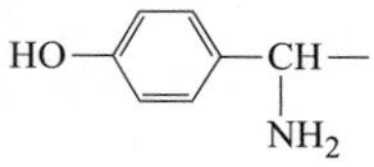 HO—⬡—CH— NH₂
乙氧萘西林	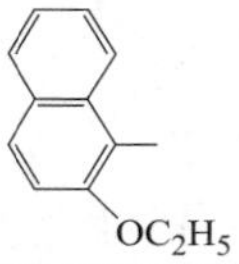 萘-CH₃, OC₂H₅	苯氧甲基西林（青霉素 V）	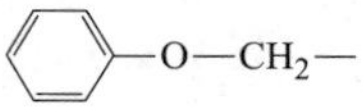 ⬡—O—CH₂—

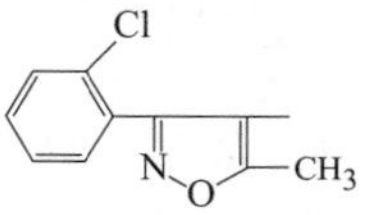

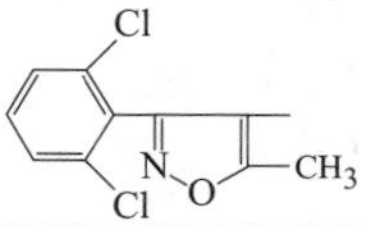

表 14-2 临床上常用的头孢菌素

名称	R	R¹
头孢噻吩	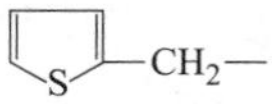 噻吩-CH₂—	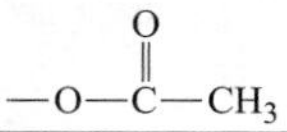 —O—C(=O)—CH₃
头孢羟氨苄	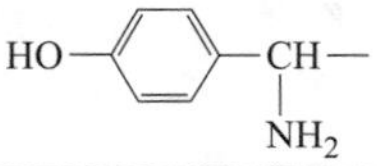 HO—⬡—CH— NH₂	H
头孢氨苄	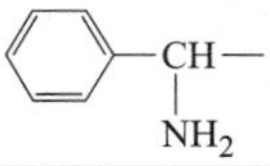 ⬡—CH— NH₂	H
头孢唑林	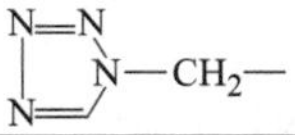 四唑-CH₂—	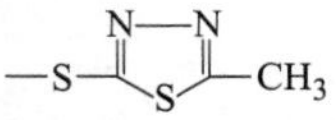 —S—噻二唑—CH₃
头孢拉定	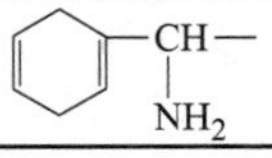 环己烯—CH— NH₂	H

2. 性质

（1）酸碱性 青霉素和头孢菌素分子中的游离羧基具有相当强的酸性（大多数青霉素的 pK_a 在 $2.5\sim2.8$ 之间），能与无机碱或某些有机碱形成盐，如临床应用的青霉素 G 钠（钾）盐、普鲁卡因青霉素和二苄基乙二胺盐以及许多头孢菌素钠盐等。其碱金属盐易溶于水等极性溶剂；而青霉素的有机碱盐难溶于水，易溶于有机溶剂。

（2）旋光性 青霉素分子中含有三个手性碳原子，头孢菌素含有两个手性碳原子，故都具有旋光性。根据此性质，可用于定性、定量分析。

（3）紫外吸收特性 青霉素族分子的母核部分无生色团，但其侧链酰胺基团上 R 基具苯环或共轭体系，可产生紫外吸收。青霉素 V 钾的 R 基为苯氧基，其水溶液在 268nm、274nm 波长处具有最大吸收。

头孢菌素族由于母核部分具有 O＝C—N—C＝C 结构，因此有紫外吸收。如阿莫西林水溶液在 254 nm 波长处有最大吸收，此性质已被用于定性和定量分析。

（4）β- 内酰胺环的不稳定性　干燥纯净的青霉素很稳定，对热也稳定。如结晶的青霉素钾盐在 150℃加热 1.5h，效价也不降低。而青霉素的水溶液很不稳定，其分子中最不稳定的部分是 β- 内酰胺环，易受亲核性或亲电性试剂的进攻，在酸、碱、青霉素酶、某些金属离子和某些氧化剂等的作用下，都可使 β- 内酰胺环分解或发生分子重排从而失去抗菌作用。如遇碱分解为青霉噻唑酸，加氯化汞溶液或加热，可进一步分解为 D-青霉胺（2）和青霉醛（3），并放出二氧化碳。青霉噻唑酸在弱酸性溶液中再加热会放出二氧化碳而形成脱羧青霉噻唑酸。

在酸性溶液中，青霉素分子因发生电子移位，引起分子重排。随着 pH 不同，生成青霉二酸和青霉烯酸，加热也可分解为 D-青霉胺和青霉醛。

金属离子（如 Hg^{2+}）和温度对上述水解起催化作用。

与青霉素相比，头孢菌素对青霉素酶和稀酸比较稳定，较不易发生开环反应。

（5）引湿性及晶型　粉末药物的引湿性大小与合适的包装和贮存条件、合适的制剂工艺及剂型有着密切的关系。由于包装或贮存条件不当，引起药物外观的变化，如结团、潮解、变色，从而发生内在质量的改变。因此，药典已把粉末药物的引湿性作为药品的性状来考核。

粉末药物因生产工艺的差别产生粉末状态（结晶型或非晶型）的差别，可能对引湿性特征有影响。如头孢唑林钠，因精制工艺的不同，有 α 型、β 型、γ 型等结晶及非晶型粉末。α 型含 5 分子结晶水，185～186℃（分解）；β 型含 1 分子结晶水，188～189℃（分解）；γ 型含 1 分子乙二醇，172～174℃（分解）。α 型结晶用适当溶剂处理失水后可转为 β 型，进一步失水可转变成不含结晶水的非晶型粉末，反之 β 型结晶暴露于 100％湿度条件下会转成 α 型结晶。

由于晶型的不同，其红外吸收图谱有显著差别，因此可借助红外吸收图谱判断其晶型，如头孢唑林钠红外光吸收图谱（见图 14-1）。

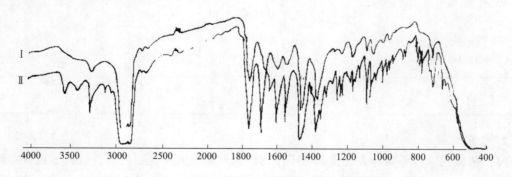

图 14-1　头孢唑林钠红外光吸收图谱
Ⅰ—非晶型粉末；Ⅱ—β 型结晶（石蜡糊法）

国内销售的头孢唑林钠仅为 β 型结晶和非晶型粉末，按有关方法测定，引湿增重 β 型为 3.63％，非晶型为 18.33％，故分别为略有引湿性和易引湿。

此外，青霉素可与羟胺作用生成羟肟酸衍生物。头孢菌素也有类似反应。这一性质，可作为它们鉴别和比色分析的根据。青霉素遇氧化性试剂如斐林试剂或杜仑试剂，可被氧化并有红色氧化亚铜或黑色金属银沉淀生成，可用于一般鉴别反应。

二、鉴别试验

1. 化学鉴别法

（1）呈色反应

① 羟肟酸铁反应　青霉素和头孢菌素在碱性介质中与羟胺作用，β-内酰胺与羟胺反应生成羟肟酸衍生物；调节溶液为酸性，加入高铁离子与羟肟酸络合，不同的青霉素和头孢菌素的络合产物显示不同的颜色，如氨苄西林呈紫红色、头孢氨苄呈红褐至褐色等。

《中国药典》2020 年版中哌拉西林、磺苄西林钠、头孢哌酮等，用此反应鉴别。

② 硫酸-硝酸呈色反应　头孢菌素能与硫酸-硝酸反应后呈色。此反应可用于区别某些头孢菌素族抗生素，因此被一些国家药典采用。

③ 与斐林试剂反应　本类药品含有类似肽键（—CONH—）的结构，可产生双缩脲反应，开环分解，使碱性酒石酸铜盐还原显紫色。

④ 特殊反应　利用 R 或 R^1 基团的官能团反应，可以对一些特定的抗生素进行鉴别。如头孢菌素族 7 位侧链含有酚基时，能与重氮苯磺酸试液产生偶合反应，显橙黄色，普鲁卡因青霉素水溶液酸化后，可以发生普鲁卡因芳伯氨基的重氮化-偶合反应，生成偶氮染料红色沉淀。

⑤ 硫酸及硫酸-甲醛反应　多数青霉素类和头孢菌素类化合物遇硫酸在冷时和加热时都无变化，而遇硫酸-甲醛试剂则有较显著的颜色变化，可供鉴别。其方法为取供试品 2mg 置试管中，用水 0.05ml 润湿，加硫酸 2ml，摇匀，观察溶液颜色变化。将试管浸入沸水浴中 1min，再观察溶液颜色变化。另取供试品 2mg，置另一试管中，用硫酸-甲醛（50：1）溶液代替硫酸，重复上述试验，观察溶液颜色变化。

（2）有机胺盐的特殊反应　苄青霉素水溶液碱化后，以乙醚提取，蒸去乙醚后的残渣含有二苄基乙二胺，加 50% 乙醇溶解，加苦味酸饱和溶液，加热后放冷，即析出二苄基乙二胺苦味酸盐结晶，具有一定的熔点。

（3）在稀盐酸中生成白色沉淀　青霉素钾和青霉素钠加水溶解后，加稀盐酸 2 滴，即析出难溶于水的游离酸白色沉淀。这些沉淀能在乙醇、醋酸戊酯、三氯甲烷、乙醇或过量的盐酸中溶解。《中国药典》据此对这两种药品进行鉴别。

（4）焰色反应　青霉素族和头孢菌素族药品很多是以钾盐或钠盐形式供临床使用的。利用这些药品无机盐所特有的焰色反应，可以对它们进行鉴别。方法为取铂丝，用盐酸润湿后，蘸取供试品，在无色火焰中燃烧。若存在钾离子，则火焰呈紫色；若存在钠离子，则火焰呈鲜黄色。

2. 色谱法

（1）薄层色谱法　本法被《中国药典》2020 年版用于头孢拉定、头孢克洛等的鉴别。

> **【例 14-1】** 头孢拉定的鉴别
>
> 硅胶 G 薄层板，0.1mol/L 枸橼酸液-0.2mol/L 磷酸氢二钠-丙酮（60：40：1.5）为展开剂，点样量为 $5\mu l$，显色剂为 0.1% 茚三酮溶液。判断标准：供试溶液所显示的主斑点的位置和颜色应与对照品溶液所显主斑点的一致。

（2）高效液相色谱法　与薄层色谱法类似，HPLC 法也是通过比较供试品与对照品色谱行为的一致性进行鉴别的。一般规定，在含量测定项下的高效液相色谱图中，供试品和对照品主峰的保留时间应一致。《中国药典》2020 年版所收载的头孢类抗生素几乎均采用 HPLC 法进行含量测定，因此相应药品的鉴别可采用与含量测定相同的色谱条件，用同一份供试品溶液进行。

哌拉西林、阿莫西林原料药含量也采用 HPLC 法测定，它们的鉴别同样按"在含量测定项下的高效液相色谱图中，供试品和对照品主峰的保留时间应一致"的规定。

3. 光谱法

（1）紫外分光光度法 将供试品配成适当浓度的水溶液，测定紫外吸收光谱，根据吸收光谱的特征数值，可鉴别一些抗生素原料药的真伪。《中国药典》2020 年版中，头孢唑林钠、头孢孟多酯钠等原料药的鉴别即采用此法，并规定头孢唑林钠的水溶液（16μg/ml）在 272nm 波长处应有最大吸收值；头孢孟多酯钠的水溶液（20μg/ml）在 269nm 波长处应有最大吸收值。

（2）红外吸收光谱法 《中国药典》2020 年版对所收载的 β-内酰胺类抗生素几乎均规定有红外吸收光谱鉴别条目，如青霉素 V 钾（见图 14-2）。

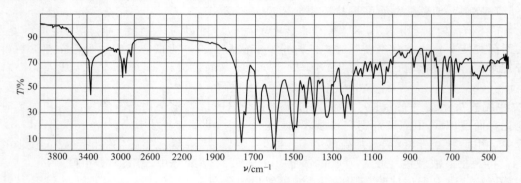

图 14-2　青霉素 V 钾红外吸收光谱图

图 14-2 中，各主要特征峰与相应官能团之间的归属为：

① ν_{NH} 3360cm^{-1}，酰胺基的特征吸收峰。

② $\nu_{C=O}$ 1680cm^{-1}、1675cm^{-1}，酰胺羰基的特征吸收峰。

③ $\nu_{C=O}$ 1770cm^{-1}，酯羰基的特征吸收峰。

④ $\nu_{C=C}$ 1510cm^{-1}、1480cm^{-1}，苯环的骨架振动吸收峰。

三、含量测定

青霉素和头孢菌素的理化测定方法，文献报道很多。本章重点讨论药典常用的方法如酸碱滴定法、碘量法、汞量法、紫外分光光度法及高效液相色谱法等。

1. 酸碱滴定法

青霉素或头孢菌素的 β-内酰胺环可被稀碱水解，此步水解系定量完成，可用于含量测定。

在水解前，将供试品溶液的 pH 调至约为 8，加入定量而过量的碱液，在一定温度和时间反应后，剩余的碱用标准酸液滴定到 pH 约为 8，根据消耗的碱量计算青霉素含量。

本法操作简便、快速，不需缓冲液和标准品，但专属性差。在测定过程中，供试品中残留有机溶剂的酯类及在加热水解之后特别容易吸收二氧化碳，均会影响测定结果。为避免吸收空气中的二氧化碳，可在瓶口盖一小漏斗或在瓶口装碱石灰吸收管后加热水解，加热完毕后应迅速密塞和冷却。由于该法供试品用量较大，因此多用于测定效价高的供试品。

2. 碘量法

青霉素或头孢菌素分子不消耗碘，其降解产物消耗碘。青霉素经碱水解生成的青霉噻唑酸可与碘作用，根据消耗的碘量可计算青霉素含量。

3. 汞量法

青霉素分子不与汞盐反应，但青霉素化合物的碱性水解产物青霉噻唑酸及其继续水解生成的青霉胺都能与汞盐定量反应，根据消耗的汞盐量可以计算青霉素的含量。

青霉素分子中的氢化噻唑环含有一个硫原子，开环后形成巯基，用汞盐滴定巯基化合物，其反应为：

$$Hg^{2+} + 2RSH \longrightarrow (RS)_2Hg + 2H^+$$

4. 紫外分光光度法

青霉素类分子的 β- 内酰胺环无紫外吸收，而它在弱酸性下的降解产物青霉烯酸在 $320\sim360nm$ 处有强烈吸收，但此水解产物不稳定，可加入 Cu^{2+} 或 Hg^{2+}，与青霉烯酸形成较稳定的螯合物，在 $320nm$ 处有最大吸收。

有人提出在 $1.2mol/L$ 咪唑催化下与 $0.001mol/L$ 氯化汞的中性溶液（pH6.8）于 $60℃$ 能定量地形成稳定的青霉烯酸硫醇汞盐，在波长 $325\sim345nm$ 处有最大吸收，此法即所谓的硫醇汞盐法。反应系在中性溶液中进行，咪唑催化的水解产率较高，且生成的化合物较上述铜盐法稳定，此盐可稳定 3h 以上。本法专属性强、快速、准确，易于掌握，偏差在 $\pm1\%$ 以内。如果青霉素侧链上有氨基，则必须先将氨基乙酰化后，才能发生上述反应。

5. 高效液相色谱法

在抗生素类药物的分析中，高效液相色谱法具有一法多用的特点，可同时用于鉴别试验、杂质检查以及含量测定，有逐步取代其他分析方法的趋势。在 USP 所收载的青霉素和头孢菌素类抗生素中，用高效液相色谱法测定含量的原料药已超过一半。《中国药典》2020 年版中头孢哌酮、头孢唑林钠、哌拉西林等的含量测定均用此法。

> **【例 14-2】** 头孢唑林钠的含量测定
>
> **（1）色谱条件与系统适用性试验**　用十八烷基硅烷键合硅胶为填充剂；以磷酸氢二钠、枸橼酸溶液（取无水磷酸氢二钠 1.33g 与枸橼酸 1.12g，加水溶解并稀释成 1000ml）-乙腈（88：12）为流动相；检测波长为 254nm；取本品约 10mg，加 0.2% 氢氧化钠溶液 10ml 使溶解，静置 $15\sim30min$，精密量取 1ml，置于 10ml 容量瓶中，用流动相稀释至刻度，摇匀，取 $10\mu l$ 注入液相色谱仪，记录色谱图，头孢唑林峰的保留时间约为 7.5min。头孢唑林峰和相邻杂质峰的分离度应符合要求。
>
> **（2）测定法**　取本品适量，精密称定，加流动相溶解并定量稀释制成每 1ml 中约含 0.1mg 的溶液，精密量取 $10\mu l$ 注入液相色谱仪，记录色谱图；另取头孢唑林对照品适量，加磷酸盐缓冲液（pH7.0）5ml 溶解后，再用流动相定量稀释制成每 1ml 中约含 0.1mg 的溶液，同法测定。按外标法以峰面积计算供试品中 $C_{14}H_{24}N_8O_4S_3$ 的含量。

第三节　氨基糖苷类抗生素药物的分析

氨基糖苷类抗生素分子是由氨基环醇与氨基糖缩合而成的苷，故称为氨基糖苷类抗生素。由于它们的分子结构中都含有多羟基，因此又称为多羟基类抗生素。本类抗生素主要有链霉素、双氢链霉素、卡那霉素、庆大霉素、巴龙霉素和新霉素等。本节仅对链霉素和庆大霉素进行介绍。

一、链霉素

1. 结构与性质

链霉素和双氢链霉素的分子主要由三个环状结构以糖苷键彼此相连构成，即链霉胍、链霉糖和 N-甲基-L-葡萄糖胺。链霉胍通过苷键与链霉糖相接，链霉糖以另一个苷键与 N-甲基葡萄糖胺连接成链霉双糖胺。

链霉素的硫酸盐易溶于水，不溶于乙醇、氯仿。链霉素的水溶液一般以 pH5～7.5 最为稳定，过酸或过碱条件下均易水解失效。由于链霉胍与链霉双糖胺间的苷键要比链霉糖与甲基葡萄糖胺间的苷键弱得多，在酸性条件下，链霉素先水解为链霉胍和链霉双糖胺，进一步得 N-甲基-L-葡萄糖胺。弱碱性也能使链霉素水解为链霉胍及链霉双糖胺，但随后链霉糖部分分子重排为麦芽酚。生成麦芽酚是链霉素特有反应。链霉素在 230nm 处有紫外吸收。

2. 鉴别试验

（1）茚三酮反应　链霉素分子具氨基糖苷结构，具羟基胺类和 α- 氨基酸的性质，可与茚三酮缩合成蓝紫色缩合物。

鉴别方法为取供试品水溶液（1→100）5ml，加茚三酮试液 1ml 及吡啶 0.5ml，加热 10min，溶液呈紫色。

（2）N-甲基-葡萄糖胺反应　链霉素经水解，产生的 N-甲基葡萄糖胺，与乙酰丙酮在碱性溶液中，加入对二甲氨基苯甲醛的酸性醇溶液，即生成红色物质。

（3）麦芽酚反应　链霉素在碱性溶液中，链霉糖经分子重排使环扩大形成六元环，然后消除 N-甲基葡萄糖胺再消除链霉胍生成麦芽酚，麦芽酚可与三价铁离子结合形成紫红色配位化合物。

鉴别方法为取本品约 20mg，加水 5ml 溶解后，加氢氧化钠试液 0.3ml，置水浴上加热 5min，加硫酸铁铵溶液（取硫酸铁铵 0.1g，加 0.5mol/L 硫酸溶液 5 ml 使溶解）0.5ml，即显紫红色。双氢链霉素及其他氨基糖苷类抗生素均无此反应，可加以区别。

（4）坂口反应　此为链霉素水解产物链霉胍的特有反应。在碱性溶液中，链霉胍和 8-羟基喹啉（或 α- 萘酚溶液）分别与次溴酸钠反应，其各自产物再相互作用生成橙红色化合物，双氢链霉素亦有此反应。

鉴别方法为取硫酸链霉素约 0.5mg，加水 4ml 溶解后，加氢氧化钠试液 2.5ml 与 0.1％ 8-羟基喹啉的乙醇溶液 1ml，放冷至约 15℃，加次溴酸钠试液 3 滴，即显橙红色。

3. 含量测定

链霉素的含量测定目前各国药典仍采用抗生素微生物检定法。

二、庆大霉素

1. 结构与性质

庆大霉素是以氨基环醇为中心，由两个苷键分别与两个取代的氨基环己糖构成碱性苷。或者说是由脱氧链霉胺、紫素胺和 N-甲基-3-去氧-4-甲基戊糖胺缩合而成的苷。庆大霉素有 5 个碱性中心（结构式中标有星号处），每一中心的碱性相似（$pK_a \approx 8$），能与无机酸或有机酸形成可溶于水的盐，多用硫酸盐。临床上应用的庆大霉素 C 复合物，其中主要成分为 C_1、C_{1a}、C_2，还含有大约 4％ 的 C_{2a} 和 C_{2b}。结构如下：

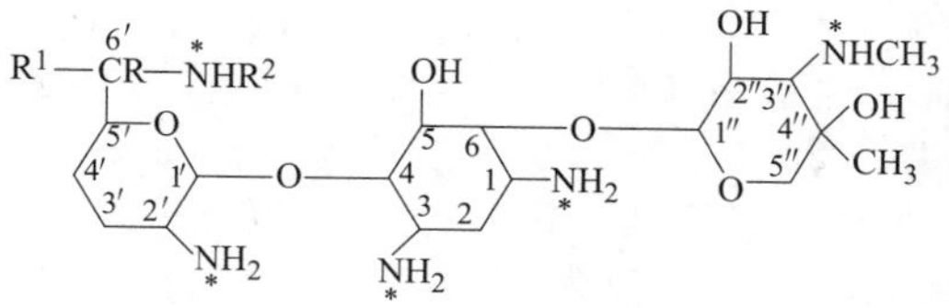

紫素胺　　　　　脱氧链霉胺　　　N-甲基-3-去氧-4-甲基戊糖胺

庆大霉素 C_1　　$R=R^2=CH_3$　　$R^1=H$

庆大霉素 C_2　　$R^2=CH_3$　　$R^1=R=H$

庆大霉素 C_{1a}　　$R^1=R^2=R=H$

　　硫酸庆大霉素为白色或类白色的粉末，无臭，有引湿性，水中易溶，在乙醇、丙酮、氯仿或乙醚中不溶。对光、热、空气均较稳定，水溶液亦稳定，pH 2～12 时，100℃加热 30min 活性无明显变化。庆大霉素在紫外区无吸收。

2. 鉴别试验

（1）茚三酮反应　原理同链霉素。

（2）硫酸盐反应

① 取供试品溶液，加氯化钡试液，即生成白色沉淀；分离，沉淀在盐酸或硝酸中均不溶解。

② 取供试品溶液，加醋酸铅试液，即生成白色沉淀；分离，沉淀在醋酸铵试液或氢氧化钠试液中溶解。

③ 取供试品溶液，加盐酸，不生成白色沉淀（与硫代硫酸盐区别）。

（3）N-甲基-葡萄糖胺反应　原理同链霉素。

（4）薄层色谱法　《中国药典》2020 年版和《英国药典》（BP）均采用薄层色谱法鉴别硫酸庆大霉素。

【例 14-3】　硫酸庆大霉素的鉴别

取供试品与硫酸庆大霉素标准品，各加水制成每 1ml 中含 2.5mg 的溶液，按照薄层色谱法试验，吸取上述两种溶液各 2μl 分别点于同一硅胶 G 薄层板（临用前于 105℃活化 2h）上；另取氯仿-甲醇-氨溶液（1∶1∶1）混合振摇，放置 1h，分取下层混液为展开剂，展开后，取出于 20～25℃晾干，置碘蒸气中显色，供试品溶液所显主斑点数、位置和颜色与标准品溶液斑点数、位置和颜色相同。

（5）高效液相色谱法　《英国药典》（BP）根据高效液相色谱法检查 C 组分的色谱图中，庆大霉素四组分的保留时间来判断硫酸庆大霉素的真伪。

（6）红外光谱法　《美国药典》（USP）采用此方法鉴别硫酸庆大霉素。方法是比较供试品和对照品的红外光谱的一致性。

（7）紫外光谱法　庆大霉素分子中无生色团，因此在 240～330nm 波长范围内对紫外光无吸收。《英国药典》（BP）及《欧洲药典》据此对硫酸庆大霉素进行鉴别，方法为取硫酸庆大霉素 10mg，加水 1ml 和 40%硫酸溶液 5ml，在水浴中加热 100min，冷却，用水稀释至 25ml。此溶液在 240～330nm 波长范围应不出现吸收。

3. 含量测定

庆大霉素的效价测定目前各国也采用抗生素微生物检定法。但庆大霉素 C_1、C_2、C_{1a} 三种主要组分的生物活性、毒副作用和耐药性均有差异，故不能只根据总效价的高低来判断质量的优劣，必须对三种主要组分的相对含量加以控制，才能保证用药的安全与有效。

由于庆大霉素三种主要组分的化学结构和理化性质很相似，因此测定其中各组分含量较为困难。国外曾报道用纸色谱、薄层色谱或柱色谱将三种主要组分分离后再用生物学法或物理化学法测定含量。但上述各种方法都比较烦琐、费时，重现性不好，灵敏度也不高。庆大霉素 C 组分的含量测定方法介绍如下。

庆大霉素分子中无紫外发色团或荧光团，因此必须进行衍生化反应。利用 C 组分结构中的伯氨基同邻苯二醛、巯基醋酸在 pH 10.4 的硼酸盐缓冲液（即邻苯二醛试液）中反应，生成 1-烷基硫代-2-烷基异吲哚衍生物，在 330nm 波长处有强吸收。

（1）系统适用性试验 用十八烷基硅烷键合硅胶为填充剂；以水-冰醋酸-甲醇（25∶5∶70）配制的 0.02mol/L 庚烷磺酸钠溶液为流动相（必要时调节甲醇的含量）；检测波长为 330nm。理论板数按 C_2 组分峰计算，应不低于 2000，C_{2a} 峰和 C_2 峰的分离度应符合要求。重复进样，其相对标准差（RSD）应小于 2.0%。

（2）测定 取本品适量，精密称定，加水制成每 1ml 中含 0.65mg 的溶液，取 4ml 置于 10ml 容量瓶中，加异丙醇 2ml 与邻苯二醛试液 1.6ml，用异丙醇稀释至刻度，摇匀，置 60℃水浴中加热 15min，冷却，过滤，量取滤液 10μl 注入高效液相色谱仪，C 组分的保留时间依次为：C_1、C_{1a}、C_{2a} 及 C_2，记录色谱图，量取 C_1、C_{1a}、C_{2a} 及 C_2 的峰面积，按峰面积归一化法计算，C_1 应为 25%～50%，C_{1a} 应为 15%～40%，$C_{2a}+C_2$ 应为 20%～50%。

（3）讨论

① 柱效要保证。以 C_2 峰测定，不得低于 2000 理论板数才能达到规定的分离度，否则 C_1 的分离较差。为此对色谱柱可做适当选择，注意：来源不同的 ODS（C_{18}）柱，由于填料表面理化性质的差异，其分离选择性及分离效果可能会有差异。实验中曾用 YWG-C_{18} 柱（大连产品，4.0mm×200mm，10μm）、Nucleosil-C_{18} 柱（大连产品，4.0mm×150mm，5μm）、Shimpak-Cis 柱（岛津，60mm×150mm，5μm）、ALEX-C_{18} 柱（Beckman，4.0mm×150mm，5μm）等色谱柱，结果表明柱效保证的 C_2 峰的理论板数均在 2500 以上，分离效果较好。其中 Nucleosil-C_{18} 柱，C_2 峰的保留时间较应用其他色谱柱稍长，并与前面的衍生剂等杂质峰可获得更好的分离效果。

② 流动相极性应适当控制（适当调节甲醇比例）。极性过强，出峰快，分离不佳，尤其是 C_1 峰与衍生剂等杂质峰难分开，以致 C_1 含量偏高。而流动相极性过弱，出峰太慢。保留时间长的 C_{2a} 与 C_2 组分的衍生物，随着色谱分离时间的延长，峰面积有减小的趋势。实验表明，C_2 峰的保留时间控制在 20～30min 较适当。

③ 经邻苯二醛试剂衍生化后的样品溶液放置一段时间后，色谱图上 C_1 与 C_{1a} 之间有一弱小峰会逐渐增大，而 C_{1a}、C_{2a} 峰则逐渐减小，此时表明溶液已不稳定。经色谱考察，供试品待测溶液常温下可稳定 4h。

《英国药典》（BP）则采用核磁共振谱法控制庆大霉素 C 复合物中三组分的相对含量。

第四节　四环素类抗生素药物的分析

四环素类抗生素在化学结构上是由四个环组成，故总称四环素类抗生素。包括四环素（简称 TC）、氯四环素又称金霉素（简称 CTC）、氧四环素又称土霉素（简称 OTC）和脱氧土霉素又称强力霉素（简称 DOTC）等。

一、结构与性质

1. 结构

四环素类抗生素，可以看做四并苯或萘并萘的衍生物，其基本结构如下：

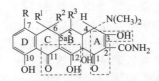

由于结构上各取代基 R、R^1、R^2、R^3 的不同而构成不同的四环素类抗生素（见表 14-3）。

表 14-3 常见四环素类抗生素的取代基

名称	R	R^1	R^2	R^3
四环素	H	OH	CH$_3$	H
金霉素	Cl	OH	CH$_3$	H
土霉素	H	OH	CH$_3$	OH
脱氧土霉素	H	H	CH$_3$	OH
多西环素	H	H	CH$_3$	OH
美他环素	H	H	=CH$_2$	OH

结构特点为母核上含有下列官能团：二甲氨基 [—N(CH$_3$)$_2$]、酰氨基（—CONH$_2$）、酚羟基（在 C$_{10}$ 上）及两个含有酮基和烯醇基的共轭双键系统（如上式中虚线内所示部分）。

2. 性质

(1) 酸碱性 四环素类抗生素分子中存在酚羟基和烯醇型羟基，显弱酸性；同时分子中含有二甲氨基，显弱碱性，故它是两性化合物。遇酸及碱，均能生成相应的盐，临床上大都采用盐酸盐。它们的游离碱在水中溶解度小。

(2) 吸湿性 此类抗生素都是结晶性物质，从水中结晶者，均含有结晶水，例如四环素含 6 个结晶水，水含量达到 19.6%。含结晶水的四环素类抗生素，当加热时或放置在干燥容器内则失去结晶水，若再将其置于空气中，则又吸收水分，恢复到原来所含结晶水的数目。

(3) 溶解度 四环素类抗生素的游离碱，在水中的溶解度很小，其溶解度与溶液 pH 值有关，在 pH4.5～7.2 之间难溶于水，但在较酸或较碱的溶液中溶解度增大，当 pH 低于 4 或高于 8 时，可以得到高浓度的四环素类水溶液。其盐类在水中会水解，当溶液浓度较大时，会析出游离碱。

(4) 不稳定性 干燥的四环素类游离碱及其盐较稳定，但在贮存中遇光可促使颜色变深，这和空气中氧的氧化作用有关。四环素类抗生素对各种氧化剂（包括空气中的氧在内）都是不稳定的。酸性溶液会发生差向异构化反应及降解反应；碱性水溶液会发生降解反应。

(5) 与金属离子形成配位化合物的性质 四环素类抗生素能与许多金属离子形成有色配位化合物。

二、鉴别试验

1. 硫酸反应

四环素类遇硫酸可立即产生颜色并借此区别各种四环素类。如盐酸四环素遇硫酸显深紫色，再加三氯化铁溶液变红棕色；盐酸金霉素遇硫酸显蓝色，迅速转变为绿色，加水 1ml 后显金黄色或棕色；土霉素显朱红色；盐酸多西环素遇硫酸显黄色。

由于四环素类抗生素分子结构中具有酚羟基，因此可在酸性溶液中与三氯化铁试液发生显色反应。上述的盐酸四环素遇硫酸呈深紫色，再与三氯化铁试液反应呈棕红色的原理即是如此。

2. 三氯化铁反应

由于分子结构中具酚羟基，因此遇三氯化铁试液立即产生颜色，此反应也可用于本类抗生素的比色测定。如四环素显红棕色；金霉素显深褐色；土霉素显橙褐色；盐酸多西环素显褐色。

3. 荧光反应

由于分子结构中含有两个共轭双键系统，在紫外光照射下能产生荧光，它们的降解产物也具有荧光，可供鉴别。

4. 紫外分光光度法

本类抗生素分子内含有共轭双键体系，在紫外光区有吸收。《中国药典》2020 年版将紫外吸收的特征作为盐酸美他环素的鉴别项目。

> **【例 14-4】** 盐酸美他环素的鉴别
>
> 取本品，加水溶解并稀释制成每 1ml 中约含 10μg 的溶液，按照紫外-可见分光光度法，在 345nm、282nm 和 241nm 的波长处有最大吸收，在 264nm 和 222nm 的波长处有最小吸收。

5. 高效液相色谱法

利用高效液相色谱图中药品的保留时间，可以对四环素类药品进行真伪鉴别。《中国药典》2020 年版采用 HPLC 法作为鉴别四环素类抗生素条目之一，并规定四环素类药品含量测定项下的供试品主峰应与相应对照品主峰的保留时间一致。

6. 薄层色谱法

四环素类抗生素的薄层色谱法多采用硅藻土作载体，为了获得较好的分离，在黏合剂中加有聚乙二醇 400、甘油以及中性的乙二胺四乙酸二钠溶液。乙二胺四乙酸二钠可以克服因痕量金属离子存在而引起的拖尾现象。本类抗生素及其降解产物在紫外光（365nm）下产生荧光的性质，可用于检出斑点并以标准品对照进行鉴别。

> **【例 14-5】** 盐酸土霉素的鉴别
>
> **(1) 薄层板** 硅胶 G（H）F$_{254}$薄层板，用 10％乙二胺四醋酸二钠溶液（10mol/L 氢氧化钠溶液调节 pH 值至 7.0）10ml 均匀喷在板上，平放晾干，110℃ 干燥 1h 后备用。
>
> **(2) 展开剂** 水-甲醇-二氯甲烷（6：35：59）溶液。
>
> **(3) 点样** 取本品与土霉素对照品，分别加甲醇溶解并稀释制成每 1ml 中含 1mg 的溶液，作为供试品溶液与对照品溶液；另取土霉素与盐酸四环素对照品，加甲醇溶解并稀释制成每 1ml 中各含 1mg 的混合溶液。吸取上述三种溶液各 1μl，分别点于同一薄层板上。
>
> **(4) 检测** 展开后，晾干，置紫外光灯（365nm）下检视。混合溶液应显两个完全分离的斑点，供试品溶液所显主斑点的位置和荧光应与对照品溶液主斑点的位置和荧光相同。

三、特殊杂质检查

四环素中的杂质及有关物质主要是指在生产和贮藏过程中易形成的异构杂质、降解产物差向四环素（ETC）、脱水四环素（ATC）、差向脱水四环素（EATC）、金霉素（CTC）和土霉素（OTC）等。此类杂质的存在不仅可使四环素外观色泽变深，而且在临床上可引起急性或亚急性毒性反应，可使患者出现严重恶心、呕吐、糖尿、蛋白尿及酸中毒现象。因此，为保证用药安全和有效，必须对上述降解产物及异构杂质加以控制。同时发现，当保存过程中的湿度和温度偏高时，四环素容易异构化而变质；若含水量偏高，即使在室温保存，其中脱水物及差向脱水物的含量亦均增高。残留溶剂的量过高，也使脱水物的含量增高。杂质吸光度越大，脱水物及差向脱水物含量就越高。因此，四环素类药品除上述异构杂质及降解产物需要控制外，还需规定水分、杂质吸光度以及残留溶剂的限量等。

1. 有关物质

《中国药典》2020年版使用高效液相色谱法控制脱水四环素、差向四环素、差向脱水四环素、土霉素金霉素的量。

【例 14-6】 盐酸四环素中有关物质检查

临用新制。取本品，加 0.01mol/L 盐酸溶液溶解并定量稀释制成每 1ml 中约含 0.8mg 的溶液，作为供试品溶液；精密量取 2ml，置 100ml 容量瓶中，用 0.01mol/L 盐酸溶液稀释至刻度，摇匀，作为对照品溶液。取对照品溶液 2ml，置 100ml 容量瓶中，用 0.01mol/L 盐酸溶液稀释至刻度，摇匀，作为灵敏度溶液。照含量测定项下的色谱条件试验，量取灵敏度溶液 10μl 注入液相色谱仪，记录色谱图，主成分色谱峰峰高的信噪比应大于 10。再精密量取供试品溶液与对照品溶液各 10μl，分别注入液相色谱仪，记录色谱图至主成分峰保留时间的 2.5 倍。供试品溶液色谱图中如有杂质峰，土霉素、4-差向四环素、盐酸金霉素、脱水四环素、差向脱水四环素按校正后的峰面积（分别乘以校正因子 1.0、1.42、1.39、0.48 和 0.62）分别不得大于对照品溶液主峰面积的 0.25 倍（0.5%）、1.5 倍（3.0%）、0.5 倍（1.0%）、0.25 倍（0.5%）、0.25 倍（0.5%），其他各杂质峰面积的和不得大于对照品溶液主峰面积的 0.5 倍（1.0%）。供试品溶液色谱图中小于灵敏度溶液主峰面积的峰忽略不计。

2. 杂质吸光度

杂质的吸光度越大，四环素类药物的异构体和降解产物越多。《中国药典》2020年版通过规定特定波长处杂质的吸光度来限量杂质。

四、含量测定

四环素类抗生素的含量测定，各国药典多采用高效液相色谱法。

【例 14-7】 盐酸四环素的含量测定

(1) 色谱条件与系统适用性试验 十八烷基硅烷键合硅胶为填充剂；醋酸铵溶液 [0.15mol/L 醋酸铵溶液-0.01mol/L 乙二胺四醋酸二钠溶液-三乙胺（100:10:1），用醋酸调节 pH 值至 8.5]-乙腈（83:17）为流动相；检测波长为 280nm。取 4-差向四环素、土霉素、差向脱水四环素、盐酸金霉素及脱水四环素对照品各约 3mg 与盐酸四环素对照品约 48mg，置于 100ml 容量瓶中，加 0.1mol/L 盐酸溶液 10ml 使溶解后，用水稀释至刻度，摇匀，作为系统适用性试验溶液，取 10μl 注入液相色谱仪，记录色谱图，出峰顺序为：4-差向四环素、土霉素、差向脱水四环素、四环素、金霉素、脱水四环素，四环素峰的保留时间约为 14min。4-差向四环素峰、土霉素峰、差向脱水四环素峰、四环素峰、金霉素峰间的分离度均应符合要求，金霉素及脱水四环素峰的分离度应大于 1.0。

（2）测定　本品约 25mg，精密称定，置于 50ml 容量瓶中，加 0.01mol/L 盐酸溶液溶解并稀释至刻度，摇匀，精密量取 5ml，置于 25ml 容量瓶中，用 0.01mol/L 盐酸溶液稀释至刻度，摇匀，精密量取 10μl 注入液相色谱仪，记录色谱图；另取盐酸四环素对照品适量，同法测定。按外标法以峰面积计算，即得。

课后练习题

一、最佳选择题

1. 属于 β-内酰胺类抗生素的药物是（　　）。

　　A. 链霉素　　　B. 四环素　　　　C. 庆大霉素　　　D. 青霉素钾　　　E. 阿奇霉素

2. 硫酸庆大霉素的鉴别反应是（　　）。

　　A. 坂口反应　　　　　B. 茚三酮反应　　　　　C. 羟肟酸铁反应

　　D. 硫色素反应　　　　E. 麦芽酚反应

3. 在《中国药典》2020 年版中，盐酸四环素含量测定的方法为（　　）。

　　A. 碘量法　　　　　　B. 汞量法　　　　　　C. 酸碱滴定法

　　D. 紫外分光光度法　　E. 高效液相色谱法

4. 需要检查聚合物的药物是（　　）。

　　A. 硫酸庆大霉素　　　B. 阿奇霉素　　　　　C. 盐酸四环素

　　D. 青霉素钠　　　　　E. 阿司匹林

二、多项选择题

1. 青霉素钠的检查项目包括（　　）。

　　A. 吸光度　　　　　　B. 细菌内毒素　　　　C. 有关物质

　　D. 无菌　　　　　　　E. 青霉素聚合物

2.《中国药典》2020 年版中采用高效液相色谱法测定含量的药物有（　　）。

　　A. 阿奇霉素　　　　　B. 头孢羟氨苄　　　　C. 阿莫西林

　　D. 硫酸庆大霉素　　　E. 青霉素钠

三、配伍选择题

[1～2]

　　A. 茚三酮反应　　　　B. Vitali 反应　　　　C. 三氯化铁反应

　　D. 双缩脲反应　　　　E. 三氯化锑反应

以下药物的鉴别反应为：

1. 四环素（　　）。

2. 头孢羟氨苄（　　）。

[3～4]

　　A. 比色法　　　　　　B. 比浊法

　　C. 在 530nm 波长处测定吸光度的方法

　　D. 高效液相色谱法　　E. 薄层色谱法

以下药物中杂质检查方法是：

3. 盐酸四环素中的差向异构体、脱水四环素以及中性降解产物（　　）。

4. 盐酸四环素中的有关物质（　　）。

[5～7]

　　A. 气相色谱法　　　　B. 抗生素微生物检定法　　C. 原子吸收分光光度法

　　　　D. 高效液相色谱法　　　　E. 荧光法

以下药物的含量测定方法是

5. 阿莫西林胶囊（　　　）。

6. 硫酸庆大霉素（　　　）。

7. 阿奇霉素片（　　　）。

四、简答题

1. 抗生素类药品的常规检验包括哪几个方面？

2. β-内酰胺类抗生素常用的鉴别试验有哪些？

3. β-内酰胺类抗生素常用的含量测定方法有几种？如何进行操作？

4. 为什么要对 β-内酰胺类抗生素中所含高分子杂质进行控制？主要的控制方法是哪些？

5. 碘量测定有什么特点？它与汞量法测定的相同点和不同点在哪里？

6. 链霉素的常用的鉴别试验有几种？各自的原理是什么？

7. 庆大霉素常用的鉴别试验有几种？各自的原理是什么？

8. 为什么《中国药典》要规定控制庆大霉素 C 组分，采用什么方法？

9. 四环素类药品的鉴别试验方法有哪些？

第十五章

生化药物的分析

【学习与素养目标】

1. 了解生化药物的定义。
2. 熟悉生化药物分析的特点。
3. 掌握生化药物的常用定量分析方法。
4. 通过了解近年发生的药品质量不良事件，深刻认识药品质量安全的复杂和多变，坚定职业操守。

生化药物是从生物体分离、纯化所得，用于预防、治疗和诊断疾病的生化物质，其中部分现已通过化学合成或生物技术制备或重组。中国生化药物工业始于 20 世纪 50 年代中期，伴随着国民经济和科学技术的不断提高，现已有长足的发展，不少生化药物在国内、外市场上已占有不可取代的位置。

第一节　概　述

一、生化药物的定义

生化药物是指从动物、植物及微生物提取的，以及用生物-化学半合成或用现代生物技术制得的生化基本物质，如氨基酸、多肽、蛋白质、酶、辅酶、多糖、核苷酸、脂和生物胺等，以及其衍生物、降解物及大分子的结构修饰物等。

二、生化药物的种类

生化药物按结构、功能分类如下。

1. 氨基酸类药物

(1) 单氨基酸　亮氨酸、组氨酸、苯丙氨酸、半胱氨酸、异亮氨酸、丝氨酸、色氨酸、丙氨酸、赖氨酸、甘氨酸、甲硫氨酸（蛋氨酸）、天冬氨酸、精氨酸、苏氨酸、脯氨酸、羟脯氨酸、胱氨酸、酪氨酸、谷氨酸等。

(2) 氨基酸衍生物　乙酰半胱氨酸、L-半胱氨酸乙酯盐酸盐、S-甲基-半胱氨酸、谷氨酰胺、二羟基苯丙氨酸等。

(3) 复方氨基酸注射液　有 18AA-Ⅰ、18AA-Ⅱ、18AA-Ⅲ、18AA-Ⅳ复方氨基酸注射液等。

2. 多肽类药物

(1) 垂体多肽　促肾上腺皮质激素（39 肽）、精氨酸、加压素（9 肽）、催产素（9 肽）、促黑素（13 肽、18 肽）等。

（2）消化道多肽　促胰液素（胰泌素，27 肽）、胃泌素（17 肽）、胆囊收缩素（35 肽）、抑胃肽（43 肽）、血管活性肠肽（28 肽）、胰多肽（36 肽）、神经降压肽（13 肽）等。

（3）下丘脑多肽　促甲状腺素释放激素（3 肽）、促性腺激素释放激素（10 肽）、生长抑素（14 肽）等。

（4）脑啡肽　甲硫氨酸脑啡肽和亮氨酸脑啡肽（均为 5 肽）、β-内啡肽（31 肽）等。

（5）激肽类　血管紧张肽Ⅰ（10 肽）、Ⅱ（8 肽）等活性肽。

（6）其他肽类　降钙素（32 肽）、δ睡眠肽（9 肽）、胸腺素 α1（28 肽）等。

3. 蛋白类药物

纤维蛋白原、纤维蛋白、糖蛋白、明胶、精蛋白、抑素、腮腺素、水蛭素、肝细胞生长因子、生长激素、催乳素、促甲状腺素、促卵泡激素（FSH）、人绒毛膜促性腺激素（HCG）、促黄体激素（LH）。此外，植物来源的蛋白质类药物有植物凝集素、天花粉蛋白、蓖麻毒蛋白和相思豆毒蛋白等。

4. 酶类药物

（1）助消化酶类　胃蛋白酶、胰蛋白酶、胰淀粉酶、胰脂肪酶、脂肪酶等。

（2）蛋白水解酶类　糜蛋白酶、溶菌酶、菠萝蛋白酶、无花果蛋白酶、木瓜蛋白酶、枯草杆菌蛋白酶、弹性蛋白酶等。

（3）凝血酶及抗栓酶　凝血酶、纤溶酶、尿激酶、链激酶等。

（4）辅酶　CoA、CoQ_{10}、黄素单核苷酸（FMN）、黄素腺嘌呤二核苷酸（FAD）等。

（5）其他酶类　细胞色素 C 氧化酶、超氧化物歧化酶（SOD）、青霉素酶等。

5. 核酸类药物

RNA（核糖核酸）、DNA（脱氧核糖核酸）、cAMP（环腺苷酸）、CTP（胞苷三磷酸）、GMP（鸟苷酸）、IMP（肌苷酸）、AMP（腺苷酸）、肌苷、UTP（尿苷酸）、NAD（烟酰胺腺嘌呤二核苷酸）、NADP（烟酰胺腺嘌呤二核苷酸磷酸）等。

6. 多糖类药物

肝素、硫酸软骨素、硫酸皮肤素、硫酸角质素、透明质酸、类肝素、右旋糖酐、香菇多糖、海藻多糖等。

7. 脂类药物

卵磷脂、脑磷脂、胆固醇、麦角固醇、胆汁酸、鹅脱氧胆酸、胆红素、亚油酸、亚麻酸、花生四烯酸、前列腺素系列（PGE_1、PGE_2、PGE_{2a}）等。

8. 生物胺类

为生物体内产生的一些胺类物质。主要有 5-羟色胺和儿茶酚胺等。

三、生化药物的特点

1. 分子量大小不恒定

生化药物除氨基酸、核苷酸、辅酶及甾体激素等属化学结构明确的小分子化合物外，大部分为大分子的物质（如蛋白质、多肽、核酸、多糖类等），其分子量一般从几千至几十万。对大分子的生化药物而言，即使组分相同，往往由于分子量不同也会产生不同的生理活性。如肝素是由 D-硫酸氨基葡萄糖和葡糖醛酸组成的酸性黏多糖，能明显延长血凝时间，有抗凝血作用；而低分子量肝素，其抗凝活性低于肝素。所以，分子量的测定是生化药物常规检测指标之一。

2. 生物活性检查

在制备多肽或蛋白质类药物时，有时因工艺条件的变化，导致蛋白质失活。因此，对这些生化药物，除了用通常采用的理化法检验外，尚需用生物检定法进行检定，以证实其生物活性。

3. 安全性检查

由于生化药物的性质特殊，生产工艺复杂，易引入特殊杂质，故生化药物常需做安全性检查，如热原检查、过敏试验、异常毒性试验等。

4. 效价测定

生化药物多数可通过含量测定，以表明其主药的含量。但对酶类药物需进行效价测定或酶活力测定，以表明其有效成分含量的高低。

5. 结构复杂

在大分子生化药物中，由于有效结构或分子量不确定，其结构的确证很难沿用元素分析、红外、紫外、核磁、质谱等方法加以证实，往往还要用生化法加以证实。

第二节　生化药物检验的基本程序与方法

一、鉴别试验

生化药物鉴别通常需用标准品或对照品在同一条件下进行对照试验。常用的生化药物鉴别方法包括以下 5 种。

1. 化学反应法

通常利用生化药物与某试剂在一定条件下反应，生成有颜色的产物或沉淀进行鉴别。

（1）呈色法

【例 15-1】　溶菌酶的鉴别

溶菌酶分子中的四个肽键上的氮原子能与铜离子（Cu^{2+}）络合，生成有颜色的络合物，肽键越多，产生的颜色越深。

（2）沉淀法

【例 15-2】　胃蛋白酶的鉴别

胃蛋白酶是具有高效、专一催化活性的特殊蛋白质，易受酸、碱、重金属或有机溶剂等的作用，破坏蛋白质肽链的空间结构，引起蛋白质变性，生成不溶性的沉淀。

2. 紫外分光光度法

很多生化药物的分子中都具有共轭系统，能吸收紫外光。通过测定被测物质在特定波长处或一定波长范围内光的吸光度，对该物质进行定性和定量分析的方法。

【例 15-3】　色甘酸钠的鉴别

取本品，加磷酸盐缓冲液（pH7.4）溶解并稀释制成每 1ml 中约含 $10\mu g$ 的溶液，按照紫外-可见分光光度法测定，在 238nm 与 326nm 的波长处有最大吸收。

3. 酶法

利用酶的特点，以酶作为分析工具或分析试剂，用于测定生物药物样品中用一般化学方法难于检测的物质，如底物、辅酶、抑制剂和激动剂（活化剂）或辅助因子含量的方法。如尿激酶是专属性较强的蛋白水解酶，根据尿激酶能激活牛纤维蛋白溶酶原，而具有相同作用的链激酶不能激活牛纤维蛋白溶酶原而加以区别，并用直接观察溶解纤维蛋白作用的气泡上升法作为判断指标。

4. 电泳法

电泳法是指带电微粒在电场的作用下，向其对应的电极方向按各自的速度泳动，而使组分分离，再进行检测或计算百分含量的方法，常见的电泳有自由界面电泳和区带电泳。

自由界面电泳，又称移动界面电泳，是指在没有支持介质的溶液中进行的电泳。在一个U形管里的溶液中，同种分子的构型及荷电情况基本一致，在电场影响下，它们逐渐密集而与其他电泳迁移率不同的物质之间形成明显的界面。电泳后根据形成的不同界面而达到分离，由于自由界面电泳不受支持物的影响，分离效果较好。它适用于蛋白质组分的定性、定量分析和电泳迁移率的测定。此法的局限性是只能从其他蛋白质中分离移动较快的蛋白质。常见的自由界面电泳有等电聚焦电泳、等速电泳、密度梯度电泳及显微电泳等，这类电泳目前已很少使用。

区带电泳是带电荷的供试品在惰性支持介质（如纸、醋酸纤维素、聚丙烯酰胺凝胶等）中，于电场的作用下，向其对应的电极方向按各自的速度进行泳动，使组分分离成狭窄的区带，用适宜的检测方法记录其电泳区带图谱或计算其百分含量的方法。区带电泳具有灵敏度高、分辨率好、设备简单、操作方便等优点，在生化药物分析中的应用越来越广泛。《中国药典》收载的区带电泳法有纸电泳法、醋酸纤维素薄膜电泳法、聚丙烯酰胺凝胶电泳法和SDS聚丙烯酰胺凝胶电泳法。

5. 生物法

利用生物体进行试验来鉴别药物，如用家兔惊厥试验来鉴别胰岛素，通过胰岛素的降血糖作用来鉴别，当剂量过大，血糖降低至一定水平（约30%），家兔即发生惊厥，迅速静注50%葡萄糖注射液，补充血糖，惊厥停止，说明惊厥是胰岛素所致低血糖而引起的。

应该指出，由于生化药物的结构复杂，仍有一部分生化药物目前还未找到有效的鉴别方法，如糜蛋白酶、糜胰蛋白酶、胰蛋白酶等。

二、杂质检查

生化药物分子较大，结构复杂，有时成分并非单一，纯化工艺较难，因此，生化药物的杂质检查就显得非常重要。

1. 一般杂质检查

生化药物的一般杂质检查项目包括氯化物、硫酸盐、磷酸盐、铵盐、铁盐、重金属、酸度、溶液的澄清度或溶液的颜色、水分及干燥失重、炽灼残渣等。其检查的原理及方法与化学药物中的一般杂质检查相同，不再赘述。

2. 特殊杂质检查

特殊杂质主要是指从生产工艺中引入或原料中带入的杂质。许多生化药物是从生物组织中提取或用微生物发酵法制得，药物中易残存一些杂质或其他成分。如胰蛋白酶是从动物膜中提取制得的一种蛋白水解酶，在制备过程中，易带入杂质糜蛋白酶。糜蛋白酶的限度为 2500 个胰蛋白酶单位中不得大于 50 单位，按每 1mg 胰蛋白酶为 2500 个单位和每 1mg 糜蛋白酶为 1000 单位，折算成重量，则糜蛋白酶的限度为 5%（g/g）。

三、安全性检查

1. 热原检查法（家兔法）

本法是将一定剂量的供试品，静脉注入家兔体内，以其体温升高的程度，判定该供试品中所含热原是否符合规定，是一种限度试验法。

(1) 检查法 取适用的家兔 3 只，测定其正常体温后 15min 以内，自耳静脉缓缓注入规定剂量并温热至约 38℃ 的供试品溶液，然后每隔 30min 按前法测量其体温 1 次，共测 6 次，以 6 次体温中最高的一次减去正常体温，即为该兔体温的升高的温度（℃）。如 3 只家兔中有 1 只体温升高 0.6℃ 或高于 0.6℃，或 3 只家兔体温升高总和达 1.3℃ 或高于 1.3℃，应另取 5 只家兔复试，检查方法同上。

(2) 结果判断 在初试 3 只家兔中，体温升高均低于 0.6℃，并且 3 只家兔体温升高总和低于 1.3℃；或在复试的 5 只家兔中，体温升高 0.6℃ 或高于 0.6℃ 的家兔数不超过 1 只，并且初试、复试合并 8 只家兔的体温升高总和为 3.5℃ 或低于 3.5℃，均认为供试品的热原检查符合规定。

2. 异常毒性试验

异常毒性试验是用一定剂量的药物按指定的操作方法和给药途径给予规定体重的某种试验动物，观察其急性毒性反应。反应的判断以试验动物死亡与否为终点。《中国药典》2020 年版中规定的异常毒性试验，实际上是一个限度试验。在此剂量条件下，一般供试品不应使试验动物中毒致死；如果出现试验动物急性中毒而死亡，则反映该供试品中含有的急性毒性物质超过了正常水平，因此，本试验又称异常毒性检查法。在出现试验动物死亡时，除动物试验方法存在的差异或偶然差错外，主要决定于供试品在生产过程中是否带入可引发异常毒性反应的杂质。异常毒性试验的动物为小白鼠。试验操作方法有尾静脉注射法、皮下注射法、腹腔注射法及口服给药法等。

《中国药典》2020 年版中规定了 50 多种药物需做异常毒性检查。

> **【例 15-4】** 玻璃酸酶的异常毒性检查
> 取体重 17～22g 的健康小鼠 5 只，分别由皮下注射每 1ml 中含玻璃酸酶 10000 单位的氯化钠注射液 0.25ml 时，48h 内不得发生皮下组织坏死或死亡，如有一只小鼠发生组织坏死或死亡，应按上述方法复试，全部小鼠在 48h 内不得有组织坏死或死亡现象。

3. 过敏反应检查

过敏反应检查是检查异性蛋白的试验。药物中若夹杂有异性蛋白，在临床使用时易引起病人多种过敏反应，轻者皮肤出现红斑或丘疹，严重者可出现窒息、发绀、血管神经性水肿、血压下降，甚至休克和死亡。因此，有可能存在异性蛋白的药物应做过敏反应检查。如细胞色素 C 是蛋白制剂，在制备中可能掺入少量杂蛋白，为保证使用安全，《中国药典》规定细胞色素 C 溶液及细胞色素 C 注射液应做过敏反应检查。

【例 15-5】 细胞色素 C 注射液的过敏反应检查

取本品适量，加注射用水稀释成每 1ml 中含细胞色素 C 7.5mg 的溶液，作为供试品溶液。取体重为 250～350g 的健康豚鼠 6 只，隔日每只每次腹腔或适宜的途径注射供试品溶液 0.5ml，共 3 次，进行致敏。每日观察每只动物的行为和体征，首次致敏和激发前称量并记录每只动物的体重。然后将其均分为 2 组，每组 3 只，分别在首次注射后第 14 日和第 21 日，由静脉注射供试品溶液 1ml 进行激发。观察激发后 30min 内动物有无过敏反应症状。如在同一只动物上出现竖毛、发抖、干呕、连续喷嚏 3 声、连续咳嗽 3 声、紫癜和呼吸困难等现象中的 2 种或 2 种以上，或出现二便失禁、步态不稳或倒地、抽搐、休克、死亡现象之一者，判定供试品不符合规定。

4. 降压物质检查法

降压物质是指某些药物中含有的能导致血压降低的杂质，包括组胺、类组胺或其他导致血压降低的物质。在用动物脏器或组织为原料制备生化药物的过程中，正常组织内存在的组胺及部分氨基酸脱羧形成的组胺、酪胺等胶类物质，均为这类杂质的来源。以组胺为代表的胺类，具有刺激支气管、肠管平滑肌，扩张毛细血管及人类小动脉的作用，注入体内能导致人、狗、猫或猴的血压下降。临床上注射染有此类降压物质的注射液后，将引起面部潮红、脉搏加速和血压下降等不良反应。因此，除了从生产工艺上采取有效措施以减少可能的污染外，对有关药品中的降压物质进行检查并控制其限度是十分必要的。《中国药典》2020 年版采用猫（或狗）血压法检查药物如门冬酰胺酶（埃希）、抑肽酶、注射用糜蛋白酶等十几种药物中所含的降压物质。

5. 无菌检查法

无菌检查法是检查药物及辅料是否染有活菌的一种方法，是药典中较重要的检查项目之一。由于许多生化药物是在无菌条件下制备的，且不能高温灭菌，因此，无菌检查就更有必要。《中国药典》2020 年版中几乎所有的注射用药如注射用尿激酶等，均须做无菌检查。由于取样和试验方法的局限性，对于保证药品的无菌要求，首先应严格执行 GMP 管理制度，使药品真正达到无菌，而无菌检查只是控制这些制品染菌状况的一种检测手段。

（1）无菌检查的基本步骤

① 培养基的制备，为细菌生长、繁殖提供所必需的营养物质——碳源、氮源、维生素、矿物质等。

② 选择对照用菌液，供对照试验用。

③ 具体检查，如接种、培养等操作。

④ 结果判断，得出阴性或阳性的结论。

（2）注意事项

① 无菌检查的全部过程应严格遵守无菌操作法，包括对操作环境、试验材料及用具酶灭菌等，防止微生物污染。

② 应避免在有抑菌条件下操作。

③ 从事无菌操作的人员应具备微生物学的基础知识及一定工作经验，否则要经过无菌技能的培训，方能从事此工作。

四、含量（效价）测定

生化药物的含量表示方法通常有两种：一种用百分含量表示，适用于结构明确的小分子药物或经水解后变成小分子的药物；另一种用生物效价或酶活力单位表示，适用于酶类、蛋白质类等药物。常用的定量分析法将在本章第三节中介绍。

第三节　生化药物常用的定量分析法与应用

一、理化法

1. 重量法

根据样品中分离出的单质或化合物的重量测定所含成分的含量。根据被测组分分离方法的不同，可分为提取法、挥发法、沉淀法。

（1）提取法　用适宜的溶剂提取出样品中的某种成分，再蒸去溶剂进行测定。例如胰酶中脂肪含量测定是用乙醚提取后挥散乙醚，残渣在 105℃ 干燥 2h 称重并计算。

（2）挥发法　利用被测组分具有挥发性，或将它转化为挥发性物质来进行含量测定的方法。"炽灼残渣"为直接挥发法的一种特殊方式，"干燥失重"为间接挥发法。

（3）沉淀法　沉淀法是利用沉淀反应，将被测组分转化成难溶物，以沉淀形式从溶液中分离出来，然后经过滤、洗涤、烘干或炽灼，最后称重并计算其含量的方法。

2. 滴定法

根据样品中某些成分与标准溶液能定量地发生酸碱中和、氧化还原或络合反应等进行测定。

> **【例 15-6】　胰酶的淀粉酶测定**
>
> 利用氧化还原反应，以淀粉为底物，经淀粉酶水解后产生还原糖，在碱性溶液中还原糖又将斐林试剂中的 Cu^{2+} 还原成 Cu^+，多余的 Cu^+ 在酸性溶液中与 KI 作用析出碘，然后用硫代硫酸钠滴定所析出的碘，来推算糖的含量，进而标定淀粉酶的效价。

3. 比色法

样品与显色剂可发生颜色反应，依颜色反应的强度测定含量。该方法专一性强、操作简便、结果稳定。如蛋白质的含量测定，可利用蛋白质与双缩脲试剂发生颜色反应，从而进行定量测定。

> **【例 15-7】　硫酸软骨素的含量**
>
> 本品系自猪的喉骨、鼻中骨、气管等软骨组织提取制得的酸性黏多糖。按干燥品计算，含氨基己糖以氨基葡萄糖计算，应不得少于 24.0%。
>
> 本品采用 Elson-Morgan 法测定含量，其基本原理为样品先用盐酸水解生成氨基己糖，然后在碱性条件下与乙酰丙酮反应，生成色原物质，再与对二甲氨基苯甲醛反应产生红色，以盐酸氨基葡萄糖为对照品，用比色法测定。
>
> ① 对照品溶液的制备。精密称取经 105℃ 干燥至恒重的盐酸氨基葡萄糖 0.1g，置于 100ml 容量瓶中，加水溶解并稀释至刻度，摇匀；精密量取 10ml，置于 100ml 容量瓶中，加水至刻度，摇匀。每 1ml 中含盐酸氨基葡萄糖 0.1mg。
>
> ② 供试品溶液的制备。取本品约 0.15g，精密称定，置于 50ml 容量瓶中，加 6mol/L 盐酸溶液使溶解，并稀释至刻度，摇匀；精密量取 5ml 置于 50ml 容量瓶中，密塞，置水浴中水解 2h，取出放冷，用氢氧化钠溶液（1→5）中和至中性，加水至刻度，摇匀，用干燥滤纸过滤，弃去初滤液，保留续滤液备用。

③ 测定法。精密量取对照品与供试品溶液各 1ml，各取 2 份，分别置 4 支具塞试管中，各加水至 5ml；另取具塞试管一支，加水 5ml 作为空白，各加乙酰丙酮试液 1ml，摇匀，置水浴中（1ml 后密塞），准确加热 25min，取出，用冰水迅速冷却后，加无醛乙醇 3ml，在 60℃ 水浴中保温 10min 后，再加对二甲氨基苯甲醛试液 1ml，强力振摇，并继续在 60℃ 水浴中保温 1h，立即用冷水冷却至室温，按照分光光度法，在 525nm 的波长处分别测定对照品溶液与供试品溶液的吸光度，每个样品三个平行，按下式计算：

$$氨基己糖的含量（\%）= \frac{AW_s \times 0.8309 \times 500}{A_s W} \times 100\%$$

式中，A 为供试品溶液吸光度的平均值；A_s 为对照品溶液吸光度的平均值；W_s 为对照品溶液每 1ml 中含盐酸氨基葡萄糖的量，mg；W 为供试品重量，mg；0.8309 为氨基葡萄糖与盐酸氨基葡萄糖分子量的比值。

本法专属性强，操作简便、结果稳定。值得注意的是实验中所用乙醇必须是无醛乙醇。否则，将影响测定结果的准确性。

4. 紫外分光光度法

样品或转化后的产物在某一波长处有最大吸收，在一定的浓度范围内，其浓度与吸光度成正比，则可进行定量测定。如蛋白质在 280nm 左右有最大吸收，胰蛋白酶与底物 N-乙酰-L-酪氨酸乙酯作用后的产物在 237nm 处有最大吸收，根据其吸光度可进行定量。

5. 高效液相色谱法

高效液相色谱法（HPLC）的种类很多，应用也十分广泛，现将生化药物中常用的方法概述如下。

（1）反相高效液相色谱法（RP-HPLC）　RP-HPLC 在生化药物（例如肽类、氨基酸、蛋白质、多糖等）定量分析中应用广泛。以（C_4、C_8、C_{18}）烷基硅烷键合相为柱填料，以甲醇-水、乙腈-水或甲醇、乙腈与缓冲液构成的溶液为流动相，以紫外、荧光或电化学检测器为检测手段。

（2）高效离子交换色谱法（HPIEC）　HPIEC 是蛋白质、多肽分离分析中常见的方法之一。HPIEC 具有以下特点。

① 蛋白质、多肽的分离是根据其相应的离子化程度而进行的。暴露在外的带电荷的氨基酸残端的数量（如天冬氨酸、赖氨酸）将影响洗脱过程。

② 分离过程是以盐浓度增大的梯度洗脱法进行的。样品液必须和进样前的流动相保持相同的 pH 和离子强度。为获得良好的重现性，样品进样前，柱必须充分平衡。典型的分离梯度是缓冲液为 0.3～1.0mol/L 的盐溶液。如有可能应尽量避免使用卤素类盐以延长不锈钢柱的寿命。

③ 柱效中等并具有较高质量的活性回收。虽然获得的峰比反相色谱更宽，但活性回收更佳。活性蛋白质的回收可通过不同强弱交换类型的选择而优化。对于一些敏感蛋白质，如果回收有问题，弱型离子交换剂可获得更好的活性和质量回收。

（3）高效凝胶过滤色谱法（HPGFC）　HPGFC 可用于多肽和蛋白质等生化药物的分离

及其分子量的测定。HPGFC柱上填充着微粒状的具有亲水性表面组成的有机物载体或表面性质得到改造的硅胶类物质。HPGFC有如下优点。

① 活性蛋白质回收效率高。该方法填料和样品间的相互作用在所有的液相色谱技术中是最温和的。除流动相中含有变性剂外，活性蛋白质几乎可以被全部回收。

② 分离是在固定比例的水溶液中进行的。流动相通常为缓冲液。为了提高分离能力，可加入少量的能与水互溶的有机改性剂或表面活性剂。

③ 分离是根据蛋白质或多肽在溶液中相应的有效粒径来进行的。当蛋白质具有相同的形状（如球状或纤维状）时，通常可以根据分子量来预示组分的洗脱顺序，故可用来测定蛋白类药物的分子量。

【例 15-8】 重组人肿瘤坏死因子（rh-TNF）衍生物分子量的测定

rh-TNF属基因工程药物，其分子量的测定是该药质量控制的主要指标之一。

① 仪器与色谱条件。岛津 LC-10A HPLC 仪；色谱柱为 Beckman Ultraspherogel SEC3000（30cm×7.5mm）柱；流动相为 0.1mmol/L KH_2PO_4 ：0.1mmol/L Na_2SO_4（1：1）＋0.05％叠氮化钠，流速 1ml/min；检测波长为 280nm。

② 标准蛋白分子量曲线的制备。选用四种蛋白：醛缩酶、血清白蛋白、碳酸酐酶及抑蛋白酶肽制成混合标样。考虑到流速等因素对保留时间 T 的影响而选用了内标法，即在混合标样中加入右旋糖酐和酪氨酸作为内标，进样后可同时测得完全排阻和完全进入填料孔隙的两种内标的保留时间 T_0 和 T_t，用分配系数（K_d）对分子量对数（$\lg M_W$）作图，从而保证测定结果有较好的重现性。结果见图 15-1。

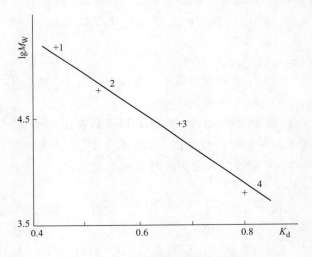

图 15-1 标准蛋白分子量曲线
1—醛缩酶；2—血清白蛋白；3—碳酸酐酶；4—抑蛋白酶肽

③ 样品测定。根据样品的保留时间 t_R（见图 15-2）求出其分配系数 $[K_d＝T－T_0/(T_t－T_0)]$，由 K_d 从标准蛋白分子量曲线上查出的相应的 $\lg M_W$，计算出分子量。测定了 3 个厂家的 7 批 rh-TNF 衍生物样品，其中 3 批相对分子质量为 45000，提示其天然活性成分形式可能是三聚体；而其他 4 批相对分子质量为 36000，提示其天然活性成分形式可能是二聚体。

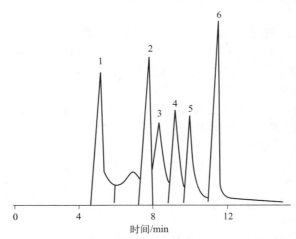

图 15-2　标准蛋白色谱图

1—右旋糖酐酶；2—醛缩酶；3—血清白蛋白；4—碳酸酐酶；5—抑蛋白酶肽；6—酪氨酸

HPGFC 法测定蛋白质分子量，具有快速、准确、重现性好、简便易行、样品用量少（微克级）等优点，是一种测定蛋白质分子量的重要方法。

二、电泳法

由于电泳法具有灵敏度高、重现性好、检测范围广、操作简便并兼备分离、鉴定、分析等优点，故已成为生物技术及生化药物分析的重要手段之一。

1. 电泳法的基本原理

在电解质溶液中，带电粒子或离子在电场作用下，以不同的速度向其所带电荷相反方向迁移的现象叫电泳。

电泳分离是基于溶质在电场中的迁移速度不同而进行的。一个离子在电场中的移动速度为：

$$r_+ = U_+ (dE/dl)$$
$$r_- = U_- (dE/dl)$$

式中，dE/dl 为电位梯度；比例系数 U_+ 和 U_- 分别称为正、负离子的电迁移率，又称为离子淌度，即相当于单位电位梯度时离子迁移的速度。

2. 常用电泳法的类型及其应用

（1）纸电泳法　纸电泳法是用滤纸作为支持介质的一种电泳法，其操作要点如下。

① 缓冲液的选择。应根据供试品的理化特性、需要的电泳速度和分辨力，选择适宜的缓冲液、pH 值和离子强度。

② 滤纸的裁剪。滤纸可按需裁成与电泳槽相当的长方形或长条形，样点的间距为 2～3cm，滤纸长度视电源输出最高电压及所需的电场强度而定，电压恒定时，所需场强越大，滤纸裁得越短。

③ 点样方法。包括干点法与湿点法。干点法是将供试品溶液点于滤纸上，吹干，再点，反复数次直至点完规定量的供试品溶液，然后用喷雾器将滤纸喷湿，点样处最后喷湿。干点法能浓缩供试品，适用于稀的供试品溶液。湿点法是将滤纸全部浸入缓冲液中，湿润后，取出，用滤纸吸干多余的缓冲液，滤纸点样部分需用架子架起，点的次数不宜过多，稀的供试

品溶液应预先浓缩。湿点法的优点是可保持供试品的天然状态，点样后立即接通电源以免扩散。

④ 电泳及区带显示。将点好的滤纸放于电泳槽中。控制电压、电流和电泳时间。电泳后，滤纸从槽中取出，晾干或烘干。不同的供试品采用不同的显色方法，如核苷酸类药物可直接在紫外光灯下观察定位，而有些物质必须用显色剂显色。

⑤ 定量测定。电泳的定量方法与纸色谱的定量方法一样，可以用洗脱法或光密度计扫描法进行。但目前光密度计扫描法已被醋酸纤维素薄膜电泳法取代。这是因为在纸电泳法中，支持物滤纸对蛋白质样品的吸附力较大，且滤纸本身为极性物，透明化步骤较烦，不利于光密度计扫描法进行定量测定。

纸电泳法可用于蛋白质、核苷酸等生化药物的测定。如核苷酸，具有共轭双键的嘌呤或嘧啶碱基，在一定的 pH 条件下，具强紫外吸收，电泳后滤纸在紫外光灯下显示紫色，用铅笔定位，剪下相应的部位，进行洗脱，在特定波长下测定供试品的吸光度，按其吸收系数可计算出某一核苷酸的含量。

（2）醋酸纤维素薄膜电泳法 本法是用醋酸纤维素薄膜为支持物的一种电泳方法。醋酸纤维素薄膜是纤维素的羟基乙酰化形成的纤维素醋酸酯，将其溶于有机溶剂后，涂抹而成的均匀薄膜。醋酸纤维素薄膜电泳已应用于血清蛋白、脂蛋白等的分离和定量测定。

（3）聚丙烯酰胺电泳法 聚丙烯酰胺电泳法（简称 PAGE）是以人工合成的聚丙烯酰胺作为惰性支持介质的电泳方法。其分离效果主要取决于分子所带电荷与分子大小的比例，也取决于与分子量大小有关的分子筛效应。PAGE 依据电泳槽和凝胶层中的缓冲液体系 pH 和凝胶孔径大小是否一致而加以区别，相同的为连续体系，不相同的为不连续体系。圆盘电泳属于后者。

PAGE 与其他电泳法比较具有如下优点：①电泳区带狭窄不易扩散，供试品用量极微，电泳分离时间短，设备简单，分辨率高，重复性好，已广泛用于酶、蛋白质、聚核苷酸、多肽的分析鉴定和少量制备。②凝胶是由丙烯酰胺单体和交联剂亚甲基双丙烯酰胺聚合而成的纵横交错的且有"分子筛效应"的三维网状结构，其机械性能优良，对热稳定，无色透明，无杂质，不溶于缓冲液，在 280nm 波长处无紫外吸收。电泳时无电渗和吸附作用，适于供试品的定量和精制。

（4）SDS 聚丙烯酰胺凝胶电泳法（简称 SDS-PAGE） SDS-PAGE 是测定蛋白质和酶等大分子物质分子量的有效方法。其原理是根据大多数蛋白质都能与阳离子表面活性剂十二烷基硫酸钠（SDS）按重量比结合成复合物，使蛋白质分子所带的负电荷远远超过天然蛋白质分子的负电荷，消除了不同蛋白质分子的电荷效应，使蛋白质分子相对迁移率（R_i）的大小完全取决于分子量的高低，可从已知分子量的标准蛋白质的对数和相对迁移率所作的标准曲线中求出供试品的分子量。

SDS-PAGE 的优点是设备简单、操作方便、试剂易得、误差较小、重复性好。该法可用常规染色法，亦可用紫外吸收扫描法进行分子量测定、纯度检查和成分百分含量测定。

（5）琼脂糖凝胶电泳法 琼脂糖凝胶电泳是以琼脂糖为支持介质的一种电泳方法。现简述如下。

① 凝胶制备。取琼脂糖约 0.2g，加水 10ml，置水浴加热使溶胀完全，然后加入温热的醋酸-锂盐缓冲液（pH3.0）10ml，混匀，趁热将胶液涂布于大小适宜（7.5cm×2.5cm 或 9cm×4cm）的玻璃板上，厚度约 3mm，静置，待凝胶结成无气泡的均匀薄层，即得。

② 标准品溶液及供试品溶液的制备。按照各药品项下规定配制。

③ 点样与电泳。在电泳槽内加入醋酸-锂盐缓冲液（pH3.0），将凝胶板置于电泳槽架上，经滤纸桥浸入缓冲液。于凝胶板负极端分别点样 1μl，立即接通电源，在电压梯度约

30V/cm、电流强度 1～2mA/cm 的条件下，电泳约 20min，关闭电源。

④ 染色与脱色。取下凝胶板，用甲苯胺蓝溶液（0.1%，质量浓度）染色，用水洗去多余的染色液至背景无色为止。

⑤ 定量。选择适宜的检测方法如分光光度法等，以标准品对照法进行样品的含量测定。

由于琼脂糖凝胶具有较大孔径，因此，琼脂糖凝胶电泳法特别适用于 RNA、DNA 等核糖核酸类及其衍生物类药物的分离。

三、酶法

酶法通常包括两种类型：一种是以酶为分析对象的分析，即通常所说的"酶活力测定法"；另一种是以酶为分析工具或分析试剂的分析，一般可称为"酶分析法"。前者的目的在于测定样品中某种酶的含量或活性；后者则主要用酶作试剂测定样品中酶以外的其他物质的含量。二者检测的对象虽有所不同，但原理和方法都是以酶能专一而高效地催化某化学反应为基础，通过对酶反应速度的测定或对生成物等浓度的测定而检测相应物质的含量。

1. 酶活力测定法

所谓酶活力，是指酶催化一定化学反应的能力。酶活力的测定实际上是测定一个被酶所催化的化学反应的速度。酶反应的速度可以用单位时间反应底物的减少或产物的增加来表示，酶反应的速度越快所表示的酶活力越高。

测定酶活力，可用物理法、化学法或酶分析法等方法。常用的方法有：第一，在适当的条件下，把酶和底物混合，测定生成一定量产物所需的时间，此即终点法。第二，将酶和底物混合后隔一定时间，间断地或连续地测定反应的连续变化，如吸光度的增加或减少。第三，将酶与底物混合后，让其反应一定时间，然后停止反应，定量测定底物减少或产物生成的量。后两种方法称为动力学法或反应速率法，按取样及检测的方式可称为取样测定法或连续测定法。

酶的活性单位（国际单位 IU）：是指在 25℃下，以最适的底物浓度、最适的缓冲液离子强度以及最适的 pH 值诸条件下，每分钟能转化 1μmol 底物的酶量定为一个活性单位。酶的比活性即定为 1mg 酶的活性单位。

在实际工作中，为了简便，人们往往采用各自习惯沿用的单位，有时甚至可直接用测得的物理量表示，例如，以吸光度的变化值表示酶单位。其他衍生单位：酶溶液的浓度通常以单位数/毫升表示；在估计酶制剂纯度时则用比活力，即以单位重量的酶蛋白中酶的单位数［单位数/毫克蛋白（或氮）］表示；在酶高度纯净，而且酶的分子量已知，甚至每个酶分子上的活性中心数目也已知时，还可采用分子活力或转换率表示，它们分别表示在最适条件下每个酶分子或每个活性中心每分钟催化底物分子（或相关基因）转化的数目，这种单位的意义是它可用以进行催化效率的估计和比较。

(1) 酶促反应的条件 选择反应条件的基本要求是：所有待测定的酶分子都应该能够正常地发挥它的作用。这就是说，反应系统中除了待测定的酶浓度是影响速度的唯一因素外，其他因素都处于最适于酶发挥催化作用的水平。确定反应条件时应考虑以下因素。

① 底物 为了便于测定，选用的底物（包括人工合成底物）最好在物理化学性质上和产物不同。为降低底物对酶反应速度的影响，反应系统应该使用足够高的底物浓度，判别标准是底物浓度 $[S]$ 与 K_m 的关系（K_m 称为米氏常数，是重要的酶反应动力学常数）。例如一般选用底物浓度 $[S]=100K_m$，因为在这种情况下反应速度可达最大速度的 99%。大多数酶具有相对的专一性，在可被它作用的各种底物中一般选择 K_m 小的作为测定的底物。

② pH 氢离子浓度能对酶反应产生多种影响：它可能改变酶的活性中心的解离状况，

升高或降低酶的活性；也可能破坏酶的结构与构象导致酶失效；还可能作用于反应系统的其他组成成分影响酶反应，甚至改变可逆反应进行的方向。例如，乳酸脱氢酶反应在 pH7 时倾向乳酸生成，而 pH10 时则倾向于丙酮酸形成。因此在进行酶活力测定时要注意选择适宜的反应 pH，并将反应维持在这一 pH。

酶反应通常借助缓冲系统来控制 pH，因而有一个适宜的缓冲离子和离子强度问题。选择缓冲离子应考虑以下几个问题。

a. 选择的离子的 pK 值须接近要调整的 pH，因为在这种情况下，缓冲能力最强。

b. 缓冲离子不同，即使是同一酶反应所表现出来的活性水平也可能各不相同，甚至最适 pH 也可能发生变化。

c. 缓冲离子可能与酶活性的必需成分形成络合物而导致酶活性的抑制。如磷酸能与多价阳离子如 Ca^{2+} 等结合，硼酸能与多种有机化合物结合，从而抑制相应的酶活性。

d. 缓冲体系常因稀释和温度等变化改变其 pH 值。

③ 温度 酶反应对温度十分敏感，因为温度能直接影响化学反应速度本身，也能影响酶的稳定性，还可能影响酶的构象和酶的催化机制。一般而言，温度变化 1℃，酶反应速度可能相差 5%。因此，实验中温度变动应控制在 ±0.1℃ 以内。酶反应的温度通常选用 25℃、30℃ 或 37℃。

④ 辅助因子 有些酶需要金属离子，有些酶则需要相应的辅酶物质。为了提高酶在反应系统中的稳定性，有些也需要某些相应的物质。如对巯基酶可加入二巯基乙醇、二巯基苏糖醇（DTT）等。

⑤ 空白和对照 每个酶反应通常都应该有适当的空白和对照。空白是指杂质反应和自发反应引起的变化量，它提供的是未知因素的影响。空白值可通过不加酶，或不加底物，或二者都加（但酶需预先经过失效处理）。对照是指用纯酶或标准酶制剂测得的结果，主要作为比较或标定的标准。

(2) 酶活力的测定方法 确定了适宜的反应条件后，为了获得正确的结果还需要有适当的测定方法。测定方法有取样测定和连续测定法。取样测定法是在酶反应开始后不同的时间，从反应系统中取出一定量的反应液，并用适当的方法停止其反应后，再根据产物和底物在化学性质上的差别，选用适当的检测方法进行定量分析，求得单位时间内酶促反应变化量的方法。连续测定法则是基于底物和产物在物理化学性质上的不同，在反应过程中对反应系统进行直接连续检测的方法，显然从准确性和测定效率看连续法都比较好。

① 取样测定法 在该方法中停止酶反应通常采用添加酶的变性剂的办法，如加 5% 三氯醋酸、3% 高氯酸或其他酸、碱、醇类。三氯乙酸是一种高效专一的蛋白质变性剂和沉淀剂，其缺点是在紫外光区有吸收，而高氯酸没有此缺点，并且用氢氧化钠中和、冷却后，$KClO_4$ 还可沉淀除去，但它不适于对酸和氧化剂敏感的测定对象。用于停止反应的试剂应根据具体反应灵活掌握，例如，以对硝基酚的衍生物作底物的酶反应可用氢氧化钠或氢氧化钾停止反应，因为碱有利于硝基酚发色。另一种停止反应的办法是加热使酶失效。

在取样测定法中应根据具体的酶反应确定检测方法。常用的检测方法有紫外-可见分光光度法、荧光分析法等。

取样测定法比较古老，但目前仍广泛采用，这是因为它不需要特殊仪器；几乎所有酶反应都可根据产物或底物的化学性质找出具体测定方法；由于色源底物和荧光源底物的发展，可在原来的底物分子上接上相应的有色基团、发色基团或荧光基团。如在淀粉等多糖分子上接上染料用于淀粉酶、溶菌酶等测定；在磷酸或核苷酸分子上接上硝基酚用于磷酸酯酶等测定。

② 连续测定法

a. 紫外-可见分光光度法。这是根据产物和底物在某一波长或波段上，有明显的特征吸收差别而建立起来的连续检测方法。

吸光度测定应用的范围很广，几乎所有氧化还原酶都可用此法测定。例如，脱氢酶的辅酶 NAD(P)H 在 340nm 有吸收高峰，而其氧化型则无；细胞色素氧化酶的底物为细胞色素 C，该物质在还原态时，在 550nm 的摩尔吸收系数为 2.18×10^4，而氧化型为 0.80×10^4，故可利用这种吸光度差别来进行测定。

吸光度测定法的特点是灵敏度高（可检测到 10^{-9} mol 水平的变化）、简便易行，测定一般可在较短的时间内完成。

b. 荧光分析法。如果酶反应的底物与产物之一具有荧光，那么荧光变化的速度可代表酶反应速度。

应用此法测定的酶反应有两类：一类是脱氢酶等反应，它们的底物本身在酶反应过程中有荧光变化，例如 NAD(P)H 的中性溶液发强的蓝白色荧光（460nm），而 NAD(P)$^+$ 则无；另一类是利用荧光源底物的酶反应，例如可用二丁酰荧光素测定脂肪酶，二丁酰荧光素不发荧光，但水解后释放荧光素。荧光分析法测得的酶活性水平通常以单位时间内荧光强度的变化表示。荧光测定法的主要缺点是：荧光读数与浓度间没有确切的比例关系，而且常因测定条件如温度、散射、仪器等不同而出现变化，所以如果要将酶活性以确定的单位表示时，首先要制备校正曲线，根据这一曲线再进行定量。

荧光分析法的优点是灵敏度极高，它比光吸收测定法还要高 2～3 个数量级，因此特别适于酶量或底物量极低时的快速分析。

c. 旋光度法。某些酶反应过程常伴随着旋光变化，在没有其他更好的方法可用时，可考虑用旋光度测定法。

d. 酶偶联测定法。所谓酶偶联法是应用过量、高度专一的"偶联工具酶"，使被测酶反应能继续进行到某一可直接、连续、简便、准确测定阶段的方法。下面以和光学检测法相偶联的分析法为例进行介绍。

被测酶反应的产物是某脱氢酶的底物。在这种情况下，可向反应测定系统中加入足够量的相应的脱氢酶和辅酶，使反应继续进行，然后通过 NAD(P)H 特征吸收变化而加以测定。

大约有 50 种脱氢酶可以利用 NAD$^+$ 和 NADH，20 多种脱氢酶能利用 NADP$^+$ 和 NADPH 用作偶联指示酶。

有些情况下，被测反应不能直接和上述脱氢酶反应连起来，此时可再插入一个起联结作用的辅助酶反应。

被测反应物和其他有光学性质改变的酶反应偶联，如腺苷酸脱氨酶在催化 AMP 脱氨过程中对 265nm 的光伴随有吸光度的降低，此酶专一于 AMP，不作用 ADP 和 ATP，因此在测定某些合成酶或激酶反应时，它可用作偶联指示酶，如肌激酶的测定。

应用酶偶联测定法最重要的是加入的偶联工具酶应该高度纯净、专一而且过量，使测得的反应速度和酶浓度间有线性关系。至于偶联指示酶的用量一般应为被测酶的 100 倍左右。

e. 其他。其他检测法有电化学测定法；离子选择性电极测定法适用于产酸反应中 pH 变化的测定；放射化学法的特点是灵敏度极高，可直接用于酶活性测定，缺点是操作烦琐费时。

(3) 测定过程中应注意的问题

① 产物的测定　和一般化学反应一样，酶反应速度可用单位时间内反应物（底物）的减少或产物的增加来表示。一般情况下，产物和底物的改变量是一致的。但是由于反应系统

中使用的底物往往是足够过量的，而反应时间通常又很短，底物的减少量仅为总量的很小的百分数，因此测定不易准确；反之，产物从无到有，只要测定方法灵敏，准确度可以很高，故以分析产物为好。

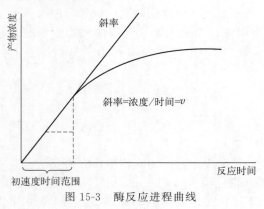

图 15-3　酶反应进程曲线

② 反应速度的测定　反应速度可以单位时间内底物的变化量表示。如果将测得的产物或底物变化量对时间作图，可获得"酶反应进程曲线"，这条曲线的斜率就代表酶反应速度（见图 15-3）。

大多数酶的反应进程曲线表明，在酶反应的最初阶段里，底物或产物的变化量一般随反应时间而线性地增加，反应速度恒定；但是反应时间延长，这条曲线会逐渐地弯曲下来，斜率发生改变，反应速度下降。其原因是底物浓度在下降，产物在增加，逆反应从无到有逐渐变得显著起来，同时酸、碱、热等也在慢慢地使酶失效。因此，这种情况下测得的反应速度已是一种表观的、多种因素影响下的综合结果，不能代表酶的真正活性。真正能代表酶催化活性的是反应初始阶段的速度，即反应初速度。

要求得初速度，一般先要给一条酶反应进程曲线，并取其直线线段的斜率代表酶反应初速度；如果这条直线线性不明显，那么就应沿曲线的最初部分画出通过零点或外推到零点的切线，并以这条切线构成的斜率代表酶反应初速度。

进程曲线可以通过连续测定得到，也可通过在间隔时间取样测定绘制，它至少应由三个时间点组成：零时点、适当选择的时间间隔（取决于具体的反应和测定方法）以及二倍于这个间隔的点，并且要求在这种时间范围内反应量不超过底物总量的 20%。

③ 测定要求　酶活力测定的目的，就是要通过酶反应速度的测定，求得酶的浓度或含量，因此，测得的反应速度必须和酶浓度间有线性的比例关系，这也是检验酶反应和测定系统是否适宜、正确的标准。

在通常的酶活力测定时，总要先制备两条曲线：酶反应进程曲线和酶浓度曲线。从前者求得反应初速度，根据初速度绘制酶浓度曲线，并通过后者来检验酶反应测定系统是否适宜。

2. 酶分析法

酶分析法是一种以酶为分析工具（或试剂）的分析方法。分析的对象可以是酶的底物、辅酶活化剂甚至酶的抑制剂。在进行这类分析时，先要根据分析对象选择适宜的"工具酶"，然后再通过酶反应的测定，并借助相应的校正曲线来测定它们的浓度或含量。

（1）动力学分析法　这种分析法的原理是：通过条件控制，分别使底物、辅酶活化剂或抑制剂的浓度在酶反应中起决定反应速度的主导作用，这时酶反应速度和上述相应因素的浓度间将具有确定的比例关系，这样测定酶反应的速度就可求出它们的浓度。酶分析法采用的条件和酶活力测定法的条件基本相同，但其所用的酶量必须一定。被测物以外的其他反应成分均必须保证处于恒定和最适。各种物质测定应注意以下方面。

① 被测物为酶的底物　当底物浓度 $[S] < K_m$ 时，酶反应相对底物而言具有一级反应性态，即酶反应速度与底物浓度成正比，$V = k[S]$，因此测定酶反应速度可以得知其浓度。

② 被测物为辅酶　需要 NAD(P)、CoA 之类辅酶的反应可看作是双底物反应，这些辅酶可看作是底物之一。当另一类底物浓度足够高时，反应变为单底物反应，那么反应速度将

与其成正比。

【例 15-9】 α-酮戊二酸脱氢酶的辅酶 CoA 的测定

此反应可通过 340nm 吸光度的变化来测定，当另外 2 种底物处于足够高的浓度时，反应速度与 CoA 的浓度成正比。

③ 被测物为活化剂　当其他条件最适且一定时，活化剂在低浓度范围内，酶反应速度随活化剂浓度增大而升高，并在一定范围内具有线性比例关系。但是用动力学方法测定时有两个问题应注意：

a. 活化剂浓度超过一定水平后常导致抑制；

b. 对于某一种酶，相似的离子往往也能表现出活化作用，因此测定不专一，易受到干扰。

④ 被测物为抑制剂　不可逆抑制剂对酶反应产生的抑制程度随抑制剂浓度呈线性增加，而且酶反应的最终抑制程度由抑制剂的绝对量决定；可逆抑制剂在底物浓度一定时，在低的抑制剂浓度范围内，酶反应速度随抑制剂浓度升高呈线性降低，因此均可以用动力学方法测定，而且测定往往极为灵敏。例如，胆碱酯酶能用于检测 10^{-10} g 水平的有机磷化合物。这种测定应注意的是某些抑制剂能抑制多种酶，而有些酶能被几种相似的抑制剂所控制，因而如果"工具酶"选择不当，就易受到干扰。

对酶分析法来说，在建立了适宜的反应和测定系统后，还必须制备一条酶反应速度相对于相应的被测物浓度的标准曲线，以便对未知样品的量进行检测。值得强调的是，在测定未知样品时，所采用的反应、测定系统和制备标准曲线时所用的系统应完全相同，而且待测样品的浓度还应控制在这一曲线范围以内。

（2）总变量分析法　总变量分析法又称为平衡法或终点法。这是根据被测物质的性质，选择适宜的分析工具酶对该物质进行作用，然后在反应完成后，借助物理化学方法测出其总变化量，并参考反应的平衡点，计算出被测物的实际含量或浓度的一种分析方法。仅适用于底物物质的测定，应用时应考虑工具酶的用量与反应的平衡点。

终点法要获得好的测定结果，重要条件是：

① 被测底物的浓度应很小，并控制反应于 1 级反应水平。因为这样可以使反应速度达到平衡点；防止过多的产物生成，避免逆反应。

② 其他因素应尽量处于最适水平，双底物反应的另一底物应具有足够高的浓度。

③ 酶的用量要高，以保证反应较快地达到终点。

酶比较昂贵，因此有一个适宜的用量问题。一般而言，工具酶用量可控制在 $1\sim2K_m$ 单位（U/ml）左右。而终点法的测定时间多控制在 $2\sim10$min。

3. 酶分析法应用示例

《中国药典》2020 年版中规定胰蛋白酶"本品系自猪、羊或牛胰中提取的蛋白分解酶。按干燥品计算，每 1mg 中胰蛋白酶的活力不得少于 2500 单位"。

胰蛋白酶能专一地作用于赖氨酸、精氨酸等碱性氨基酸的羧基组成的肽键、酰胺键及酯键，其水解速率为酯键>酰胺键>肽键；也可水解间位羟基苯甲酸酯及脂肪酸酯，以及变性蛋白如酶蛋白、血红蛋白。因此可选用酪蛋白或含有碱性氨基酸的酰胺、酯等作为底物测定其酶活力。因酶蛋白可被很多蛋白水解酶水解，缺乏专一性，故目前均采用专属性较高的 N-苯甲酰-L-精氨酸乙酯（BAEE）作为本品的底物。

（1）供试品溶液的制备　精密称取胰蛋白酶适量，用 0.001mol/L 盐酸溶液溶解并定量稀释制成每 1ml 中含 50～60 胰蛋白酶单位的溶液。

(2) 底物溶液的制备 取 N-苯甲酰-L-精氨酸乙酯盐酸盐 85.7mg，加水溶解使成 100ml，作为底物原液；精密量取 10ml，用磷酸盐缓冲液（取 0.067mmol/L 磷酸二氢钾溶液 13ml 与 0.067mol/L 磷酸氢二钠溶液 87ml 混合，pH7.6）稀释成 100ml，恒温于 25.0℃ ±0.5℃，在 253nm 波长处，测定吸光度，必要时可用磷酸盐缓冲液或上述底物原液调节，使吸光度在 0.575～0.585 之间，作为底物溶液。底物溶液应在制成 2h 内使用。

(3) 测定法 取底物溶液 3.0ml，加 0.001mol/L 盐酸溶液 200μl，混匀，作为空白。另取供试品溶液 200μl 与底物溶液（恒温于 25℃ ±0.5℃）3.0ml，立即计时，混匀，使比色池内的温度应保持在 25℃ ±0.5℃，按照紫外-可见分光光度法，在 253nm 波长处，每隔 30s 读取吸光度，共 5min。以吸光度为纵坐标，时间为横坐标，作图；每 30s 吸光度的改变应恒定在 0.015～0.018 之间，呈线性关系的时间不得少于 3min。若不符合上述要求，应调整供试品溶液的浓度，再作测定。在上述吸光度对时间的关系图中，取呈直线部分上的吸光度，按下式计算：

$$P = \frac{A_1 - A_2}{0.003TW}$$

式中，P 为每 1mg 供试品中含胰蛋白酶的量；A_1 为直线上终止的吸光度；A_2 为直线上开始的吸光度；T 为 A_1 至 A_2 读数的时间，min；W 为测定液中含供试品的量，mg；0.003 为在上述条件下，吸光度每分钟改变 0.003，即相当于 1 个胰蛋白酶单位。

(4) 影响效价测定的因素

① 酶浓度 在固定底物浓度、反应温度、pH 等条件下，调整反应液的酶浓度是效价测定的关键，酶浓度过高或过低都不能使反应速度保持恒定，最佳的测定浓度为 50～60IU/ml。

② 温度 温度变化对酶促反应速度较敏感，温度每升高 1℃，活力单位约增高 5%；反之，则下降。为准确控制反应温度，除调节水浴温度或室温外，由于在测定时受仪器散热和光照等影响，故必须随时测量比色池内反应物的温度，以保证测定结果的准确性。

③ 底物 因 BAEE 酯键易水解，其水溶液不稳定，故该底物溶液应在配制后 2h 内使用。BAEE 底物测定胰蛋白酶活力，操作简便、准确度高，RSD 一般可控制在 5% 以下。

四、生物检定法

1. 概述

生物检定法是利用药物对生物体（整体动物、离体组织、微生物等）的作用以测定其效价或生物活性的一种方法。它以药物的药理作用为基础，以生物统计为工具，运用特定的实验设计，通过供试品和相应的标准品或对照品在一定条件下比较产生特定生物反应的剂量比例，来测得供试品的效价。

2. 生物检定法的应用范围

(1) 药物的效价测定 对一些采用理化方法不能测定含量或理化测定不能反映临床生物活性的药物可用生物检定法来控制药物质量。《中国药典》2020 年版收载了洋地黄、胰岛素、肝素、绒促性素、缩宫素等的生物测定法及各种抗生素的微生物测定法。

有些天然药物、生物制品（包括生化药物）往往因结构复杂，而且往往又是由结构类似、比例不定的多种成分组成，很难用理化方法反映其生物活性；另一些药物，尤其是一些激素类药物，其结构相近，而生物活性不同；还有些药物虽可用理化方法测定含量，但含量不能完全反映效价，如天青 A 变色反应测定肝素，测定结果与抗凝血效价不一致。因此，这些药物的质量控制都离不开生物检定。

(2) 微量生理活性物质的测定 一些神经介质、激素等微量生理活性物质，由于其很强的生理活性，在体内的浓度很低，加上体液中各种物质的干扰，很难用理化方法测定。而不少活性物质的生物测定法由于灵敏度高、专一性强，对供试品稍做处理即可直接测定。如乙酰胆碱、5-羟色胺等活性物质的测定。

（3）中药质量的控制 中药成分复杂，大部分中药的有效成分尚未搞清，难以用理化方法加以控制，但可用一些以其疗效为基础的生物测定方法来控制其质量。

（4）某些有害杂质的限度检查 如农药残留量、内毒素等致热物质、抗生素及生化制剂中降压物质的限度检查等。

由于生物差异的存在，生物检定结果误差较大，重现性较差，需要控制的条件较多，加上测定费时、计算烦琐，所以，生物检定主要用于无适当理化方法进行检定的药物，弥补了理化检验的不足。

课后练习题

一、最佳选择题

1. 以下药物属于多糖类药物的是（　　）。
　　A. 肝素　　　　　　　　　B. 猪凝血因子 I　　　　　C. 单氨基酸
　　D. 氨基酸衍生物　　　　　E. 植物凝集素

2. 《中国药典》2020 年版规定胰蛋白酶中要检查的杂质是（　　）。
　　A. 多糖　　　　　　　　　B. 糜蛋白酶　　　　　　　C. 水杨酸
　　D. 间氨基酚　　　　　　　E. 对氨基苯甲酸

3. 用于测定供试品中某种酶的含量可用的方法是（　　）。
　　A. 色谱分析法　　　　　　B. 理化分析法　　　　　　C. 酶活力测定法
　　D. 酶分析法　　　　　　　E. 生物检定法

二、多项选择题

1. 生化药物的种类包括（　　）。
　　A. 氨基酸类　　　　　　　B. 多肽与蛋白质类　　　　C. 药用酶和辅酶
　　D. 多糖类　　　　　　　　E. 维生素类

2. 关于酶法，其说法正确的是（　　）。
　　A. 包括酶活力的测定法
　　B. 包括酶分析法
　　C. 酶活力的测定法是以酶为分析对象
　　D. 酶活力的测定法用于测定供试品中某种酶的含量
　　E. 酶分析法用于测定供试品中酶以外的其他物质的含量

3. 《中国药典》2020 年版中收载的生物测定法有（　　）。
　　A. 洋地黄测定法　　　　　B. 胰岛素测定法　　　　　C. 肝素测定法
　　D. 缩宫素测定法　　　　　E. 绒促性素测定法

三、简答题

1. 生化药物有哪些类别？列举常用的典型药物。
2. 生化药物分析与化学药物分析有何异同？
3. 生化药物检查包括哪些项目？
4. 简述酶分析法的基本原理。

第三篇 实践操作

基础训练（容量仪器的校正）

定量分析中应用的容量仪器都必须有准确的容积。为了准确地测量液体的体积，就必须有容量准确的容器，一般来说容器的表面容量（容量仪器表面人工所刻画的容量）与其真实容量（在一定温度下，一定容量仪器所能容纳的液体量）是不一致的，因此，为了避免这种不一致影响分析结果的准确性，就必须事先对其进行校正，使其表面容量与真实容量一致。

测量体积的基本单位是毫升（ml），也就是在真空中 1g 重的纯水在最大密度即温度为 4℃（严格说是 3.98℃）时所占的体积。但 4℃并不是我们适宜的工作条件，故一般以 20℃作为标准。水的体积在 4℃以上时随温度上升而改变，在空气中称重因空气浮力的影响水的重量也随之改变，玻璃容器本身的容积也随温度的变化而变化（但玻璃的膨胀系数很小，通常可忽略不计）；因此，上述因素均应加以校正。可以由水的密度表（见表 1）查出相应温度时水在空气中的重量，通过计算便可得到较准确的校正结果。

表 1　水在真空和空气中的密度

温度/℃	真空中的密度/(g/ml)	空气中的密度/(g/ml)	温度/℃	真空中的密度/(g/ml)	空气中的密度/(g/ml)
15	0.99913	0.99793	23	0.99757	0.99660
16	0.99897	0.99780	24	0.99732	0.99630
17	0.99880	0.99766	25	0.99707	0.99617
18	0.99862	0.99751	26	0.99681	0.99593
19	0.99843	0.99735	27	0.99654	0.99569
20	0.99823	0.99718	28	0.99626	0.99544
21	0.99802	0.99700	29	0.99597	0.99518
22	0.99780	0.99680	30	0.99567	0.99491

一、常用容量仪器的校正方法

1. 容量瓶的校正方法

将待校正的清洁、干燥的容量瓶称重（称准至 1mg）。测量纯化水的温度并将纯化水注入容量瓶标线处，称重。两次重量之差即为该容量瓶中水的重量，用表 1 中温度换算后 1ml 水的重量来除容量瓶表面容量的毫升数，即得该容量瓶的真实容量（ml）。

【例 1】 19℃ 时，某 250ml 容量瓶空瓶重 98.503g，加水至刻度后重 347.90g，由表 1 查得 1ml 水 19℃ 时在空气中重 0.99735g，因此该容量瓶的真实容量为：

$$\frac{347.90-98.503}{0.99735}=250.06(ml)$$

如容量瓶无刻度或与原刻度不符时，应刻上刻度或校正原来的刻度。方法是用纸条沿容量瓶中水的凹面成切线贴成一圆圈，然后倒去水，再纸圈上涂上石蜡，再沿纸圈在石蜡上刻一圆圈，沿圆圈涂上氢氟酸，使氢氟酸与玻璃接触。2min 后，洗去过量的氢氟酸并除去石蜡，即可见容量瓶上的新刻度（此处是利用氢氟酸能够腐蚀玻璃的原理）。

2. 移液管的校正

取一洁净且外壁干燥的锥形瓶，精密称定重量（准确至 1mg），然后取洁净的待校正的移液管，按照移液管的使用方法吸水至刻度，再将水放入已称定重量的锥形瓶中，称量，记录水的温度，从表 1 中查出水在空气中的密度，以此密度除放出的水的重量，即得该移液管的真实容量（ml）。

3. 滴定管容积的校正

取一洁净且外壁干燥的锥形瓶，精密称定重量（准确至 1mg），然后取洁净的待校正的滴定管装水至零刻度处，记录水的温度，从滴定管放下一定体积的水至锥形瓶中（根据滴定管大小与管径均匀情况，每次可放 5ml 或 10ml），精密读取滴定管读数至小数点后两位，称定锥形瓶中水的重量，然后再放一定体积再称重，如此一段一段地校正。从表 1 中查出水在实验温度时（空气中）的密度，以此密度除放出的水的重量，即得每一段滴定管的真实容积（ml）。

二、操作注意点

1. 复习、学习容量仪器、分析天平的正确使用方法，要求了解容量仪器校正的意义，掌握容量仪器校正的方法，初步树立定量观念。

2. 待校正的容量仪器必须仔细洗净至内壁完全不挂水珠，滴定管和移液管不必干燥，容量瓶必须干燥后方可校正。

3. 校正用的水须置天平室 1h 以上，天平室室温即为纯化水的温度。校正时的温度一般要求 15～25℃（水温），如水温有变化须在每次放水时记录温度。

4. 每个仪器一般至少应校正 2 次，即做平行试验 2 次。

5. 滴定管放水速度不宜过快，一般控制每秒钟流下 3～4 滴（每 30s 5ml），放水后滴定管尖端应停靠锥形瓶内壁片刻（30s）再读数、称重。

6. 校正误差：两次校正的真实容量不超过 ±0.01ml 或水重不超过 ±0.01g；5ml 以下的滴定管两次校正的真实容量不超过 ±0.005ml。

三、校正记录

1. 容量瓶、移液管校正记录

校正日期：　　　　　室温：　　　　　标记：

名称	表面容量/ml	锥形瓶重/g	锥形瓶+水重/g	水重/g	该温度下水的密度/(g/ml)	真实容量/ml	容量均值/ml	校正值

续表

名称	表面容量/ml	锥形瓶重/g	锥形瓶＋水重/g	水重/g	该温度下水的密度/(g/ml)	真实容量/ml	容量均值/ml	校正值

校正者：　　　　　　　　校对者：

2. 滴定管校正记录

校正日期：　　　　　室温：　　该温度下水的密度/（g/ml）：　　　　标记：

读取容量/ml	锥形瓶重/g	锥形瓶＋水重/g	水重/g	真实容量/ml	校正值	总校正值
0～50						
0～10						
0～15						
0～25						
0～30						
0～35						
0～40						
0～45						
0～50						

校正者：　　　　　　　　校对者：

3. 绘制滴定管校正曲线

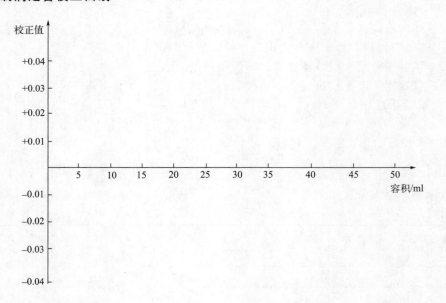

四、附注

滴定管和移液管的水流时间分别见表 2 和表 3，容量瓶、滴定管和移液管的允许误差分别见表 4 和表 5。

表 2　滴定管的水流时间　　　　　单位：s

滴定管全容量/ml	1～2	5	10	25	50
A	20～30	30～45	30～45	45～70	60～90
B	15～35	20～45	20～45	35～70	50～90

表 3　移液管的水流时间　　　　　单位：s

移液管全容量/ml	1～2	3～5	10～15	20～25	50
A	7～12	15～25	20～30	25～35	30～40
B	5～12	10～25	15～30	20～35	25～40

表 4　容量瓶的允许误差　　　　　单位：ml

容量	10	25	50	100	250	500	1000	2000
一等	±0.02	±0.03	±0.05	±0.05	±0.10	±0.15	±0.30	±0.50
二等	±0.04	±0.06	±0.10	±0.20	±0.20	±0.30	±0.60	±1.00

表 5　滴定管和移液管的允许误差　　　　　单位：ml

容量		1	2	5	10	20	25	50	100
滴定管	一等	±0.006	±0.006	±0.01	±0.02	—	±0.03	±0.05	±0.10
	二等	±0.015	±0.015	±0.03	±0.04	—	±0.06	±0.10	±0.20
移液管	一等	±0.006	±0.006	±0.01	±0.02	±0.03	±0.04	±0.05	±0.08
	二等	±0.015	±0.015	±0.03	±0.04	±0.06	±0.10	±0.12	±0.16

任务一　　纯化水水质的检测

检查（酸碱度、硝酸盐、亚硝酸盐、氨、易氧化物、不挥发物）。

一、质量标准

《中国药典》2020 年版二部第 714 页

纯化水

Chunhuashui

Purified Water

H_2O　18.02

本品为饮用水经蒸馏法、离子交换法、反渗透法或其他适宜的方法制得制药用水，不含任何添加剂。

【性状】　本品为无色的澄明液体；无臭。

【检查】　酸碱度　取本品 10ml，加甲基红指示剂 2 滴，不得显红色；另取 10ml，加溴麝香草酚蓝指示剂 5 滴，不得显蓝色。

硝酸盐 取本品 5ml 置试管中，于冰浴中冷却，加 10％氯化钾溶液 0.4ml 与 0.1％二苯胺硫酸溶液 0.1ml，摇匀，缓缓滴加硫酸 5ml，摇匀，将试管于 50℃水浴中放置 15min，溶液产生的蓝色与标准硝酸盐溶液［取硝酸钾 0.163g，加水溶解并稀释至 100ml，摇匀，精密量取 1ml，加水稀释成 100ml，再精密量取 10ml，加水稀释成 100ml，摇匀，即得（每 1ml 相当于 1μg NO_3）］0.3ml，加无硝酸盐的水 4.7ml，用同一方法处理后的颜色比较，不得更深（0.000006％）。

亚硝酸盐 取本品 10ml，置纳氏管中，加对氨基苯磺酰胺的稀盐酸溶液（1→100）1ml 与盐酸萘乙二胺溶液（0.1→100）1ml，产生的粉红色，与标准亚硝酸盐溶液［取亚硝酸钠 0.750g（按干燥品计算），加水溶解，稀释至 100ml，摇匀，精密量取 1ml，加水稀释成 100ml，摇匀，再精密量取 1ml，加水稀释成 50ml，摇匀，即得（每 1ml 相当于 1μg NO_2）］0.2ml，加无亚硝酸盐的水 9.8ml，用同一方法处理后的颜色比较，不得更深（0.000002％）。

氨 取本品 50ml，加碱性碘化汞钾试液 2ml，放置 15min；如显色，与氯化铵溶液（取氯化铵 31.5mg，加无氨水适量使溶解并稀释成 1000ml）1.5ml，加无氨水 48ml 与碱性碘化汞钾试液 2ml 制成的对照液比较，不得更深（0.00003％）。

电导率 应符合规定（通则 0681）。

总有机碳 不得过 0.50mg/L（通则 0682）。

易氧化物 取本品 100ml，加稀硫酸 10ml，煮沸后，加高锰酸钾滴定液（0.02mol/L）0.10ml，再煮沸 10min，粉红色不得完全消失。

以上总有机碳和易氧化物两项可选做一项。

不挥发物 取本品 100ml，置 105℃恒重的蒸发皿中，在水浴上蒸干，并在 105℃干燥至恒重，遗留残渣不得过 1mg。

重金属 取本品 100ml，加水 19ml，蒸发至 20ml，放冷，加醋酸盐缓冲液（pH3.5）2ml 与水适量使成 25ml，加硫代乙酰胺试液 2ml，摇匀，放置 2min，与标准铅溶液 1.0ml 加水 19ml 用同一方法处理后的颜色比较，不得更深（0.00001％）。

微生物限度 取本品不少于 1ml，经薄膜过滤法处理，采用 R2A 琼脂培养基，30～35℃培养不少于 5 天，依法检查（通则 1105），1ml 供试品中需氧菌总数不得过 100cfu。

R2A 琼脂培养基处方及制备：

酵母浸出粉	0.5g
蛋白胨	0.5g
酪蛋白水解物	0.5g
葡萄糖	0.5g
可溶性淀粉	0.5g
磷酸氢二钾	0.3g
无水硫酸镁	0.024g
丙酮酸钠	0.3g
琼脂	15g
纯化水	1000ml

除葡萄糖、琼脂外，取上述成分，混合，微温溶解，调节 pH 值（使加热后在 25℃的 pH 值为 7.2±0.2），加入琼脂，加热熔化后，再加入葡萄糖，摇匀，分装，灭菌。

R2A 琼脂培养基适用性检查试验 照"非无菌产品微生物限度检查：微生物计数法"（通则 1105）中"计数培养基适用性检查"的胰酪大豆胨琼脂培养基的适用性检查方法进

行，试验菌株为铜绿假单胞菌和枯草芽孢杆菌。应符合规定。

【类别】 溶剂、稀释剂。

【贮藏】 密闭保存。

二、原理

1. 酸碱度 利用酸碱指示剂的显色特征检查样品的酸碱度。

2. 硝酸盐 利用硝酸盐与二苯胺反应生成蓝色亚胺型醌式化合物的反应灵敏度，控制样品中硝酸盐的限量。

3. 亚硝酸盐 在弱酸性条件下，亚硝酸根离子与对氨基苯磺酰胺可发生重氮化反应生成重氮盐，再与盐酸萘乙二胺偶合形成紫红色染料；利用该反应的反应灵敏度，控制样品中亚硝酸盐的限量。

4. 氨 利用氨与碱性碘化汞钾反应生成黄色配合物的反应灵敏度，控制样品中氨的限量。

5. 电导率 电导率是表征物体导电能力的物理量，检查制药用水的电导率可用于控制水中电解质的总量，即检查各种阴阳离子的污染程度。

6. 总有机碳 检查制药用水中有机碳总量，可以间接控制水中的有机物（有机小分子、微生物）含量；即通过测定水中的 CO_2，间接测量水被有机物污染的程度。总有机碳检查也被用于制水系统的流程控制，如监控净化和输水等单元操作的效能。

7. 易氧化物 易氧化物可与氧化剂如高锰酸钾发生氧化还原反应，使高锰酸钾溶液褪色；利用该反应的反应灵敏度，控制样品中易氧化物的限量。

8. 不挥发物 利用样品在105℃蒸发失去挥发性成分时所遗留残渣的质量，来判断样品中不挥发物的含量。

9. 重金属 硫代乙酰胺法。

10. 微生物限度 采用薄膜过滤法对样品进行细菌培养和计数，用以检查样品中微生物的限度。

三、操作注意点

1. 限量检查应遵循平行操作原则，即供试管和对照管应尽可能一致，包括实验用具的选择（纳氏管应配对使用）、试剂与试液的量取方法及加入顺序、反应时间的长短等。

2. 比色、比浊前应使比色管内试剂充分混匀。比色方法是将两管同置于白色背景上，从侧面或自上而下观察；比浊方法是将两管同置于黑色背景上，从上向下垂直观察。所用比色管高度差异不应超过2mm，使用过的比色管应及时清洗，注意不能用毛刷刷洗，可用铬酸洗液浸泡。

3. 易氧化物检查中所用高锰酸钾滴定液（0.02mol/L）0.10ml应准确加入，即滴定液应先行标定，并根据标定结果计算其加入量。

4. 不挥发物检查中应特别注意防止异物及灰尘落入蒸发皿而影响检测结果。

5. 其他参见第四章、第六章相关内容。

任务二 阿司匹林的检验

检查（溶液的澄清度、游离水杨酸、易炭化物、干燥失重、炽灼残渣、重金属）、含量测定（中和法）。

一、质量标准

《中国药典》2020 年版二部第 666 页

阿司匹林

Asipilin

Aspirin

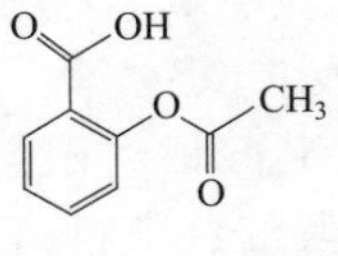

$C_9H_8O_4$ 180.16

本品为 2-(乙酰氧基) 苯甲酸。按干燥品计算，含 $C_9H_8O_4$ 不得少于 99.5%。

【性状】 本品为白色结晶或结晶性粉末；无臭或微带醋酸臭；遇湿气即缓缓水解。

本品在乙醇中易溶，在三氯甲烷或乙醚中溶解，在水或无水乙醚中微溶；在氢氧化钠溶液或碳酸钠溶液中溶解，但同时分解。

【鉴别】 （1）取本品约 0.1g，加水 10ml，煮沸，放冷，加三氯化铁试液 1 滴，即显紫堇色。

（2）取本品约 0.5g，加碳酸钠试液 10ml，煮沸 2min 后，放冷，加过量的稀硫酸，即析出白色沉淀，并发生醋酸的臭气。

（3）本品的红外光吸收图谱应与对照的图谱（光谱集 5 图）一致。

【检查】 溶液的澄清度 取本品 0.50g，加温热至约 45℃的碳酸钠试液 10ml 溶解后，溶液应澄清。

游离水杨酸 取本品约 0.1g，精密称定，置于 10ml 容量瓶中，加 1% 冰醋酸甲醇溶液适量，振摇使溶解，并稀释至刻度，摇匀，作为供试品溶液（临用新制）；取水杨酸对照品约 10mg，精密称定，置于 100ml 容量瓶中，加 1% 冰醋酸甲醇溶液适量使溶解，并稀释至刻度，摇匀，精密量取 5ml，置于 50ml 容量瓶中，用 1% 冰醋酸甲醇溶液稀释至刻度，摇匀，作为对照品溶液。按照高效液相色谱法（通则 0512）试验。用十八烷基硅烷键合硅胶为填充剂；以乙腈-四氢呋喃-冰醋酸-水（20：5：5：70）为流动相；检测波长为 303nm。理论板数按水杨酸峰计算不低于 5000，阿司匹林峰与水杨酸峰的分离度应符合要求。精密量取供试品溶液、对照品溶液各 10μl，分别注入液相色谱仪，记录色谱图。供试品溶液色谱图中如有与水杨酸峰保留时间一致的色谱峰，按外标法以峰面积计算，含水杨酸不得过 0.1%。

易炭化物 取本品约 0.5g，依法检查（通则 0842），与对照液（取比色用氯化钴液 0.25ml、比色用重铬酸钾液 0.25ml、比色用硫酸铜液 0.40ml，加水使成 5ml）比较，不得更深。

有关物质 取本品约 0.1g，精密称定，置于 10ml 容量瓶中，加 1% 冰醋酸甲醇溶液适量，振摇使溶解并稀释至刻度，摇匀，作为供试品溶液；精密量取供试品溶液 1ml，置于 200ml 容量瓶中，用 1% 冰醋酸甲醇溶液稀释至刻度，摇匀，作为对照溶液；精密量取对照溶液 1ml，置于 10ml 容量瓶中，用 1% 冰醋酸甲醇溶液稀释至刻度，摇匀，作为灵敏度溶液。按照高效液相色谱法（通则 0512）试验。用十八烷基硅烷键合硅胶为填充剂，以乙腈-四氢呋喃-冰醋酸-水（20：5：5：70）为流动相 A，乙腈为流动相 B，按下表进行梯度洗脱；检测波长为 276nm。阿司匹林峰的保留时间约为 8min，阿司匹林峰与水杨酸峰的分离度应符合要求。灵敏度溶液色谱图中主成分峰高的信噪比应大于 10。分别精密量取供试品溶液、对照溶液、灵敏度试验溶液及水杨酸检查项下的水杨酸对照品溶液各 $10\mu l$，注入液相色谱仪，记录色谱图。供试品溶液色谱图中如有杂质峰，除水杨酸峰外，其他各杂质峰面积的和不得大于对照溶液主峰面积（0.5%）。供试品溶液色谱图中任何小于灵敏度溶液主峰面积的峰忽略不计。

时间/min	流动相 A/%	流动相 B/%
0	100	0
60	20	80

干燥失重 取本品，置五氧化二磷为干燥剂的干燥器中，在 60℃ 减压干燥至恒重，减失重量不得过 0.5%（通则 0831）。

炽灼残渣 不得过 0.1%（通则 0841）。

重金属 取本品 1.0g，加乙醇 23ml 溶解后，加醋酸盐缓冲液（pH3.5）2ml，依法检查（通则 0821 第一法），含重金属不得过百万分之十。

【含量测定】 取本品约 0.4g，精密称定，加中性乙醇（对酚酞指示剂显中性）20ml 溶解后，加酚酞指示剂 3 滴，用氢氧化钠滴定液（0.1mol/L）滴定。每 1ml 氢氧化钠滴定液（0.1mol/L）相当于 18.02mg 的 $C_9H_8O_4$。

【类别】 解热镇痛非甾体抗炎药，抗血小板聚集药。

【贮藏】 密封，在干燥处保存。

【制剂】 （1）阿司匹林片，（2）阿司匹林肠溶片，（3）阿司匹林肠溶胶囊，（4）阿司匹林泡腾片，（5）阿司匹林栓。

二、原理

1. 游离的酚羟基可与三氯化铁试液反应（在中性或弱酸性条件下），生成紫堇色的配合物。阿司匹林结构中无游离酚羟基，加热水解后生成的水杨酸具有游离酚羟基，可发生三氯化铁反应。

2. 阿司匹林结构中的酯键在碱性溶液中水解，生成水杨酸盐和乙酸盐。水杨酸盐加稀硫酸，生成水杨酸，而水杨酸在水中的溶解度（0℃时为 1g/1500L）很小，故加酸即有白色游离水杨酸析出；同时乙酸盐遇不挥发的稀硫酸分解为乙酸，乙酸是挥发性的有机酸，因而有乙酸臭味。

3. 有机药物分子的组成、结构、官能团不同时，其红外吸收光谱也不同，可据此进行药物的鉴别。《中国药典》2020 年版采用与对照图谱比较的方法，要求按规定条件绘制供试品的红外光吸收图谱，与相应的标准红外图谱进行比较，核对是否一致（峰位、峰形、相对强度），若两图谱一致，即为同一种药物。

4. 溶液的澄清度 主要检查供试液中不溶物。此类不溶性杂质包括未反应的酚类和水杨酸精制时温度过高而脱羧生成的苯酚，以及合成工艺过程中由其他副反应生成的乙酸苯酯、水杨酸苯酯和乙酰水杨酸苯酯等。这些杂质均不溶于碳酸钠试液，而阿司匹林溶于碳酸钠试液。利用杂质与阿司匹林溶解行为的差异控制限量。

5. 游离水杨酸 生产过程中酰化反应不完全或贮藏过程中水解产生的水杨酸对人体有毒性；并且其分子中的酚羟基在空气中易被逐渐氧化成一系列醌型有色杂质，如淡黄、红棕甚至深棕色。外标法检查。

6. 易炭化物 检查易被硫酸炭化呈色的低分子有机杂质。

7. 其他 参见第四章、第七章相关内容。

三、操作注意点

1. 溶解度试验法 除另有规定外，称取研成细粉的供试品或量取液体供试品于 25℃±2℃一定量的溶剂中，每隔 5min 强力振摇 30s，观察 30min 内的溶解情况，如无目视可见的溶质颗粒或液滴时，即视为完全溶解。

2. 红外鉴别时应注意：

（1）录制红外光谱时，必须对仪器进行校正，以确保测定波数的准确性和仪器的分辨率符合要求。

（2）供压片用溴化钾在无光谱纯时，可用分析纯试剂，如无明显吸收，可不需精制直接使用；但应预先研细，过 200 目筛，在 120℃干燥 4h 并在干燥器中保存备用。若发现结块，则需重新干燥。

（3）供试品研磨应适度，通常以 2～5μm 为宜，研磨过度会导致晶格结构的破坏或晶型转化，粒度不够则易引起光散射能量损失，使光谱基线倾斜，甚至严重变形。

（4）KBr 压片法制样要均匀，否则会使透光率降低。

（5）用 KBr 制成空白片，以空气作参比，录制光谱图，基线应大于 75％透光率，除在 $3440cm^{-1}$ 及 $1630cm^{-1}$ 附近因残留或附着水而呈现一定的吸收峰外，其他区域不应出现大于基线 3％透光率的吸收谱带。

（6）供试品与 KBr 的用量可相应调整，使制成的片厚度约 1mm，使其最强吸收峰在 10％透光率以下。

3. 当采用外标法测定供试品中成分或杂质含量时，由于微量注射器不易精确控制进样量，而以定量环或自动进样器进样为好。

4. 干燥失重 减压干燥，除另有规定外，压力应在 2.67kPa（20mmHg）以下。减压干燥器（箱）内部为负压，开启前应注意缓缓旋开进气阀，使干燥空气进入，并避免气流吹散供试品。

5. 含量测定 注意掌握原料药的取样方法，本品取样量范围为 0.4±0.4×10％（g）；滴定应在 10～40℃条件下，不断振摇稍快地进行，以防止局部碱度过大而使阿司匹林水解。滴定至被测溶液显粉红色 30s 不褪色为终点。

6. 其他 参见第四章、第七章相关内容。

任务三 对乙酰氨基酚与对乙酰氨基酚片的检验

熔点、鉴别（三氯化铁反应、重氮化-偶合反应、IR）、检查（酸度、乙醇溶液的澄清度与颜色、氯化物、对氨基酚及有关物质、干燥失重、炽灼残渣对氨基酚、溶出度）、含量测定（UV 法）。

一、质量标准

《中国药典》2020 年版二部第 386、387 页

1. 对乙酰氨基酚

Duiyixian'anjifen

Paracetamol

$C_8H_9NO_2$　151.16

本品为 4′-羟基乙酰苯胺。按干燥品计算，含 $C_8H_9NO_2$ 应为 98.0%～102.0%。

【性状】 本品为白色结晶或结晶性粉末；无臭。

本品在热水或乙醇中易溶，在丙酮中溶解，在水中略溶。

熔点 本品的熔点（通则 0612）为 168～172℃。

【鉴别】 （1）本品的水溶液加三氯化铁试液，即显蓝紫色。

（2）取本品约 0.1g，加稀盐酸 5ml，置水浴中加热 40min，放冷；取 0.5ml，滴加亚硝酸钠试液 5 滴，摇匀，用水 3ml 稀释后，加碱性 β-萘酚试液 2ml，振摇，即显红色。

（3）本品的红外光吸收图谱应与对照的图谱（光谱集 131 图）一致。

【检查】 酸度 取本品 0.10g，加水 10ml 使溶解，依法测定（通则 0631），pH 值应为 5.5～6.5。

乙醇溶液的澄清度与颜色 取本品 1.0g，加乙醇 10ml 溶解后，溶液应澄清无色；如显浑浊，与 1 号浊度标准液（通则 0902 第一法）比较，不得更浓；如显色，与棕红色 2 号或橙红色 2 号标准比色液（通则 0901 第一法）比较，不得更深。

氯化物 取本品 2.0g，加水 100ml，加热溶解后，冷却，过滤，取滤液 25ml，依法检查（通则 0801），与标准氯化钠溶液 5.0ml 制成的对照液比较，不得更浓（0.01%）。

硫酸盐 取氯化物项下剩余的滤液 25ml，依法检查（通则 0802），与标准硫酸钾溶液 1.0ml 制成的对照液比较，不得更浓（0.02%）。

有关物质 临用新制。取本品适量，精密称定，加溶剂〔甲醇-水（4：6）〕制成每 1ml 中约含 20mg 的溶液，作为供试品溶液；另取对氨基酚对照品适量，精密称定，加上述溶剂溶解并制成每 1ml 中约含对氨基酚 0.1mg 的溶液，作为对照品溶液。精密量取对照品溶液与供试品溶液各 1ml，置同一 100ml 容量瓶中，用溶剂稀释至刻度，摇匀，作为对照溶液。按照高效液相色谱法（通则 0512）测定。用辛烷基硅烷键合硅胶为填充剂；以磷酸盐缓冲液（取磷酸氢二钠 8.95g、磷酸二氢钠 3.9g，加水溶解至 1000ml，加 10% 四丁基氢氧化铵溶液 12ml）-甲醇（90：10）为流动相；检测波长为 245nm；柱温为 40℃；理论板数按对乙酰氨基酚峰计算不低于 2000，对氨基酚与对乙酰氨基酚峰之间的分离度应符合要求。取对照品溶液 $20\mu l$，注入液相色谱仪，调节检测灵敏度，使对氨基酚色谱峰的峰高约为满量程的 10%，再精密量取供试品溶液与对照溶液各 $20\mu l$，分别注入液相色谱仪，记录色谱图至主成分峰保留时间的 4 倍；供试品溶液的色谱图中如有与对照品溶液中对氨基酚保留时间一致的色谱峰，按外标法以峰面积计算，含对氨基酚不得过 0.005%；其他杂质峰面积均不得大于对照溶液中对乙酰氨基酚峰面积的 0.1 倍（0.1%），其他各杂质峰面积的和不得大于对照品溶液中对乙酰氨基酚峰面积的 0.5 倍（0.5%）。

对氯苯乙酰胺 临用新制。取有关物质项下的供试品溶液作为供试品溶液；另取对氯苯乙酰胺对照品和对乙酰氨基酚对照品适量，精密称定，加溶剂〔甲醇-水（4：6）〕溶解并制成每 1ml 中约含对氯苯乙酰胺 $1\mu g$ 与对乙酰氨基酚 $20\mu g$ 的混合溶液，作为对照品溶液。按照高效液相色谱法（通则 0512）测定。用辛烷基硅烷键合硅胶为填充剂；以磷酸盐缓冲液（取磷酸氢二钠 8.95g、磷酸二氢钠 3.9g，加水溶解至 1000ml，加 10% 四丁基氢氧化铵 12ml）-甲醇（60：40）为流动相；检测波长为 245nm；柱温为 40℃；理论板数按对乙酰氨基酚峰计算不低于 2000，对氯苯乙酰胺峰与对乙酰氨基酚峰的分离度应符合要求。取对照品溶液 $20\mu l$，注入液相色谱仪，调节检测灵敏度，使对氯苯乙酰胺色谱峰的峰高约为满量程的 10%，再精密量取供试品溶液与对照品溶液各 $20\mu l$，分别注入液相色谱仪，记录色谱图；按外标法以峰面积计算，含对氯苯乙酰胺不得过 0.005%。

干燥失重　取本品，在 105℃ 干燥至恒重，减失重量不得过 0.5%（通则 0831）。

炽灼残渣　不得过 0.1%（通则 0841）。

重金属　取本品 1.0g，加水 20ml，置水浴中加热使溶解，放冷，过滤，取滤液加醋酸盐缓冲液（pH3.5）2ml 与水适量使成 25ml，依法检查（通则 0821 第一法），含重金属不得过百万分之十。

【含量测定】　取本品约 40mg，精密称定，置于 250ml 容量瓶中，加 0.4%氢氧化钠溶液 50ml 溶解后，加水至刻度，摇匀，精密量取 5ml，置于 100ml 容量瓶中，加 0.4%氢氧化钠溶液 10ml，加水至刻度，摇匀，按照紫外-可见分光光度法（通则 0401），在 257nm 的波长处测定吸光度，按 $C_8H_9NO_2$ 的吸收系数（$E_{1cm}^{1\%}$）为 715 计算，即得。

【类别】　解热镇痛药、非甾体抗炎药。

【贮藏】　密封保存。

【制剂】　（1）对乙酰氨基酚片；（2）对乙酰氨基酚咀嚼片；（3）对乙酰氨基酚泡腾片；（4）对乙酰氨基酚注射液；（5）对乙酰氨基酚栓；（6）对乙酰氨基酚胶囊；（7）对乙酰氨基酚颗粒；（8）对乙酰氨基酚滴剂；（9）对乙酰氨基酚凝胶。

2. 对乙酰氨基酚片

Duiyixian'anjifen Pian

Paracetamol Tablets

本品含对乙酰氨基酚（$C_8H_9NO_2$）应为标示量的 95.0%～105.0%。

【性状】　本品为白色片、薄膜衣或明胶包衣片，除去包衣后显白色。

【鉴别】　（1）取本品的细粉适量（约相当于对乙酰氨基酚 0.5g），用乙醇 20ml 分次研磨使对乙酰氨基酚溶解，过滤，合并滤液，蒸干，残渣按照对乙酰氨基酚项下的鉴别（1）、（2）项试验，显相同的反应。

（2）取本品的细粉适量（约相当于对乙酰氨基酚 100mg），加丙酮 10ml，研磨溶解，滤过，滤液水浴蒸干，残渣经减压干燥，依法测定。本品的红外光吸收图谱应与对照的图谱（光谱集 131 图）一致。

【检查】　对氨基酚　临用新制。取本品细粉适量（约相当于对乙酰氨基酚 0.2g），精密称定，置于 10ml 容量瓶中，加溶剂［甲醇-水（4∶6）］适量，振摇使对乙酰氨基酚溶解，加溶剂稀释至刻度，摇匀，过滤，取续滤液作为供试品溶液；另取对氨基酚对照品和对乙酰氨基酚对照品适量，精密称定，加上述溶剂制成每 1ml 中各约含 20μg 的混合溶液，作为对照品溶液。按照乙酰氨基酚中有关物质项下的色谱条件试验，供试品溶液的色谱图中如有与对照品溶液中对氨基酚保留时间一致的色谱峰，按外标法以峰面积计算，含对氨基酚不得过标示量的 0.1%。

溶出度　取本品，按照溶出度与释放度测定法（通则 0931 第一法），以稀盐酸 24ml 加水至 1000ml 为溶出介质，转速为每分钟 100 转，依法操作，经 30min 时，取溶出液过滤，精密量取续滤液适量，用 0.04%氢氧化钠溶液稀释成每 1ml 中含对乙酰氨基酚 5～10μg 的溶液，按照紫外-可见分光光度法（通则 0401），在 257nm 的波长处测定吸光度，按 $C_8H_9NO_2$ 的吸收系数（$E_{1cm}^{1\%}$）为 715 计算每片的溶出量，限度为标示量的 80%，应符合规定。

其他　应符合片剂项下有关的各项规定（通则 0101）。

【含量测定】　取本品 20 片，精密称定，研细，精密称取适量（约相当于对乙酰氨基酚 40mg），置于 250ml 容量瓶中，加 0.4%氢氧化钠溶液 50ml 与水 50ml，振摇 15min，用水稀释至刻度，摇匀，过滤，精密量取续滤液 5ml，按照对乙酰氨基酚含量测定项下的方法，自"置于 100ml 容量瓶中"起，依法测定，即得。

【类别】 同对乙酰氨基酚。

【规格】 （1）0.1g；（2）0.3g；（3）0.5g。

【贮藏】 密封保存。

二、原理

1. 对乙酰氨基酚分子结构中具有酚羟基，可直接与三氯化铁试液反应显蓝紫色。

2. 对乙酰氨基酚属酰胺类药物，结构中无芳伯氨基，但在盐酸或硫酸中加热水解后可产生芳伯氨基，与亚硝酸钠进行重氮化反应，生成的重氮盐与碱性 β-萘酚偶合生成有色产物。

3. 酸度 对乙酰氨基酚生产过程中可能引进酸性杂质，本品水解也有醋酸生成，故通过溶液 pH 值的测定，可控制其中的酸性杂质。

4. 乙醇溶液的澄清度与颜色 对乙酰氨基酚的生产工艺中使用铁粉作为还原剂，可能带入成品中，致使乙醇溶液产生浑浊。中间体对氨基酚的有色氧化产物，在乙醇溶液中显橙红色或棕色。

药物中存在的不溶性杂质，影响药物的澄清度。澄清度用来检查药物溶液的浑浊程度，可反映药物溶液中微量不溶性杂质的存在情况，在一定程度上可以反映药品的质量和生产工艺水平。《中国药典》2020 年版通过比较供试品溶液和浊度标准液的浊度，来判断供试品溶液的澄清度是否符合规定。采用硫酸肼与乌洛托品的反应来制备浊度标准液。反应原理为：乌洛托品易水解产生甲醛和氨，甲醛与肼缩合成不溶于水的甲醛腙，形成白色浑浊。

5. 对氨基酚及有关物质、对氯苯乙酰胺 对乙酰氨基酚在合成过程中，由于乙酰反应不完全或贮藏不当发生水解，均可引入对氨基酚，使本品产生色泽并对人体有毒性，应严格控制其限量。由于对乙酰氨基酚生产工艺路线较多，不同生产路线所引入的杂质也有所不同，这些杂质主要包括对氨基酚、对氯苯乙酰胺、偶氮苯、氧化偶氮苯、苯醌和醌亚胺等中间体、副产物及分解产物，因此需对其进行限量控制。

6. 其他 参见第二章、第四章、第八章相关内容。

三、操作注意点

1. 酸度 测定 pH 值时，应严格按仪器（酸度计）的使用说明书操作，并注意下列事项（通则 0631）。

（1）测定前，按各品种项下的规定，选择两种 pH 值约相差 3 个 pH 单位的标准缓冲液，并使供试品溶液的 pH 值处于两者之间。

（2）取与供试品溶液 pH 值较接近的第一种标准缓冲液对仪器进行校正（定位），使仪器示值与标准数值一致。

（3）仪器定位后，再用第二种标准缓冲液核对仪器示值，误差应不大于 ±0.02pH 单位。若大于此偏差，则应小心调节斜率，使示值与第二种标准缓冲液的表列数值相符。重复上述定位与斜率调节操作，至仪器示值与标准缓冲液的规定数值相差不大于 0.02pH 单位。否则，需检查仪器或更换电极后，再行校正至符合要求。

（4）每次更换标准缓冲液或供试品溶液前，应用纯化水充分洗涤电极，然后将水吸尽，也可用所换的标准缓冲液或供试品溶液洗涤。

（5）在测定高 pH 值的供试品和标准缓冲液时，应注意碱误差的问题，必要时选用适当的玻璃电极测定。

（6）对弱缓冲液或无缓冲作用溶液的 pH 值测定，除另有规定外，先用苯二甲酸盐标准缓冲液校正仪器后测定供试品溶液，并重取供试品溶液再测，直至 pH 值的读数在 1min 内改变不超过±0.05 止；然后再用硼砂标准缓冲液校正仪器，再如上法测定；两次 pH 值的读数相差应不超过 0.1，取两次读数的平均值为其 pH 值。

（7）配制标准缓冲液与溶解供试品的水，应是新沸过并放冷的纯化水，其 pH 值应为 5.5～7.0。

（8）标准缓冲液一般可保存 2～3 个月，但发现有浑浊、发霉或沉淀等现象时，不能再继续使用。

2. 乙醇溶液的澄清度与颜色检查时应注意遵循平行操作原则，同时注意光线和温度对混悬液形成的影响。在阳光直射下形成的混悬液的浊度较低；在自然光或荧光灯下形成的混悬液的浊度相近，在暗处形成的混悬液的浊度最高。在低温（1℃）反应不能进行，不产生沉淀；温度较高时形成的混悬液的浊度稍低。因此，规定在 25℃±1℃ 贮藏浊度标准贮备液。

3. 掌握片剂的取样方法，并正确计算片粉的取样范围：

$$取样量＝(1±10\%)×主药规定量×平均片重/每片标示量$$

4. 溶出度检查时应注意以下内容。

（1）溶出度仪的适用性及性能确认试验　除仪器的各项机械性能应符合上述规定外，还应用溶出度标准片对仪器进行性能确认试验，按照标准片的说明书操作，试验结果应符合标准片的规定。

（2）溶出介质　应新鲜制备并经脱气处理。溶解的气体在试验中可能形成气泡，从而影响试验结果，因此溶解的气体应在试验之前除去。可采用下列方法进行脱气处理：取溶出介质，在缓慢搅拌下加热至约 41℃，并在真空条件下不断搅拌 5min 以上；或采用煮沸、超声、抽滤等其他有效的除气方法。

（3）转篮底部、顶部不得附着有气泡。

（4）严格按照药典规定（通则 0931 第一法）操作，包括计时、取样（取样时间、取样位置、取样量等）、过滤等。

（5）紫外-可见分光光度计使用前须按药典要求进行仪器的校正和检定，必须符合要求。

5. 重量差异　按照下述方法检查，应符合规定（《中国药典》2020 年版四部 0101）。

检查法　取供试品 20 片，精密称定总重量，求得平均片重后，再分别精密称定每片的重量，每片重量与平均片重相比较（凡无含量测定的片剂，每片重量应与标示片重比较），按表中的规定，超出重量差异限度的不得多于 2 片，并不得有 1 片超出限度 1 倍。

平均片重或标示片重	重量差异限度
0.30g 以下	±7.5%
0.30g 或 0.30g 以上	±5%

6. 其他　参见第二章、第四章、第六章、第八章相关内容。

任务四　苯巴比妥的检验

鉴别（化学鉴别法）、含量测定（银量法、电位滴定法）。

一、质量标准

《中国药典》2020 年版二部第 744 页（摘录）

苯巴比妥

Benbabituo

Phenobarbital

$C_{12}H_{12}N_2O_3$　232.24

本品为 5-乙基-5-苯基-2,4,6($1H$,$3H$,$5H$)-嘧啶三酮。按干燥品计算，含 $C_{12}H_{12}N_2O_3$ 不得少于 98.5%。

【鉴别】（1）取本品约 10mg，加硫酸 2 滴与亚硝酸钠约 5mg，混合，即显橙黄色，随即转橙红色。

（2）取本品约 50mg，置试管中，加甲醛试液 1ml，加热煮沸，冷却，沿管壁缓缓加硫酸 0.5ml，使成两液层，置水浴中加热。接界面显玫瑰红色。

（3）本品显丙二酰脲类的鉴别反应（通则 0301）。

【检查】干燥失重　取本品，在 105℃ 干燥至恒重，减失重量不得过 1.0%（通则 0831）。

【含量测定】取本品约 0.2g，精密称定，加甲醇 40ml 使溶解，再加新制的 3% 无水碳酸钠溶液 15ml，按照电位滴定法（通则 0701），用硝酸银滴定液（0.1mol/L）滴定。每 1ml 硝酸银滴定液（0.1mol/L）相当于 23.22mg 的 $C_{12}H_{12}N_2O_3$。

二、原理

苯巴比妥具有丙二酰脲类的共同结构，因而显丙二酰脲类的鉴别反应；由于其含有苯环结构，可与硫酸-亚硝酸钠反应生成橙黄色产物，并随即转变成橙红色，也可与甲醛-硫酸反应，生成玫瑰红色产物。

苯巴比妥具有丙二酰脲结构，在合适的碱性溶液中，可与银离子定量成盐，因此，可采用银量法以硝酸银为滴定液，测定其含量。在滴定过程中，首先形成可溶性的一银盐，当被测定的药物完全形成一银盐后，稍过量的银离子就与药物形成难溶性的二银盐，使溶液变浑浊，以此指示滴定终点。由于本法受温度影响较大，且以溶液出现浑浊指示终点难以观察，因而为了克服滴定过程中温度变化的影响和改善终点的观察，《中国药典》2020 年版以甲醇和 3% 无水碳酸钠溶液作溶剂，并采用银-玻璃电极系统电位法指示终点。

三、操作注意点

1. 电位滴定操作要点（通则 0701）

（1）仪器装置　可用电位滴定仪、酸度计或电位差计；以饱和甘汞电极为参比电极，银电极为指示电极。

（2）滴定　将盛有供试品溶液的烧杯置电磁搅拌器上，浸入电极，搅拌，并自滴定管中分次滴加滴定液；开始时可每次加入较多的量，搅拌，记录电位；至将近终点前，则应每次加入少量，搅拌，记录电位；至突跃点已过，仍应继续滴加几次滴定液，并记录电位。

（3）滴定终点的确定　终点的确定分为作图法和计算法两种。作图法是以指示电极的电位（E）为纵坐标，以滴定液体积（V）为横坐标，绘制滴定曲线，以滴定曲线的陡然上升或下降部分的中点或曲线的拐点为滴定终点。根据实验得到的 E 值与相应的 V 值，依次计算一级微商 $\Delta E/\Delta V$（相邻两次的电位差与相应滴定液体积差之比）和二级微商 $\Delta^2 E/\Delta V^2$

（相邻 $\Delta E/\Delta V$ 值的差与相应滴定液体积差之比）值，将测定值（E，V）和计算值列表。再将计算值 $\Delta E/\Delta V$ 或 $\Delta^2 E/\Delta V^2$ 作为纵坐标，以相应的滴定液体积（V）为横坐标作图，一级微商 $\Delta E/\Delta V$ 的极值和二级微商 $\Delta^2 E/\Delta V^2$ 等于零（曲线过零）时对应的体积即为滴定终点。前者为一阶导数法，终点时的滴定液体积也可由计算求得，即 $\Delta E/\Delta V$ 达极值时前、后两个滴定液体积读数的平均值；后者称为二阶导数法，终点时的滴定液体积也可采用曲线过零前、后两点坐标的线性内插法计算，即：

$$V_0 = V + \frac{a}{a+b} \times \Delta V$$

式中，V_0 为终点时的滴定液体积；a 为曲线过零前的二级微商绝对值；b 为曲线过零后的二级微商绝对值；V 为 a 点对应的滴定液体积；ΔV 为由 a 点至 b 点所滴加的滴定液体积。

由于二阶导数计算法最准确，所以最为常用。

采用自动电位滴定仪可方便地获得滴定数据或滴定曲线。

2. 电位滴定中使用的银电极在临用前可用稀硝酸迅速浸洗活化。

任务五　盐酸普鲁卡因的检验

鉴别、检查（对氨基苯甲酸）、含量测定（亚硝酸钠滴定法、永停滴定法）。

一、质量标准

《中国药典》2020 年版二部第 1316 页（摘录）

盐酸普鲁卡因

Yansuan Pulukayin

Procaine Hydrochloride

H_2N—〈苯环〉—$C(=O)$—O—CH_2CH_2—$N(C_2H_5)_2$ · HCl

$C_{13}H_{20}N_2O_2 \cdot HCl$　272.77

本品为 4-氨基苯甲酸-2-（二乙氨基）乙酯盐酸盐。按干燥品计算，含 $C_{13}H_{20}N_2O_2 \cdot HCl$ 不得少于 99.0%。

【鉴别】（1）取本品约 0.1g，加水 2ml 溶解后，加 10% 氢氧化钠溶液 1ml，即生成白色沉淀；加热，变为油状物；继续加热，发生的蒸气能使湿润的红色石蕊试纸变为蓝色；热至油状物消失后，放冷，加盐酸酸化，即析出白色沉淀。

（2）本品的红外光吸收图谱应与对照的图谱（光谱集 397 图）一致。

（3）本品的水溶液显氯化物的鉴别反应（通则 0301）。

（4）本品显芳香第一胺类的鉴别（1）反应（通则 0301）。

【检查】对氨基苯甲酸　取本品，精密称定，加水溶解并定量稀释制成每 1ml 中含 0.2mg 的溶液，作为供试品溶液；另取对氨基苯甲酸对照品适量，精密称定，加水溶解并定量制成每 1ml 中含 1μg 的溶液，作为对照品溶液；取供试品溶液 1ml 与对照品溶液 9ml 混合均匀，作为系统适用性溶液。按照高效液相色谱法（通则 0512）试验，用十八烷基硅烷键合硅胶为填充剂；以含 0.1% 庚烷磺酸钠的 0.05mol/L 磷酸二氢钾溶液（用磷酸调节

pH 值至 3.0)-甲醇（68：32）为流动相；检测波长为 279nm。取系统适用性溶液 $10\mu l$，注入液相色谱仪，理论板数按对氨基苯甲酸峰计应不低于 2000，普鲁卡因峰和对氨基苯甲酸峰的分离度应大于 2.0。取对照品溶液 $10\mu l$，注入液相色谱仪，调节检测灵敏度，使主成分峰高约为满量程的 20％。精密量取供试品溶液与对照品溶液各 $10\mu l$，分别注入液相色谱仪，记录色谱图。供试品溶液色谱图中如有与对氨基苯甲酸峰保留时间一致的色谱峰，按外标法以峰面积计算，不得过 0.5％。

干燥失重　取本品，在 105℃ 干燥至恒重，减失重量不得过 0.5％（通则 0831）。

【含量测定】　取本品约 0.6g，精密称定，按照永停滴定法（通则 0701），在 15～25℃，用亚硝酸钠滴定液（0.1mol/L）滴定。每 1ml 亚硝酸钠滴定液（0.1mol/L）相当于 27.28mg 的 $C_{13}H_{20}N_2O_2 \cdot HCl$。

二、原理

盐酸普鲁卡因分子中具有酯键结构，在碱性条件下可水解，可根据其水解产物性质进行鉴别。盐酸普鲁卡因与碱作用，生成普鲁卡因，因其不溶于水溶液，故以白色沉淀形式析出。经加热，其状态变为油状。继续加热，普鲁卡因在碱性条件下可水解生成二乙氨基乙醇和对氨基苯甲酸钠，前者为碱性挥发性气体，遇湿润的红色石蕊试纸变蓝；后者遇盐酸可生成对氨基苯甲酸，因不溶于水溶液，以白色沉淀析出。

盐酸普鲁卡因分子中具有芳香伯氨基，在盐酸溶液中，可直接与亚硝酸钠进行重氮化反应，生成的重氮盐与碱性 β-萘酚偶合生成有色产物（芳香第一胺类的鉴别反应）。

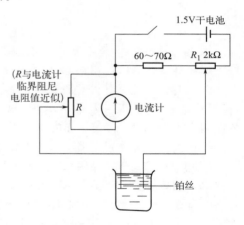

盐酸普鲁卡因分子中的酯键易发生水解反应。本品及其制剂在生产和制备过程中受灭菌温度、时间、溶液 pH、贮藏时间以及光线和金属离子等因素的影响，可发生水解反应生成二乙氨基乙醇和对氨基苯甲酸。其中，对氨基苯甲酸随贮藏时间的延长或高温加热，可进一步脱羧转化为苯胺，而苯胺又可进一步被氧化为有色物质，使注射液变黄，疗效下降，毒性增加。所以，《中国药典》2020 年版规定盐酸普鲁卡因及其制剂均应检查水解产物对氨基苯甲酸，其限度为 0.5％（原料、注射用无菌粉末）、1.2％（注射液）。

三、操作注意点

1. 永停滴定的操作要点（通则 0701）

(1) 仪器装置　永停滴定可用永停滴定仪或按图示装置。

(2) 用作重氮化法的终点指示时，调节 R_1 使加于电极上的电压约为 50mV。取供试品适量，精密称定，置烧杯中，除另有规定外，可加水 40ml 与盐酸溶液（1→2）15ml，而后置电磁搅拌器上，搅拌使溶解，再加溴化钾 2g，插入铂-铂电极后，将滴定管的尖端插入液面下约 2/3 处，用亚硝酸钠滴定液（0.1mol/L 或 0.05mol/L）迅速滴定，随滴随搅拌，至近终点时，将滴定管的尖端提出液面，用少量水淋洗尖端，洗液并入溶液中，继续缓缓滴定，至电流计指针突然偏转，并且不再回复，即为滴定终点。

2. 铂-铂电极在使用前可用加有少量三氯化铁的硝酸或用铬酸清洁液浸洗活化。

3. 滴定时电磁搅拌的速度不宜过快，以不产生空气旋涡为宜。

任务六　硫酸阿托品与硫酸阿托品注射液的检验

鉴别（托烷生物碱类的鉴别反应）、检查（莨菪碱）、含量测定（非水溶液滴定法、酸性染料比色法）。

一、质量标准

《中国药典》2020 年版二部第 1589、1590 页（摘录）

1. 硫酸阿托品

Liusuan Atuopin

Atropine Sulfate

$(C_{17}H_{23}NO_3)_2 \cdot H_2SO_4 \cdot H_2O$　694.84

本品为（±）-α-(羟甲基)苯乙酸-8-甲基-8-氮杂双环［3.2.1］-3-辛酯硫酸盐一水合物。按干燥品计算，含（$C_{17}H_{23}NO_3$)$_2 \cdot H_2SO_4$ 不得少于 98.5%。

【鉴别】　本品显托烷生物碱类的鉴别反应（通则 0301）。

【检查】　莨菪碱　取本品，按干燥品计算，加水溶解并制成每 1ml 中含 50mg 的溶液，依法测定（通则 0621），旋光度不得过－0.40°。

干燥失重　取本品，在 120℃ 干燥 4h，减失重量不得过 5.0%（通则 0831）。

【含量测定】　取本品约 0.5g，精密称定，加冰醋酸与醋酐各 10ml 溶解后，加结晶紫指示剂 1～2 滴，用高氯酸滴定液（0.1mol/L）滴定至溶液显纯蓝色，并将滴定的结果用空白试验校正。每 1ml 高氯酸滴定液（0.1mol/L）相当于 67.68mg 的（$C_{17}H_{23}NO_3$)$_2 \cdot H_2SO_4$。

2. 硫酸阿托品注射液

Liusuan Atuopin Zhusheye

Atropine Sulfate Injection

本品为硫酸阿托品的灭菌水溶液。含硫酸阿托品 ［($C_{17}H_{23}NO_3$)$_2 \cdot H_2SO_4 \cdot H_2O$］ 应为标示量的 90.0%～110.0%。

【含量测定】　精密量取本品适量（约相当于硫酸阿托品 2.5mg），置于 50ml 容量瓶中，用水稀释至刻度，摇匀，作为供试品溶液；另取硫酸阿托品对照品约 25mg，精密称定，置于 25ml 容量瓶中，加水溶解并稀释至刻度，摇匀，精密量取 5ml，置于 100ml 容量瓶中，用水稀释至刻度，摇匀，作为对照品溶液。精密量取供试品溶液与对照品溶液各 2ml，分别置预先精密加入三氯甲烷 10ml 的分液漏斗中，各加溴甲酚绿溶液（取溴甲酚绿 50mg 与邻苯二甲酸氢钾 1.021g，加 0.2mol/L 氢氧化钠溶液 6.0ml 使溶解，再用水稀释至 100ml，摇匀，必要时过滤）2.0ml，振摇提取 2min 后，静置使分层，分取澄清的三氯甲烷液，按照紫外-可见分光光度法（通则 0401），在 420nm 的波长处分别测定吸光度，计算，并将结果乘以 1.027，即得。

二、原理

1. 具莨菪酸结构的托烷生物碱类均具有 Vitali 反应。硫酸阿托品是莨菪醇与消旋莨菪酸形成的酯，水解后生成莨菪醇和消旋莨菪酸。莨菪酸与发烟硝酸共热，生成黄色的三硝基衍生物，冷后加醇制氢氧化钾，形成醌式结构而显深紫色。

2. 莨菪碱检查　硫酸阿托品是消旋体，无旋光性，而莨菪碱为左旋体，规定供试品溶液（50mg/ml）的旋光度不得过 $-0.4°$，以控制莨菪碱的量。已知莨菪碱的比旋度为 $-32.5°$，则控制莨菪碱的限量为 2.46%。

3. 含量测定——非水溶液滴定法　阿托品是弱碱，在水溶液中用酸滴定液直接滴定没有明显的突跃，终点难以观测，不能获得满意的测定结果。而其在非水酸性介质中，能被冰醋酸均化到 Ac^- 水平，碱强度显著增强，因而使滴定能顺利进行。

4. 含量测定——酸性染料比色法　在 pH5.6 的缓冲溶液中，阿托品（B）与氢离子结合成阳离子（BH^+），酸性染料，如溴甲酚绿在此 pH 条件下解离为阴离子（In^-），与上述的阳离子定量地结合成黄色配位化合物（BH^+In^-），并被三氯甲烷定量提取，于 420nm 处测定三氯甲烷提取液的吸光度，与对照品比较，即可求得硫酸阿托品的含量。

三、操作注意点

1. 托烷生物碱类的一般鉴别试验（通则 0301）　取供试品约 10mg，加发烟硝酸 5 滴，置水浴上蒸干，得黄色的残渣，放冷，加乙醇 2～3 滴湿润，加固体氢氧化钾一小粒，即显深紫色。

2. 旋光度测定时应注意：

（1）本法系采用钠光谱的 D 线（589.3nm）测定旋光度，测定管长度为 1dm（如使用其他管长，应进行换算），测定温度为 20℃。使用读数至 0.01°并经过检定的旋光计；旋光计的检定，可用标准石英旋光管进行，读数误差应符合规定。

（2）每次测定前应以溶剂做空白校正，测定后，再校正 1 次，以确定在测定时零点有无变动；如第 2 次校正时发现零点有变动，则应重新测定旋光度。

（3）配制溶液及测定时，均应调节温度至 20℃±0.5℃（或各品种项下规定的温度）。

（4）供试的液体或固体物质的溶液应充分溶解，供试液应澄清。

（5）测定旋光度时，将测定管用供试液体或溶液冲洗数次，缓缓注入供试液体或溶液适量（注意勿使发生气泡），置于旋光计内检测读数，即得供试液的旋光度。使偏振光向右旋转者（顺时针方向）为右旋，以"＋"符号表示；使偏振光向左旋转者（反时针方向）为左旋，以"－"符号表示。用同法读取旋光度 3 次，取 3 次的平均数，按照下列公式计算，即得供试品的比旋度。

对液体供试品　　　　　　　$[\alpha]_D^t = \dfrac{\alpha}{ld}$

对固体供试品　　　　　　　$[\alpha]_D^t = \dfrac{100\alpha}{lc}$

式中，$[\alpha]$ 为比旋度；D 为钠光谱的 D 线；t 为测定时的温度，℃；l 为测定管长度，dm；α 为测得的旋光度；d 为液体的相对密度；c 为每 100ml 溶液中含有被测物质的重量（按干燥品或无水物计算），g。

（6）物质的比旋度与测定光源、测定波长、溶剂、浓度和温度等因素有关。因此，表示物质的比旋度时应注明测定条件。

3. 非水滴定操作应注意：

（1）非水滴定所用容器、仪器均需干燥，避免水分，所用冰醋酸应为无水冰醋酸，因为水分直接影响终点显示。如含水量大于 1%，则滴定无突跃。

（2）滴定操作应在 18℃以上室温进行，因冰醋酸流动较慢，滴定到终点后应稍等一会儿再读数。

（3）冰醋酸与高氯酸均有挥发性，滴定时在滴定管上应扣一小烧杯或小三角瓶。

（4）指示剂不宜多加，颜色过深影响终点观察，通常以一滴为宜。

（5）非水溶剂的膨胀系数受温度的影响较大。

4. 酸性染料比色法操作应注意：

（1）所用的试液、指示剂、溶剂等均应用移液管精密量取。

（2）对照品与供试品应平行操作，包括振摇的方法、次数、速度、力度以及放置的时间等均应一致。

（3）分液漏斗的活塞应采用甘油-淀粉糊作润滑剂，使用前必须检漏并干燥无水。振摇提取时宜倾斜分液漏斗 150°，并不时排气；分取澄清的三氯甲烷提取液时，应弃去初流液。

（4）所用比色皿应检查是否配对。比色皿装液后严格要求内外清洁透明，若有气泡或颗粒应重装。

（5）接触过三氯甲烷提取液的容器，使用完毕均应先以醇荡洗，然后水洗，再以温热的清洁液处理，洗净备用。

本法所测数据，可按下式计算含量：

$$标示量(\%)=\frac{A_x}{A_r}c_r n\times1.027\times\frac{1}{标示量}\times100\%$$

式中，A_x 为供试品溶液的吸光度；A_r 为对照品溶液的吸光度；c_r 为对照品溶液的浓度，mg/ml；n 为样品的稀释倍数；1.027 为无水硫酸阿托品与含一分子结晶水硫酸阿托品的分子量换算因数。

任务七　维生素 C 与维生素 C 注射液的检验

性状（熔点、比旋度）、检查（装量、可见异物）、含量测定（碘量法）。

一、质量标准

《中国药典》2020 年版二部第 1480、1482 页（摘录）

维生素 C

Weishengsu C

Vitamin C

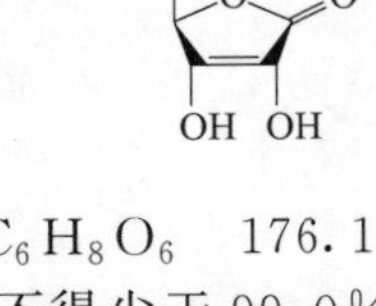

$C_6H_8O_6$　176.13

本品为 L-抗坏血酸。含 $C_6H_8O_6$ 不得少于 99.0%。

【性状】　本品为白色结晶或结晶性粉末；无臭，味酸；久置色渐变微黄；水溶液显酸性反应。

本品在水中易溶，在乙醇中略溶，在三氯甲烷或乙醚中不溶。

熔点 本品的熔点（通则 0612）为 190～192℃，熔融时同时分解。

比旋度 取本品，精密称定，加水溶解并定量稀释制成每 1ml 中约含 0.10g 的溶液，依法测定（通则 0621），比旋度为＋20.5°～＋21.5°。

【含量测定】 取本品约 0.2g，精密称定，加新沸过的冷水 100ml 与稀乙酸 10ml 使溶解，加淀粉指示剂 1ml，立即用碘滴定液（0.05mol/L）滴定，至溶液显蓝色并在 30s 内不褪。每 1ml 碘滴定液（0.05mol/L）相当于 8.806mg 的 $C_6H_8O_6$。

维生素 C 注射液

Weishengsu C Zhusheye

Vitamin C Injection

本品为维生素 C 的灭菌水溶液。含维生素 C（$C_6H_8O_6$）应为标示量的 93.0%～107.0%。

【检查】 其他 应符合注射剂项下有关的各项规定（通则 0102）。

【含量测定】 精密量取本品适量（约相当于维生素 C 0.2g），加水 15ml 与丙酮 2ml，摇匀，放置 5min，加稀乙酸 4ml 与淀粉指示剂 1ml，用碘滴定液（0.05mol/L）滴定，至溶液显蓝色并持续 30s 不褪。每 1ml 碘滴定液（0.05mol/L）相当于 8.806mg 的 $C_6H_8O_6$。

二、原理

含量测定 维生素 C 分子结构中具有连二烯醇基，具强还原性，在乙酸酸性条件下，可被碘定量氧化。根据消耗碘滴定液的体积，即可计算维生素 C 的含量。

加稀乙酸使滴定在酸性中进行，使本品受空气中氧的氧化作用减慢；加新沸过的冷水是为了减少水中溶解氧影响；注射液测定时加 2ml 丙酮，是为了消除抗氧化剂亚硫酸氢钠对测定的影响。

参见第二章、第十二章相关内容。

三、操作注意点

1. 学习注射剂的取样方法，并正确计算取样体积：

$$取样量（ml）＝\frac{主药规定量}{标示量（g/ml 或 mg/ml）}$$

2. 装量（通则 0102）

注射液及注射用浓溶液按照下述方法检查，应符合规定。

检查法 标示装量为不大于 2ml 者取供试品 5 支（瓶），2ml 以上至 50ml 者取供试品 3 支（瓶）；开启时注意避免损失，将内容物分别用相应体积的干燥注射器及注射针头抽尽，然后注入经标化的量入式量筒内（量筒的大小应使待测体积至少占其额定体积的 40%），在室温下检视。测定油溶液乳状液或混悬液的装量时，应先加温（如有必要）摇匀，再用干燥注射器及注射针头抽尽后，同前法操作，放冷（加温）时，检视，每支的装量均不得少于其标示量。

标示装量为 50ml 以上的注射液及注射用浓溶液按照最低装量检查法（通则 0942）检查，应符合规定。

3. 可见异物（通则 0904）

除另有规定外，按照可见异物检查法（通则 0904）检查，应符合规定。

可见异物系指存在于注射剂、眼用液体制剂和无菌原料中，在规定条件下目视可以观测到的不溶性物质，其粒径或长度通常大于 $50\mu m$。

注射剂、眼用液体制剂应在符合《药品生产质量管理规范》（GMP）的条件下生产，产品在出厂前应采用适宜的方法逐一检查并同时剔除不合格产品。临用前，也在自然光下目视检查（避免阳光直射），如有可见异物，不得使用。

可见异物检查法有灯检法和光散射法。一般常用灯检法，也可采用光散射法。灯检法不适用的品种，如用深色透明容器包装或液体色泽较深（一般深于各标准比色液 7 号）的品种可选用光散射法。

实验室检测时应避免引入可见异物。当制备注射用无菌粉末和无菌原料药供试品溶液时，或供试品溶液的容器不适于检测（如不透明、不规则形状容器等），需转移至适宜容器中时，均应在 100 级的洁净环境（如层流净化台）中进行。

用于本试验的供试品，必须按规定随机抽样。

第一法（灯检法）

灯检法应在暗室中进行。

检查装置　如图所示。

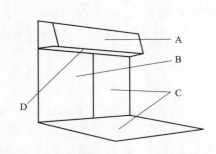

A. 带有遮光板的日光灯光源（光照度可在 1000～4000lx 范围内调节）；

B. 不反光的黑色背景（指遮光板内侧）；

C. 不反光的白色背景和底部（供检查有色异物）；

D. 反光的白色背景（指遮光板内侧）；

检查人员条件　远距离和近距离视力测验，均应为 4.9 或 4.9 以上（矫正后视力应为5.0 或 5.0 以上）；应无色盲。

检查法

注射液　除另有规定外，取供试品 20 支（瓶），除去容器标签，擦净容器外壁，必要时将药液转移至洁净透明的适宜容器内；置供试品于遮光板边缘处，在明视距离（指供试品至人眼的清晰观测距离，通常为 25cm），分别在黑色和白色背景下，手持供试品颈部轻轻旋转和翻转容器使药液中可能存在的可见异物悬浮（但应注意避免产生气泡），轻轻翻转后即用目检视，重复 3 次，总时限为 20s。供试品装量每支（瓶）在 10ml 及 10ml以下的，每次检查可手持 2 支（瓶）。50ml 或 50ml 以上的大容量注射液按"直、横、倒"三步法旋转检视。供试品溶液中有大量气泡产生影响观察时，需静置足够时间至气泡消失后检查。

结果判定

各类注射剂、眼用液体制剂　在静置一定时间后轻轻旋转时均不得检出烟雾状微粒柱，且不得检出金属屑、玻璃屑、长度或最大粒径超过 2mm 的纤维和块状物等明显可见异物。微细可见异物（如点状物、2mm 以下的短纤维和块状物等）如有检出，除另有规定外，应分别符合下列规定：

溶液型非静脉用注射液　被检查的 20 支（瓶）供试品中，均不得检出明显可见异物。如 1～2 支（瓶）检出微细可见异物，应另取 20 支（瓶）同法复试，初、复试的供试品中，检出微细可见异物的供试品不得超过 2 支（瓶）；初试 2 支（瓶）以上检出微细可见异物，则不符合规定。

任务八　地塞米松磷酸钠的检验

残留溶剂（GC）、水分（费休氏法）。

一、质量标准

《中国药典》2020 年版二部第 413 页（摘录）

地塞米松磷酸钠

Disaimisong Linsuanna

Dexamethasone Sodium Phosphate

$C_{22}H_{28}FNa_2O_8P$　516.41

本品为 16α-甲基-11β,17α,21-三羟基-9α-氟孕甾-1,4-二烯-3,20-二酮-21-磷酸酯二钠盐。按无水、无溶剂物计算，含 $C_{22}H_{28}FNa_2O_8P$ 应为 97.0%～102.0%。

【检查】　残留溶剂（甲醇、乙醇与丙酮）　取本品约 1.0g，精密称定，置于 10ml 容量瓶中，加内标溶液［取正丙醇，用水稀释制成 0.02%（ml/ml）的溶液］溶解并稀释至刻度，摇匀，精密量取 5ml，置顶空瓶中，密封，作为供试品溶液；另取甲醇约 0.3g、乙醇约 0.5g 与丙酮约 0.5g，精密称定，置于 100ml 容量瓶中，用上述内标溶液稀释至刻度，摇匀，精密量取 1ml，置于 10ml 容量瓶中，用上述内标溶液稀释至刻度，摇匀，精密量取 5ml，置顶空瓶中，密封，作为对照品溶液。按照残留溶剂测定法（通则 0861 第一法）试验，用 6%氰丙基苯基-94%二甲基聚硅氧烷毛细管色谱柱，起始温度为 40℃，以每分钟 5℃ 的速率升温至 120℃，维持 1min，顶空瓶平衡温度为 90℃，平衡时间为 60min，理论板数按正丙醇峰计算不低于 10000，各成分峰间的分离度均应符合要求。分别量取供试品溶液与对照品溶液顶空瓶上层气体 1ml，注入气相色谱仪，记录色谱图。按内标法以峰面积计算，应符合规定。

水分　取本品适量，按照水分测定法（通则 0832 第一法①）测定，含水分不得过 15.0%。

二、原理

有些甾体激素类药物在生产工艺中使用了大量有机溶剂，《中国药典》2020 年版规定了其中有机溶剂残留量的检查方法和限量，而本品在生产工艺中使用了大量甲醇、乙醇和丙酮。利用甲醇、乙醇和丙酮挥发性强的特点，采用气相色谱法检查地塞米松磷酸钠中的残留溶剂。甲醇对人体危害性大，生产中用丙酮冲洗数次即可除净甲醇。按二部第 413 页（摘录）规定，甲醇为第二类溶剂（应该限制使用），限量为 0.3%；乙醇、丙酮均为第三类溶剂（药品 GMP 或其他质量要求为限制作用），限量为 0.5%。

水分测定法（通则 0832 第一法①）为费休氏法的容量滴定法，是利用碘在吡啶和甲醇溶液中氧化二氧化硫时需要定量水参加反应的原理测定供试品中水分的含量。详见第四章相关内容。

三、操作注意点

1. 残留溶剂检查时应取对照品溶液和供试品溶液，分别连续进样不少于 2 次，测定待测峰的峰面积。

2. 水分测定时所用仪器应干燥，并能避免空气中水分的侵入；测定操作宜在干燥处进行。详见第四章相关内容。

附

常用试剂的配制

（摘自《中华人民共和国药典》2020 年版四部通则 8000）

通则 8002 试液

三氯化铁试液　取三氯化铁 9g，加水使溶解成 100ml，即得。

甘油淀粉润滑剂　取甘油 22g，加入可溶性淀粉 9g，加热至 140℃，保持 30min 并不断搅拌，放冷，即得。

甲醛试液　可取用"甲醛溶液"。

亚硝酸钠试液　取亚硝酸钠 1g，加水使溶解成 100ml，即得。

氨试液　取浓氨溶液 400ml，加水使成 1000ml，即得。

浓氨试液　可取浓氨溶液应用。

铜吡啶试液　取硫酸铜 4g，加水 90ml 溶解后，加吡啶 30ml，即得。本液应临用新制。

硝酸银试液　可取用硝酸银滴定液（0.1mol/L）。

硫代乙酰胺试液　取硫代乙酰胺 4g，加水使溶解成 100ml，置冰箱中保存。临用前取混合液（由 1mol/L 氢氧化钠溶液 15ml、水 5.0ml 及甘油 20ml 组成）5.0ml，加上述硫代乙酰胺溶液 1.0ml，置水浴上加热 20s，冷却，立即使用。

硫酸铜铵试液　取硫酸铜试液适量，缓缓滴加氨试液，至初生的沉淀将近完全溶解，静置，倾取上层的清液，即得。本液应临用新制。

稀乙醇　取乙醇 529ml，加水稀释至 1000ml，即得。本液在 20℃ 时含 C_2H_5OH 应为 49.5%～50.5%（ml/ml）。

稀盐酸　取盐酸 234ml，加水稀释至 1000ml，即得。本液含 HCl 应为 9.5%～10.5%。

稀硫酸　取硫酸 57ml，加水稀释至 1000ml，即得。本液含 H_2SO_4 应为 9.5%～10.5%。

稀硝酸　取硝酸 105ml，加水稀释至 1000ml，即得。本液含 HNO_3 应为 9.5%～10.5%。

稀醋酸　取冰醋酸 60ml，加水稀释至 1000ml，即得。

碘化汞钾试液　取氯化汞 1.36g，加水 60ml 使溶解，另取碘化钾 5g，加水 10ml 使溶解，将两液混合，加水稀释至 100ml，即得。

碘化铋钾试液　取次硝酸铋 0.85g，加冰醋酸 10ml 与水 40ml 溶解后，加碘化钾溶液（4→10）20ml，摇匀，即得。

稀碘化铋钾试液 取次硝酸铋 0.85g，加冰醋酸 10ml 与水 40ml 溶解后，即得。临用前取 5ml，加碘化钾溶液（4→10）5ml，再加冰醋酸 20ml，加水稀释至 100ml，即得。

碘化钾试液 取碘化钾 16.5g，加水使溶解成 100ml，即得。本液应临用新制。

碘化钾碘试液 取碘 0.5g 与碘化钾 1.5g，加水 25ml 使溶解，即得。

溴化钾溴试液 取溴 30g 与溴化钾 30g，加水使溶解成 100ml，即得。

酸性氯化亚锡试液 取氯化亚锡 20g，加盐酸使溶解成 50ml，过滤，即得。本液配成后 3 个月即不适用。

碱性 β-萘酚试液 取 β-萘酚 0.25g，加氢氧化钠溶液（1→10）10ml 使溶解，即得。本液应临用新制。

碱性碘化汞钾试液 取碘化钾 10g，加水 10ml 溶解后，缓缓加入氯化汞的饱和水溶液，随加随搅拌，至生成的红色沉淀不再溶解，加氢氧化钾 30g，溶解后，再加氯化汞的饱和水溶液 1ml 或 1ml 以上，并用适量的水稀释使成 200ml，静置，使沉淀，即得。用时倾取上层的澄明液应用。

【检查】 取本液 2ml，加入含氨 0.05mg 的水 50ml 中，应即时显黄棕色。

碳酸钠试液 取一水合碳酸钠 12.5g 或无水碳酸钠 10.5g，加水使溶解成 100ml，即得。

通则 8003 试纸

碘化钾淀粉试纸 取滤纸条浸入含有碘化钾 0.5g 的新制的淀粉指示液 100ml 中，湿透后，取出干燥，即得。

溴化汞试纸 取滤纸条浸入乙醇制溴化汞试液中，1h 后取出，在暗处干燥，即得。

通则 8004 缓冲液

醋酸盐缓冲液（pH3.5） 取醋酸铵 25g，加水 25ml 溶解后，加 7mol/L 盐酸溶液 38ml，用 2mol/L 盐酸溶液或 5mol/L 氨溶液准确调节 pH 值至 3.5（电位法指示），用水稀释至 100ml，即得。

通则 8005 指示剂与指示液

甲基红指示液 取甲基红 0.1g，加 0.05mol/L 氢氧化钠溶液 7.4ml 使溶解，再加水稀释至 200ml，即得。

变色范围 pH4.2～6.3（红→黄）。

荧光黄指示液 取荧光黄 0.1g，加乙醇 100ml 使溶解，即得。

结晶紫指示液 取结晶紫 0.5g，加冰醋酸 100ml 使溶解，即得。

酚酞指示液 取酚酞 1g，加乙醇 100ml 使溶解，即得。

变色范围 pH8.3～10.0（无色→红）。

淀粉指示液 取可溶性淀粉 0.5g，加水 5ml 搅匀后，缓缓倾入 100ml 沸水中，随加随搅拌，继续煮沸 2min，放冷，倾取上层清液，即得。本液应临用新制。

碘化钾淀粉指示液 取碘化钾 0.2g，加新制的淀粉指示液 100ml 使溶解，即得。

溴麝香草酚蓝指示液 取溴麝香草酚蓝 0.1g，加 0.05mol/L 氢氧化钠溶液 3.2ml 使溶解，再加水稀释至 200ml，即得。

变色范围　pH6.0～7.6（黄→蓝）。

通则　8006 滴定液

亚硝酸钠滴定液（0.1mol/L）

$NaNO_2 = 69.00$　　　　　　　　　　　　　　　　　$6.900g→1000ml$

【配制】　取亚硝酸钠 7.2g，加无水碳酸钠（Na_2CO_3）0.10g，加水适量使溶解成 1000ml，摇匀。

【标定】　取在 120℃ 干燥至恒重的基准对氨基苯磺酸约 0.5g，精密称定，加水 30ml 与浓氨试液 3ml，溶解后，加盐酸（1→2）20ml，搅拌，在 30℃ 以下用本液迅速滴定，滴定时将滴定管尖端插入液面下约 2/3 处，随滴随搅拌；至近终点时，将滴定管尖端提出液面，用少量水洗涤尖端，洗液并入溶液中，继续缓缓滴定，用永停法（通则 0701）指示终点。每 1ml 的亚硝酸钠滴定液（0.1mol/L）相当于 17.32mg 的对氨基苯磺酸。根据本液的消耗量与对氨基苯磺酸的取用量，算出本液浓度，即得。

如需用亚硝酸钠滴定液（0.05mol/L）时，可取亚硝酸钠滴定液（0.1mol/L）加水稀释制成。必要时标定浓度。

【贮藏】　置玻璃塞的棕色玻璃瓶中，密闭保存。

注解：1. 配制中加入无水碳酸钠作为稳定剂。实验证明：0.7% 亚硝酸钠溶液的 pH 值约为 6，呈弱酸性，导致亚硝酸钠的水解而不稳定，贮存后的浓度会随时间有明显的下降；如在每 1000ml 溶液中添加无水碳酸钠 0.10g，可保持 pH 值在 10 左右，而使滴定液的浓度稳定。

2. 标定原理为重氮化反应，采用永停法指示终点，因此供试液宜在 100～150ml 烧杯中进行；滴定前在样品溶液中加入溴化钾 2g，以促进重氮化反应的速率；所用铂-铂电极也应事前活化。

3. 为防止 HNO_2 的分解与损失，滴定应在 30℃ 以下进行（如滴定时的温度超过 30℃ 时，应用冰浴降温），并将滴定管尖端插入液面下约 2/3 处，且应注意调节好搅拌速度。

4. 滴定至近终点时才能将滴定管尖端提出液面，并以少量蒸馏水洗滴定管尖端，再逐滴缓慢滴定。

5. 本滴定液的浓度 c（mol/L）按下式计算：

$$滴定液的浓度 = \frac{基准物取样量(g) \times 滴定液的标示浓度(mol/L) \times 1000}{消耗滴定液的体积(ml) \times 滴定度(mg/ml)}$$

氢氧化钠滴定液（1mol/L、0.5mol/L 或 0.1mol/L）

$NaOH = 40.00$　　　　$40.00g→1000ml；20.00g→1000ml；4.000g→1000ml$

【配制】　取氢氧化钠适量，加水振摇使溶解成饱和溶液，冷却后，置聚乙烯塑料瓶中，静置数日，澄清后备用。

氢氧化钠滴定液（1mol/L）　取澄清的氢氧化钠饱和溶液 56ml，加新沸过的冷水使成 1000ml，摇匀。

氢氧化钠滴定液（0.5mol/L）　取澄清的氢氧化钠饱和溶液 28ml，加新沸过的冷水使成 1000ml，摇匀。

氢氧化钠滴定液（0.1mol/L）　取澄清的氢氧化钠饱和溶液 5.6ml，加新沸过的冷水使成 1000ml，摇匀。

【标定】 氢氧化钠滴定液（1mol/L） 取在 105℃ 干燥至恒重的基准邻苯二甲酸氢钾约 6g，精密称定，加新沸过的冷水 50ml，振摇，使其尽量溶解；加酚酞指示液 2 滴，用本液滴定；在接近终点时，应使邻苯二甲酸氢钾完全溶解，滴定至溶液显粉红色。每 1ml 氢氧化钠滴定液（1mol/L）相当于 204.2mg 的邻苯二甲酸氢钾。根据本液的消耗量与邻苯二甲酸氢钾的取用量，算出本液的浓度，即得。

氢氧化钠滴定液（0.5mol/L） 取在 105℃ 干燥至恒重的基准邻苯二甲酸氢钾约 3g，按照上法标定。每 1ml 氢氧化钠滴定液（0.5mol/L）相当于 102.1mg 的邻苯二甲酸氢钾。

氢氧化钠滴定液（0.1mol/L） 取在 105℃ 干燥至恒重的基准邻苯二甲酸氢钾约 0.6g，按照上法标定。每 1ml 氢氧化钠滴定液（0.1mol/L）相当于 20.42mg 的邻苯二甲酸氢钾。

如需用氢氧化钠滴定液（0.05mol/L、0.02mol/L 或 0.01mol/L）时，可取氢氧化钠滴定液（0.1mol/L）加新沸过的冷水稀释制成。必要时，可用盐酸滴定液（0.05mol/L、0.02mol/L 或 0.01mol/L）标定浓度。

【贮藏】 置聚乙烯塑料瓶中，密封保存；塞中有 2 孔，孔内各插入玻璃管 1 支，一管与钠石灰管相连，一管供吸出本液使用。

注解：1. 配制本滴定液，采用量取澄清的氢氧化钠饱和溶液和新沸过的冷水制成，其目的在于排除碳酸钠和二氧化碳的干扰。

2. 制备氢氧化钠饱和溶液时可取氢氧化钠 500g，分次加入盛有水 450～500ml 的 1000ml 容器中，边加边搅拌使溶解成饱和溶液，冷却至室温，将溶液连同过量的氢氧化钠转移至聚乙烯塑料瓶中，密塞，静置数日后使碳酸钠结晶和过量的氢氧化钠沉于瓶底，而得到上部澄清的氢氧化钠饱和溶液。

3. 氢氧化钠饱和溶液在贮存过程中，液面上因吸收二氧化碳而生成少量的碳酸钠膜状物；在取用澄清的氢氧化钠饱和溶液时，宜用刻度吸管插入溶液的澄清部分吸取（注意避免吸管内的溶液倾流而浑浊），以免因混入碳酸钠而影响浓度。

4. 在配制大量的本滴定液采用新沸过的冷水有困难时，可用新鲜馏出的热蒸馏水取代，亦可避免二氧化碳的混入。

5. 因邻苯二甲酸氢钾在水中溶解缓慢，故基准邻苯二甲酸氢钾在干燥前应尽可能研细，以利于标定时的溶解。

6. 标定时，如按照药典的规定量称取基准邻苯二甲酸氢钾，则消耗本滴定液约为 30ml，须用 50ml 的滴定管；如拟以常用的 25ml 滴定管进行标定，则基准物质的称取量应为药典规定量的 80%。

7. 标定过程中所用的水均应为新沸过的冷水，以避免二氧化碳的干扰。在滴定液接近终点之前，必须使邻苯二甲酸氢钾完全溶解；否则，在滴定至酚酞指示剂显粉红色后，将因邻苯二甲酸氢钾的继续溶解而迅速褪色。

8. 本滴定液易吸收空气中的二氧化碳，因此本滴定液的【贮藏】项下规定有明确的特殊要求，应按规定执行。若贮存于不附有钠石灰管的聚乙烯塑料瓶中，则在贮存后使用时，应注意其浓度的改变，必要时应重新标定。

高氯酸滴定液（0.1mol/L）

$HClO_4 = 100.46$ 10.05g→1000ml

【配制】 取无水冰醋酸（按含水量计算，每 1g 水加醋酐 5.22ml）750ml，加入高氯酸（70%～72%）8.5ml，摇匀，在室温下缓缓滴加醋酐 23ml，边加边摇，加完后再振摇均匀，放冷，加无水冰醋酸适量使成 1000ml，摇匀，放置 24h。若所测供试品易乙酰化，则须用水分测定法（通则 0832 第一法）测定本液的含水量，再用水和醋酐调节至本液的含水量为 0.01%～0.2%。

【标定】　取在 105℃ 干燥至恒重的基准邻苯二甲酸氢钾约 0.16g，精密称定，加无水冰醋酸 20ml 使溶解，加结晶紫指示液 1 滴，用本液缓缓滴定至蓝色，并将滴定的结果用空白试验校正。每 1ml 高氯酸滴定液（0.1mol/L）相当于 20.42mg 的邻苯二甲酸氢钾。根据本液的消耗量与邻苯二甲酸氢钾的取用量，算出本液的浓度，即得。

如需用高氯酸滴定液（0.05mol/L 或 0.02mol/L）时，可取高氯酸滴定液（0.1mol/L）用无水冰醋酸稀释制成，并标定浓度。

本液也可用二氧六环配制。取高氯酸（70%～72%）8.5ml，加异丙醇 100ml 溶解后，再加二氧六环稀释至 1000ml。标定时，取在 105℃ 干燥至恒重的基准邻苯二甲酸氢钾约 0.16g，精密称定，加丙二醇 25ml 与异丙醇 5ml，加热使溶解，放冷，加二氧六环 30ml 与甲基橙-二甲苯蓝 FF 混合指示液数滴，用本液滴定至由绿色变为蓝灰色，并将滴定的结果用空白试验校正。即得。

【贮藏】　置棕色玻璃瓶中，密闭保存。

注解：1. 以无水冰醋酸为溶剂配制成的高氯酸滴定液（0.1mol/L），如含有少量水分，常影响滴定终点的突跃，因此规定其含水量不得超过 0.2%。市售的冰醋酸常含有少量的水，为了制备无水冰醋酸或除去因加入高氯酸（70%～72%）而带入的水分时，均采用加入计算量的醋酐；每 1g 的水需加醋酐 5.25ml，由高氯酸（70%～72%）8.5ml 所引入的水约为 4.3g，需加醋酐 23ml。但应注意本滴定液中也不应有过量的醋酐存在，以免在测定易乙酰化的供试品（如芳香第一胺或第二胺）时，在滴定过程中发生乙酰化反应而导致测定结果偏低；所以本滴定液中的含水量宜为 0.01%～0.20%。

2. 高氯酸（70%～72%）不应与醋酐直接混合，以免发生剧烈反应，致使溶液显黄色；因此在配制本滴定液时，应先用无水冰醋酸将高氯酸稀释后，再缓缓滴加醋酐，滴速不宜过快，并边加边摇，使之混合均匀。

3. 本滴定液应贮于具塞棕色玻璃瓶中，或用黑布包裹，避光密闭保存；如溶液显黄色，即表示部分高氯酸分解，不可再使用。

4. 冰醋酸之凝点为 15.6℃，如温度低于 15.6℃ 时，滴定液易发生冻结现象，故必要时可在配制时加入 10%～15% 无水丙酸，防止冻结；但在每次使用时应重新标定。

5. 本滴定液以无水冰醋酸为溶剂，其膨胀度系数为 0.0011。室内温度的变动将严重影响滴定液的浓度，因此在标定与滴定供试品的过程中，均应保持室内温度的恒定，记录室温。若滴定样品与标定本滴定液时的温度差超过 10℃，则应重新标定；若未超过 10℃，则可根据下式将本滴定液的浓度加以校正。

$$N_1 = \frac{N_0}{1 + 0.0011(t_1 - t_0)}$$

式中，0.0011 为冰醋酸的膨胀系数；t_0 为标定高氯酸滴定液时的温度，℃；t_1 为滴定供试品时的温度，℃；N_0 为 t_0 时高氯酸滴定液的浓度，mol/L；N_1 为 t_1 时高氯酸滴定液的浓度，mol/L。

6. 标定与滴定供试品的过程中应注意避免工作环境中水分与氨的干扰。

高锰酸钾滴定液（0.02mol/L）

KMnO$_4$ = 158.03　　　　　　　　　　　　　　　　3.161g→1000ml

【配制】 取高锰酸钾 3.2g，加水 1000ml，煮沸 15min，密塞，静置 2 日以上，用垂熔玻璃滤器过滤，摇匀。

【标定】 取在 105℃ 干燥至恒重的基准草酸钠约 0.2g，精密称定，加新沸过的冷水 250ml 与硫酸 10ml，搅拌使溶解，自滴定管中迅速加入本液约 25ml（边加边振摇，以避免产生沉淀），待褪色后，加热至 65℃，继续滴定至溶液显微红色并保持 30s 不褪；当滴定终了时，溶液温度应不低于 55℃，每 1ml 高锰酸钾滴定液（0.02mol/L）相当于 6.70mg 的草酸钠。根据本液的消耗量与草酸钠的取用量，算出本液的浓度，即得。

如需用高锰酸钾滴定液（0.002mol/L）时，可取高锰酸钾滴定液（0.02mol/L）加水稀释，煮沸，放冷，必要时过滤，再标定其浓度。

【贮藏】 置玻璃塞的棕色玻璃瓶中，密闭保存。

注解：1. 本滴定液在配制过程中需将溶液煮沸 15min，以促使溶剂中可能混存的还原性杂质反应完全，以免贮存过程中浓度的改变；放置 2 日后再经垂熔玻璃滤器（不能用滤纸等有机滤材）过滤的目的是滤除其还原产物二氧化锰。

2. 本滴定液应贮存于具玻璃塞的棕色玻璃瓶中，避光保存，并避免与橡皮塞或橡皮管等接触。

3. 标定中强调用"新沸过的冷水"来溶解基准草酸钠，是为了除去水中溶解的氧，以免其氧化基准草酸钠而使标定结果偏高；溶液的酸度宜用硫酸（不能用硝酸或盐酸）调节，并控制硫酸的浓度为 0.5mol/L，如酸度太低，则反应速度较慢，并有可能生成二氧化锰沉淀；酸度过高，会导致高锰酸钾分解。

4. 开始滴定时，因高锰酸钾和草酸的反应速度较慢，因而采用一次迅速加入滴定液 25ml（约为理论量的 90%），以避免副反应，并保证反应完全；待褪色（生成的 Mn^{2+} 有催化作用，能使溶液较快褪色）后，加热至 65℃（促使反应加速，但温度不能过高，以免引起部分草酸分解），立即继续滴定至溶液显微红色并保持 30s 不褪（不另加指示剂），作为滴定终点；溶液温度应保持在不低于 55℃，必要时应再加温。

硝酸银滴定液（0.1mol/L）

$$AgNO_3 = 169.87 \qquad\qquad 16.99g \rightarrow 1000ml$$

【配制】 取硝酸银 17.5g，加水适量使溶解成 1000ml，摇匀。

【标定】 取在 110℃ 干燥至恒重的基准氯化钠约 0.2g，精密称定，加水 50ml 使溶解，再加糊精溶液（1→50）5ml、碳酸钙 0.1g 与荧光黄指示液 8 滴，用本液滴定至浑浊液由黄绿色变为微红色。每 1ml 硝酸银滴定液（0.1mol/L）相当于 5.844mg 的氯化钠。根据本液的消耗量与氯化钠的取用量，算出本液的浓度，即得。

如需用硝酸银滴定液（0.01mol/L）时，可取硝酸银滴定液（0.1mol/L）在临用前加水稀释制成。

【贮藏】 置玻璃塞的棕色玻璃瓶中，密闭保存。

注解：1. 本滴定液的标定是采用以荧光黄为指示剂的吸附指示剂法，要求生成的 AgCl 呈胶体状态，以利于到达滴定终点时对指示剂阴离子的吸附而产生颜色的突变，因此，在滴定前（即在基准氯化钠加水溶解后）加入 2% 糊精溶液（亲水性高分子物质），用以保护胶体，并防止大量中性盐存在时胶体的凝聚。

2. 标定需要在中性或弱碱性（pH7.0～10）溶液中进行，以使指示剂（荧光黄基 K_a 为 10^{-8}）主要以阴离子形式存在，所以加碳酸钙 0.1g 维持 pH 为弱碱性，并使终点变色明显。

3. 氯化银胶体对光极为敏感，易分解析出黑色的金属银，因此在滴定过程中应避免强光照射。

硫代硫酸钠滴定液 （0.1mol/L 或 0.05mol/L）

$Na_2S_2O_3 \cdot 5H_2O = 248.19$　　　　　　　　　　24.82g→1000ml　12.41g→1000ml

【配制】　硫代硫酸钠滴定液（0.1mol/L）　取硫代硫酸钠 26g 与无水碳酸钠 0.20g，加新沸过的冷水适量使溶解并稀释至 1000ml，摇匀，放置 1 个月后过滤。

硫代硫酸钠滴定液（0.05mol/L）　取硫代硫酸钠 13g 与无水碳酸钠 0.10g，加新沸过的冷水适量使溶解并稀释至 1000ml，摇匀，放置 1 个月后过滤。或取硫代硫酸钠滴定液（0.1mol/L）加新沸过的冷水稀释制成。

【标定】　硫代硫酸钠滴定液（0.1mol/L）　取在 120℃ 干燥至恒重的基准重铬酸钾 0.15g，精密称定，置碘瓶中，加水 50ml 使溶解，加碘化钾 2.0g，轻轻振摇使溶解，加稀硫酸 40ml，摇匀，密塞；在暗处放置 10min 后，加水 250ml 稀释，用本液滴定至近终点时，加淀粉指示液 3ml，继续滴定至蓝色消失而显亮绿色，并将滴定的结果用空白试验校正。每 1ml 硫代硫酸钠滴定液（0.1mol/L）相当于 4.903mg 的重铬酸钾。根据本液的消耗量与重铬酸钾的取用量，算出本液的浓度，即得。

硫代硫酸钠滴定液（0.05mol/L）　按照上法标定，但基准重铬酸钾的取用量改为约 75mg。每 1ml 硫代硫酸钠滴定液（0.05mol/L）相当于 2.452mg 的重铬酸钾。

室温在 25℃ 以上时，应将反应液及稀释用水降温至约 20℃。

如需用硫代硫酸钠滴定液（0.01mol/L 或 0.005mol/L）时，可取硫代硫酸钠滴定液（0.1mol/L 或 0.05mol/L）在临用前加新沸过的冷水稀释制成，必要时标定浓度。

注解：1. 配制本滴定液所用的水，必须经过煮沸后放冷，以除去水中溶解的二氧化碳和氧（二者均可分解硫代硫酸钠而析出硫），并杀灭微生物（嗜硫菌等微生物可缓慢分解硫代硫酸钠）；在配制中还应加入 0.02％ 的无水碳酸钠作为稳定剂，使溶液的 pH 值保持在 9～10，以防止硫代硫酸钠的分解。

2. 配制后应在避光处贮放一个月以上，待浓度稳定，再经过滤，而后标定。

3. 标定时，如按照规定量称取基准重铬酸钾，则消耗本滴定液约为 30ml，须用 50ml 的滴定管；如拟以常用的 25ml 滴定管进行标定，则基准重铬酸钾的称取量为 0.11～0.12g。

4. 重铬酸钾与碘化钾之间反应速度较慢，特别是在稀溶液中更慢，故稀释前要放置 10min，以促使反应完全。

5. 碘化钾的强酸性溶液，在静置过程中遇光也会释出微量的碘，因此在标定中的放置过程应置于暗处，并用空白试验予以校正。滴定过程中也应避免强光照射。

碘滴定液 （0.05mol/L）

$I = 253.81$　　　　　　　　　　　　　　　　12.69g→1000ml

【配制】　取碘 13.0g，加碘化钾 36g 与水 50ml 溶解后，加盐酸 3 滴与水适量使成 1000ml，摇匀，用垂熔玻璃滤器过滤。

【标定】　精密量取本液 25ml，置碘瓶中，加水 100m 与盐酸溶液（9→100）1ml，轻摇混匀，用硫代硫酸钠滴定液（0.1mol/L）滴定至近终点时，加淀粉指示液 2ml，继续滴定至蓝色消失。根据硫代硫酸钠滴定液（0.1mol/L）的消耗量，算出本液的浓度，即得。

如需用碘滴定液（0.025mol/L）时，可取碘滴定液（0.05mol/L）加水稀释制成。

【贮藏】　置玻璃塞的棕色玻璃瓶中，密闭，在凉处保存。

注解：1. 碘在水中几乎不溶，且有挥发性；但在 KI 的水溶液中可形成三碘络离子而溶解，并可降低碘的挥发性。因此配制时，为促使碘的溶解，宜先将 36g 碘化钾溶于 50ml 水中，制成高浓度的 KI 溶液后，再加入研细的碘 13.0g，振摇使碘完全溶解；而后再加水（每 1000ml 中含盐酸 3 滴）稀释使成 1000ml，摇匀，用 3 号垂熔玻璃漏斗过滤，即得。

2. 在上述配制过程中，加盐酸 3 滴的目的在于使滴定液保持微酸性，避免微量碘酸盐的存在，并用于部分中和硫代硫酸钠滴定液（0.1mol/L）中加有的稳定剂无水碳酸钠。

3. 本滴定液有挥发性和腐蚀性，应贮存于具玻璃塞的棕色玻瓶中，避免与软木塞或橡皮塞等有机物接触，并应在配制后放置一周再行标定，使其浓度保持稳定。标定时应使用棕色酸式滴定管。

4. 配制淀粉指示液时的加热时间不宜过长，并应快速冷却，以免降低其灵敏度；制成的淀粉指示液应当日使用。所配制的淀粉指示液遇碘应显纯蓝色；如显红色，即不宜使用。

标定时淀粉指示液应在近终点时加入。

参 考 文 献

[1] 刘文英. 药物分析 [M]. 6 版. 北京：人民卫生出版社，2007.

[2] 国家药典委员会. 中华人民共和国药典（2020 年版）[M]. 北京：中国医药科技出版社，2020.

[3] 孙莹，吕洁. 药物分析 [M]. 北京：人民卫生出版社，2009.

[4] 金学平，赵凤英. 药物分析 [M]. 北京：化学工业出版社，2007.

[5] 冯芳. 药物分析 [M]. 南京：东南大学出版社，2011.

[6] 贺浪冲. 工业药物分析 [M]. 北京：高等教育出版社，2006.

[7] 凌沛学. 药品检验技术 [M]. 北京：中国轻工业出版社，2007.

[8] 张虹. 药品质量检测技术综合实训教程 [M]. 北京：化学工业出版社，2005.

[9] 周宁波. 药物分析 [M]. 北京：化学工业出版社，2017.

[10] 杭太俊. 药物分析 [M]. 7 版. 北京：人民卫生出版社，2011.

[11] 于治国. 药物分析 [M]. 2 版. 北京：中国医药科技出版社，2007.

[12] 林蓉，傅强. 国家执业药师资格考试辅导用书药学专业知识（一）[M]. 6 版. 北京：中国医药科技出版社，2012.

[13] 王金香. 药物检验技术 [M]. 北京：中国医药科技出版社，2007.

[14] 梁颖. 药物检验技术 [M]. 2 版. 北京：化学工业出版社，2018.

[15] 石东方. 药物分析 [M]. 北京：人民卫生出版社，2003.

[16] 王炳强，张正竞. 药物分析 [M]. 3 版. 北京：化学工业出版社，2016.

[17] 牛彦辉. 药物分析 [M]. 2 版. 北京：高等教育出版社，2008.

[18] 苏勤. 药物质量检验技术 [M]. 北京：中国医药技术出版社，2003.

[19] GB 5749—2022. 生活饮用水卫生标准 [S]. 北京：中国标准出版社，2022.

[20] 甄会贤. 药物检验技术 [M]. 北京：人民卫生出版社，2012.

[21] 张俊. 药物分析 [M]. 北京：高等教育出版社，2006.

[22] 由周周，李桂银. 药物分析与检验技术 [M]. 武汉：华中科技大学出版社，2011.

[23] 白秀峰. 生物药物分析 [M]. 北京：中国医药科技出版社，2002.

[24] 俞松林. 药物分析 [M]. 北京：中国医药科技出版社，2008.

[25] 张惠，王英建，曾祥燕. 药物分析 [M]. 北京：科学出版社，2011.

[26] 马长清. 药物分析学习与解题指南 [M]. 武汉：华中科技大学出版社，2006.

[27] 陆珍宝，许明哲. 美国药典的历史沿革和现状 [J]. 中国药事，2007，21（5）：360-361.

[28] 梁述忠. 药物分析 [M]. 3 版. 北京：化学工业出版社，2017.